Carina Rikanovic

Metabolomanalytik antiinfektiv wirkender Isochinolinalkaloide

Carina Rikanovic

Metabolomanalytik antiinfektiv wirkender Isochinolinalkaloide

Entwicklung analytischer Methoden

Südwestdeutscher Verlag für Hochschulschriften

Impressum/Imprint (nur für Deutschland/only for Germany)
Bibliografische Information der Deutschen Nationalbibliothek: Die Deutsche Nationalbibliothek verzeichnet diese Publikation in der Deutschen Nationalbibliografie; detaillierte bibliografische Daten sind im Internet über http://dnb.d-nb.de abrufbar.
Alle in diesem Buch genannten Marken und Produktnamen unterliegen warenzeichen-, marken- oder patentrechtlichem Schutz bzw. sind Warenzeichen oder eingetragene Warenzeichen der jeweiligen Inhaber. Die Wiedergabe von Marken, Produktnamen, Gebrauchsnamen, Handelsnamen, Warenbezeichnungen u.s.w. in diesem Werk berechtigt auch ohne besondere Kennzeichnung nicht zu der Annahme, dass solche Namen im Sinne der Warenzeichen- und Markenschutzgesetzgebung als frei zu betrachten wären und daher von jedermann benutzt werden dürften.

Coverbild: www.ingimage.com

Verlag: Südwestdeutscher Verlag für Hochschulschriften GmbH & Co. KG
Heinrich-Böcking-Str. 6-8, 66121 Saarbrücken, Deutschland
Telefon +49 681 37 20 271-1, Telefax +49 681 37 20 271-0
Email: info@svh-verlag.de

Zugl.: Würzburg, Julius-Maximilians-Universität, Diss., 2011

Herstellung in Deutschland (siehe letzte Seite)
ISBN: 978-3-8381-3132-0

Imprint (only for USA, GB)
Bibliographic information published by the Deutsche Nationalbibliothek: The Deutsche Nationalbibliothek lists this publication in the Deutsche Nationalbibliografie; detailed bibliographic data are available in the Internet at http://dnb.d-nb.de.
Any brand names and product names mentioned in this book are subject to trademark, brand or patent protection and are trademarks or registered trademarks of their respective holders. The use of brand names, product names, common names, trade names, product descriptions etc. even without a particular marking in this works is in no way to be construed to mean that such names may be regarded as unrestricted in respect of trademark and brand protection legislation and could thus be used by anyone.

Cover image: www.ingimage.com

Publisher: Südwestdeutscher Verlag für Hochschulschriften GmbH & Co. KG
Heinrich-Böcking-Str. 6-8, 66121 Saarbrücken, Germany
Phone +49 681 37 20 271-1, Fax +49 681 37 20 271-0
Email: info@svh-verlag.de

Printed in the U.S.A.
Printed in the U.K. by (see last page)
ISBN: 978-3-8381-3132-0

Copyright © 2012 by the author and Südwestdeutscher Verlag für Hochschulschriften GmbH & Co. KG and licensors
All rights reserved. Saarbrücken 2012

Alles Wissen und alle Vermehrung unseres Wissens

endet nicht mit einem Schlusspunkt

sondern mit Fragezeichen.

Hermann Hesse

I. EINLEITUNG 1

1.	**Infektionskrankheiten**	1
1.1	Bakterien – *Staphylococcus aureus*	2
1.2	Pilze – *Candida albicans*	8
1.3	Protozoen – *Leishmania major*	14
1.4	Wirkstofffindung	19
2.	**Metabolomanalyse**	23
2.1	Bioinformatische und analytische Methoden	29
2.2	Metabolomanalyse von Mikroorganismen	30
2.3	Analytik	33
2.3.1	Hochleistungsflüssigchromatographie	34
2.3.2	Gaschromatographie	35
2.4	Chemometrik	40
2.4.1	Datenvorverarbeitung	40
2.4.2	Hauptkomponentenanalyse (PCA)	43
3.	**Arzneistoffmetabolismus und -interaktionen**	47
3.1	Pharmakokinetik	47
3.2	Cytochrom-P-450-Familie	49
3.3	Genetische Polymorphismen	53
3.4	Enzyminduktion und –inhibition	55
4.	**Zielsetzung**	61

II. MATERIAL UND METHODEN 63

1.	**Ausstattung, Verbrauchsmaterialien, Chemikalien und Software**	63
2.	**Zellaufzucht und Probenaufbereitung**	72
2.1	Medien und Lösungen zur Zellkultivierung und Probenvorbereitung	72
2.2	*Saccharomyces cerevisiae*	73
2.3	*Staphylococcus aureus*	74
2.4	*Candida albicans*	74
2.5	*Leishmania major*	75
3.	**HPLC-Analytik**	76
3.1	Entwicklung der ionenpaarchromatographischen Methode	76
3.2	Ionenpaarchromatographische Methode	77

4.	GC-Analytik	79
4.1	Derivatisierung	79
4.2	Chromatographieparameter	79
4.3	Qualitätsstandards	80
4.4	Datenauswertung	80
5.	**Cytochrom-P-450-Assay**	**81**
5.1	Cytochrom-P-450-Assay	81
5.2	IC_{50}-Wert-Bestimmung der CYP2D6-Inhibition	84

III. ERGEBNISSE UND DISKUSSION   **87**

III.A METABOLOMANALYSE   **87**

1.	**Einfluss von GB-AP-143 auf das Metabolom von *S. aureus* und *C. albicans***	**90**
1.1.	Metabolomanalytik von *Staphylococcus aureus*	94
1.1.1	Probengewinnung und Extraktion	94
1.1.2	Entwicklung und Validierung einer ionenpaarchromatographischen Methode	98
1.1.3.	Messergebnisse und Diskussion	115
1.2	Metabolomanalytik von *C. albicans*	122
1.2.1	Probengewinnung und Extraktion	122
1.2.2	Optimierung und Validierung der IP-HPLC/UV-Methode für *C. albicans*	127
1.2.3	Entwicklung und Validierung einer gaschromatographischen Methode	132
1.2.4	Inkubationen von *C. albicans* mit Flucytosin	158
1.2.5	Inkubationen von *C. albicans* mit GB-AP-143	172
1.2.6	*C. albicans*-Mutanten	185
2.	**Einfluss von GB-AP-304 auf den Nukleotidstoffwechsel von *L. major***	**191**

III.B INHIBITORISCHE AKTIVITÄT DER NAPHTHYLISOCHINOLIN-ALKALOIDE
      AUF CYTOCHROM-P-450-ENZYME   **199**

1.	**CYP-Assay**	**200**
2.	**IC_{50}-Wert-Bestimmung der CYP2D6-Inhibition**	**205**
3.	**Charakterisierung der CYP2D6-Inhibition durch GB-AP-110**	**208**

IV. ZUSAMMENFASSUNG	211
SUMMARY	213
V. ANHANG	215
LITERATURVERZEICHNIS	263

I. Einleitung

1. Infektionskrankheiten

Im Jahr 1962 schrieb der Nobelpreisträger Sir Frank Macfarlane Burnet:

„One can think of the middle of the 20th century as the end of one of the most important social revolutions in history, the virtual elimination of the infectious diseases as a significant factor in social life."

(übersetzt: „Die Mitte des 20. Jahrhunderts kann als der Abschluss einer der wichtigsten sozialen Revolutionen der Menschheitsgeschichte angesehen werden: die praktisch vollständige Ausrottung der Infektionskrankheiten.") [1]. Sir Burnet erlebte, wie die Spanische Grippe etwa 50 Millionen Todesopfer forderte und nur wenige Jahre später die Entdeckung und den Einzug der ersten Antiinfektiva – man stand dem Kampf gegen den Erreger nicht mehr machtlos gegenüber [2]. Außerdem wurden Anfang bis Mitte des 20. Jahrhunderts Impfstoffe, wie z. B. gegen Diphtherie, Keuchhusten, Tuberkulose, Tetanus und Polio etabliert und dieses nun zur Verfügung stehende Instrumentarium gab allen Grund zur Hoffnung.

Dieser Optimismus sollte jedoch rasch zerstört werden – es traten vermehrt resistente Erreger auf und auch Erreger, die man glaubte ausgerottet zu haben. Diese Situation hat sich bis heute nicht entschärft, so dass Infektionskrankheiten immer noch zu den häufigsten Todesursachen weltweit zählen. Laut Weltgesundheitsreport aus dem Jahr 2004 gehen von jährlich 57 Millionen vorzeitigen Todesfällen 11 Millionen auf das Konto der Infektionserkrankungen, was einem Anteil von rund 20 % entspricht [3].

In den Industrieländern treten vermehrt Antibiotika-resistente Mikroorganismen auf. Paradebeispiel ist das Bakterium *Staphylococcus aureus*, das seit der Entdeckung antibiotisch wirksamer Substanzen Resistenzen entwickelt hat. Doch auch Pilze wie z. B. *Candida albicans* entwickeln immer häufiger Resistenzen gegen die zur Verfügung stehenden Antimykotika. Eine Hauptursache für die zunehmende Resistenzentwicklung ist sicherlich der durch den Menschen ausgeübte Selektionsdruck aufgrund unsachgemäßen Antibiotikagebrauchs. Laut Arzneimittel-Verordnungsreport wurden in Deutschland 2008 knapp 40 Millionen Antibiotika zu Lasten der gesetzlichen Krankenversicherungen verschrieben; damit bildet diese Arzneistoffklasse die umsatzstärkste Gruppe nach den Angiotensininhibitoren [4]. Nicht immer entsprechen diese Verordnungen dem Krankheitsbild und nicht immer erfolgt die Arzneimitteltherapie durch den Patienten korrekt. Es werden nicht geeignete Antibiotikaklassen verschrieben, unnötige Antibiotikagaben vorgenommen, die Dosierung kann zu niedrig sein oder der

Patient wird nicht über die Wichtigkeit der Compliance aufgeklärt und setzt das verschriebene Antibiotikum aufgrund des schnellen Heilungserfolgs oder auch aufgrund von auftretenden unerwünschten Arzneimittelwirkungen verfrüht ab. All dies sind Faktoren, die Resistenzbildungen bei Mikroorganismen begünstigen und dazu beigetragen haben, dass wir heute global Erregern gegenüberstehen, die mit den derzeit im Handel befindlichen Antiinfektiva nicht mehr therapiert werden können [5, 6].

In den Entwicklungsländern sind Infektionskrankheiten Haupttodesursache. Rapides Bevölkerungswachstum, Armut und hygienische Mangelversorgung steigern das Risiko von Infektionen und erschweren den Zugang zu adäquater Arzneimitteltherapie. Die Mortalitätsraten könnten allein durch eine flächendeckende für jeden zugängliche Gesundheitsversorgung und durch eine Einführung hygienischer Mindeststandards massiv gesenkt werden. Tropenkrankheiten wie Malaria, Trypanosomiasis, Chagas-Krankheit und Leishmaniose forderten im Jahr 2002 weltweit 1,4 Millionen Todesopfer. Die Leishmaniose ist nach Malaria die bedeutendste Parasitenerkrankung, vor allem in den Entwicklungsländern, und verzeichnet jährlich etwa 51.000 Todesopfer [3]. Wurmerkrankungen und Lymphatische Filiarose zählen wie die Leishmaniose zu den „neglected tropical diseases" (dt. vernachlässigte Tropenkrankheiten), Krankheiten, von denen etwa 500 Millionen Menschen Afrikas betroffen sind [5]. Die gegen diese Krankheiten eingesetzten Arzneistoffe sind größtenteils vor Jahrzehnten entwickelt worden und durch den breiten Einsatz haben sich Resistenzen gebildet. Neue wirksame Arzneistoffe wären dringend erforderlich, bleiben aber aus [6].

1.1 Bakterien – *Staphylococcus aureus*

Staphylokokken sind unbewegliche, grampositive, sich in Haufen oder Trauben (*staphyle*, gr. – Weintraube) anordnende, etwa 1 µm große, kugelige Zellen, die zur Familie der Micrococcaceae gehören. Derzeit sind 33 Arten der Gattung Staphylokokken bekannt [7, 8]. Die am besten untersuchte Spezies ist *Staphylococcus aureus*. Dieser gehört zusammen mit *Escherichia coli* zu den häufigsten Erregern bakterieller Infektionen des Menschen; beispielsweise ist *S. aureus* für etwa 16 % der nosokomialen Infektionen verantwortlich [9]. *S. aureus* ist ein häufiger Kommensale, d. h. etwa 20 bis 30 % der Bevölkerung sind persistente und 30 % der Bevölkerung intermittierende Träger. *S. aureus* siedelt sich häufig auf der Haut und in Schleimhäuten an. Der Erreger findet sich vor allem bei medizinischem Personal und im Krankenhaus behandelten Patienten in der Nasenschleimhaut, so dass im Krankenhausbereich Keimträgerraten von bis zu 80 % auftreten. Die Übertragung erfolgt bevorzugt über Haut-Haut – oder auch Oberfläche-Haut – Kontakt.

Staphylokokken-Infektionen können, wie es bei Wundinfektionen, Sinusitiden und Furunkeln der Fall ist, lokal begrenzt sein, aber auch systemische Ausbreitungen sind möglich. Einige Staphylokokken sind in der Lage Exotoxine zu sezernieren. Zu diesen exogenen Superantigenen gehören auch die Enterotoxine, die von etwa 50 % der Staphylokokken produziert werden. Durch Konsum kontaminierter Lebensmittel können diese eine Lebensmittelvergiftung hervorrufen, die binnen weniger Stunden zu Übelkeit, Erbrechen und Diarrhöe führt. Die Proteine zeichnen sich durch ihre Hitzestabilität aus und werden so selbst bei 30-minütigem Erhitzen auf 100 °C nicht denaturiert. Auch das sog. Toxic-Shock-Syndrom wird durch von Staphylokokken sezernierte Superantigene (TSST-1, Toxic-Shock-Syndrom-Toxin-1) hervorgerufen und kann innerhalb kurzer Zeit zu Multiorganversagen führen [7, 8].

Staphylokokken können in koagulasepositive – wie *S. aureus* – und koagulasenegative Arten eingeteilt werden. Die wichtigsten Vertreter der koagulasenegativen Gruppe sind *S. epidermidis*, häufig verantwortlich für katheterassoziierte Infektionen, und *S. saprophyticus*, ein Erreger, der etwa 10-20 % aller akuten Harnwegsinfekte verursacht. Die koagulasenegativen Staphylokokken sind klassische Opportunisten, die zur Normalflora von Haut und Schleimhäuten gehören und nur bei Disposition, z. B. Immunsuppression, Infektionen hervorrufen.

Unter den Staphylokokken gilt *S. aureus* als die virulenteste Art, da er eine Vielzahl verschiedener Virulenzfaktoren exprimiert [10]. Über diese Pathogenitätsfaktoren wird der Kontakt zu Wirtszellen, Matrixproteinen und löslichen Plasmabestandteilen wie Albumin und Antikörper, vermittelt. Als Oberflächenproteine sind sie über den C-Terminus in der Zellwand verankert. Der N-Terminus ragt nach außen und ist für die Bindungsspezifität verantwortlich. Das Protein A, eine Plasmakoagulase, erkennt und bindet den F_c-Teil wirtseigener Immunglobuline und verhindert dadurch die Bindung opsonisierender Antikörper, was letztlich die Phagozytose erschwert. Das Fibrinogen-bindende Protein (Clumping factor) produziert Koagulase, die mit Prothrombin im Blut interagiert, wobei durch Umwandlung von Fibrinogen in Fibrin die Koagulation des Blutes induziert wird. Da geschädigtes Gewebe und auch Oberflächen von Implantaten im Körper sehr schnell von Fibrinogen überzogen werden, kann sich das Bakterium mittels dieser Zellwandproteine gut an diese Stellen anhaften (siehe Abbildung I-1).

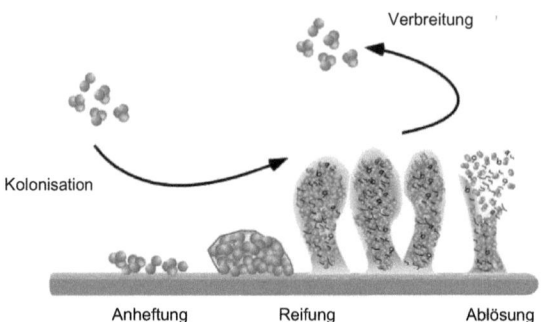

Abbildung I-1: Phasen der Besiedelung von Oberflächen mit nachfolgender Ablösung (modifiziert nach [11]).

Fibronectin-bindendes Protein und Kollagen-bindendes Protein binden Matrixproteine und sind somit verantwortlich für die Adhärenz an Gewebe und Fremdkörper. So werden Staphylokokken-Infektionen sehr häufig in Zusammenhang mit einem Fremdkörper (Endoprothesen, Herzschrittmacher, Katheter) hervorgerufen. Über chemische Kommunikation (Quorum Sensing) können die Bakterien die Zelldichte der Population messen und je nach Zelldichte werden bestimmte Gene aktiviert. So kann ab einer bestimmten Dichte ein mehrschichtiger Biofilm gebildet werden, in den sich die Bakterien einbetten und somit dem Immunsystem des Wirtes oder einer Antibiose entgehen (siehe Abbildung I-2).

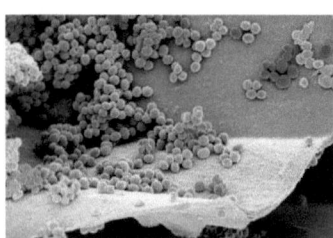

Abbildung I-2: Elektronenmikroskopische Aufnahme eines *S. aureus* Biofilms auf einer Gefäßprothese (Mit freundlicher Genehmigung der CNRS Photothèque).

Darüber hinaus besteht in dieser geschützten Umgebung auch eine erhöhte Wahrscheinlichkeit dafür, dass Resistenzgene zwischen den Bakterien ausgetauscht werden und somit aus avirulenten kommensalen Bakterien hochvirulente, gegen Antibiotika resistente Mikroorganismen entstehen. So sind fast alle zentralvenösen Dauerkatheter mit in Biofilm eingebetteten Staphylokokken besetzt, ebenso wie viele Herzschrittmacher und Prothesen, die im Fall einer Infektion wieder entfernt werden müssen [12]. Katheterassoziierte Infektionen stellen mit einem Anteil von etwa 70 % eine der Hauptursachen für Morbidität und Mortalität aufgrund nosokomialer Infektionen dar. Eine Möglichkeit, das Risiko, das von der Bakterienbesiedelung zentralvenöser Katheter ausgeht, um 70 bis 90 % zu minimieren, besteht in der sogenannten „Antibiotika-Lock-Technologie" (ALT), bei der sehr hohe Antibiotikakonzentrationen endoluminal für einen bestimmten Zeitraum appliziert werden [13, 14].

Bakterielle Infektionen verliefen vor der Einführung von Antibiotika oftmals tödlich (Mortalitätsrate 70 %) und die Mortalitätsrate konnte durch den Einsatz des von Alexander Fleming entdeckten Penicillins auf 25 % gesenkt werden (1929). Doch bereits in den 1940er Jahren traten erste penicillinresistente Stämme auf (siehe Abbildung I-3).

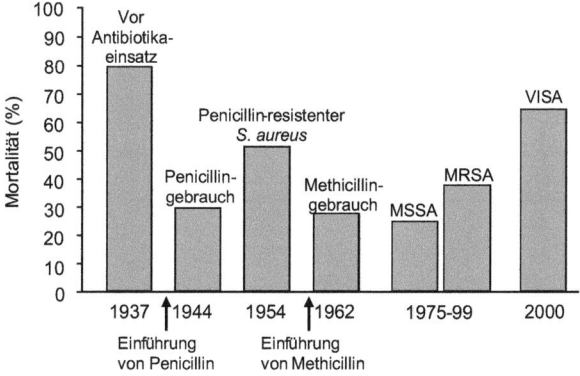

Abbildung I-3: Graphische Darstellung der wellenartig auftretenden Resistenzen bei S. aureus [12, 13].

Verantwortlich dafür war die β-Lactamase, die den für die Wirkung essenziellen β-Lactam-Ring des Penicillins spaltet. Binnen eines Jahrzehnts breiteten sich diese Stämme pandemisch aus und wurden so zu einem gesellschaftlichen Problem. Durch Einführung des β-Lactamasefesten Methicillins konnte diese Pandemie weitgehend eingedämmt werden, jedoch bilden auch heute noch 70 – 80 % der S. aureus-Stämme Penicillinase.

Aufgrund des gesteigerten Methicillin-Einsatzes und des daraus resultierenden Selektionsdrucks traten Ende der 1970er Jahre erste Methicillin-resistente S. aureus (MRSA) - Stämme in Krankenhäusern auf und haben sich seither zu einer Pandemie ausgedehnt, die bis heute anhält. Diese Resistenz beruht auf einer Mutation im Gen, das für das Penicillin-bindende-Protein (PBP2), einer Transpeptidase, codiert. Aufgrund dieser Mutation können β-Lactam-Antibiotika nicht mehr an die nun veränderte Transpeptidase binden und diese hemmen. Im Vergleich zur Resistenz, die über β-Lactamasen vermittelt wird, ist die auf der Mutation der Zielstruktur beruhende Resistenz sehr breit und führt zu einer Resistenz gegenüber allen β-Lactam-Antibiotika. Darüber hinaus tritt bei Methicillinresistenz häufig eine Parallelresistenz gegenüber anderen Antibiotika wie Aminoglykoside, Fluorchinolone, Lincosamine, Makrolide, Tetracycline und Trimethoprim auf. Eine zuverlässige Wirksamkeit gegen MRSA-Stämme zeigte das Glykopeptid-Antibiotikum Vancomycin, dessen breiter Einsatz zur Etablierung sogenannter Vancomycin-intermediär-resistenter *S. aureus* (VISA) - Stämme geführt hat. Das Wachstum dieser Stämme wird *in vitro* bei Konzentrationen von 4-8 µg/ml Vancomycin nicht inhibiert. Vancomycin-resistente *S. aureus* (VRSA) werden dagegen erst ab Konzentrationen von 16 µg/ml Vancomycin inhibiert. Die Mortalitätsrate von durch VISA verursachten Infektionen nähert sich mit 63 % wieder den Bedingungen an, die vor Einführung der Antibiotika herrschten.

Obwohl es ursprünglich nur ein nosokomiales Problem war, breiten sich diese Bakterien, wie z. B. der MRSA vor allem in den USA auch in der jungen, gesunden Bevölkerung, deren Infektion nicht in Zusammenhang mit einem Krankenhauskontakt steht, aus. So traten Ende der 1990er Jahre Infektionen mit MRSA bei ansonsten gesunden Kindern in den USA auf. Die Kinder starben infolge der heftig verlaufenden Infektion. Der von diesen Fällen isolierte Klon USA400 wird mittlerweile von dem epidemisch vorkommenden USA300-Stamm verdrängt und verursacht in den USA die meisten MRSA-Infektionen. Diese Stämme werden mittlerweile unter der Abkürzung ca-MRSA, die für communitiy acquired-MRSA steht, subsumiert und gelten als besonders virulent. So stehen wir heute einem hochselektierten MRSA-Stamm gegenüber, der einen Großteil der nosokomialen Infektionen hervorruft und auch bei immunkompetenten Patienten zu tödlichen Krankheitsverläufen führen kann [12-15].

Abbildung I-4 zeigt schematisch die unterschiedlichen Angriffspunkte verschiedener Antibiotika:

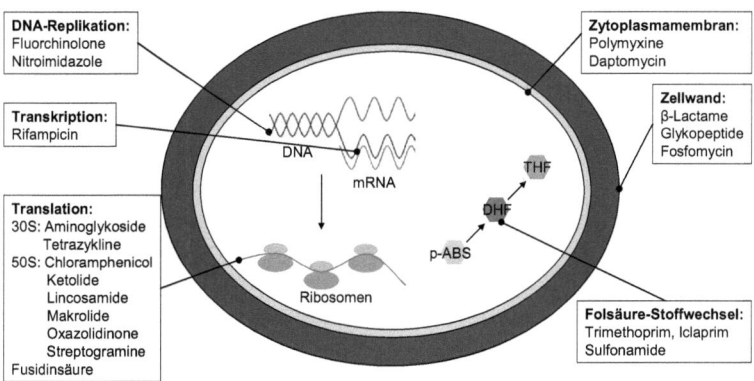

Abbildung I-4: Schematische Darstellung der Angriffsorte verschiedener Antibiotika
(p-ABS: p-Aminobenzoesäure, DHF: Dihydrofolsäure, THF: Tetrahydrofolsäure).

Aufgrund der zunehmenden Resistenzbildung sind die meisten β-Lactam-Antibiotika in der Therapie von *S. aureus*-Infektionen nicht mehr effektiv. Ein neues Cephalosporin, Ceftarolin, zeigt jedoch gute Aktivität gegen resistente *S. aureus*-Stämme. Es bindet auch an die veränderte Form des PBP (PBP2a) und ist so derzeit der effektivste Wirkstoff gegen VISA-Stämme. Das seit 2008 in der Schweiz zugelassene Ceftobiprol wird als Prodrug verabreicht. Durch die Verhinderung der Quervernetzung der Peptide an den Mucosaccharid-Ketten hemmt es die bakterielle Zellwandsynthese und zeichnet sich dadurch aus, dass es ebenfalls PBPs bindet. Als Alternativen stehen Antibiotika zur Verfügung, die größtenteils über andere Mechanismen ihre Wirkung entfalten. Die Klasse der Glykopeptide, die ebenfalls die bakterielle Zellwandbildung hemmen, wird inzwischen durch das Vancomycin-Derivat Telavancin (seit 2009 in den USA zugelassen) ergänzt, das auch gegen VRSA-Infektionen wirksam ist. Das cyclische anionische Lipopeptid Daptomycin stört wie das Polypeptid-Antibiotikum Polymyxin den Aufbau der Zytoplasmamembran, allerdings über einen anderen Mechanismus: Durch die Einlagerung des Wirkstoffs in die bakterielle Zellmembran können K^+-Ionen ausströmen, was zu Membrandepolarisation und schließlich zu schnellem Zelltod führt. Die Kombination aus Trimethoprim und Sulfamethoxazol, einem Sulfonamid, entfaltet durch Hemmung der bakteriellen Folsäuresynthese an zwei verschiedenen Biosyntheseschritten eine duale Wirkung. Ein neues synthetisches Diaminopyrimidin, Iclaprim, das die Dihydrofolatreduktase selektiv hemmt, befindet sich in der klinischen Entwicklung (Phase III). Fluorchinolone hemmen die Topoisomerase-II und -IV und sorgen somit für eine Störung der DNA-Replikation. Rifampicin, ein komplex aufgebautes, makrozyklisches

Antibiotikum, hemmt die Ketteninitiierung der bakteriellen DNA-abhängigen RNA-Polymerase über die Bindung an die β-Untereinheit des Enzyms. Rifampicin penetriert gut durch Biofilme, wird aber wegen schneller Resistenzbildung meist nur in Kombination mit anderen antibiotisch wirkenden Substanzen gegeben. Die Klasse der Tetracycline mit den Vertretern Tetracyclin, Minocyclin und Doxycyclin hemmen die bakterielle Proteinbiosynthese durch reversible Bindung an die 30S-Untereinheit der Ribosomen, wodurch das Andocken der tRNA an die Akzeptorseite des mRNA-Ribosomenkomplexes verhindert wird. Tigecyclin ist ein Minocyclin-Derivat und wirkt auch oft noch gegen Tetracyclin-resistente Stämme. Die Streptogramin-Antibiotika Quinupristin und Dalfopristin werden in Kombination angewandt und unterbrechen durch Bindung an die ribosomale Untereinheit sowohl die frühe als auch die späte Phase der Proteinbiosynthese. Linezolid, der erste Vertreter der Oxazolidinone, inhibiert durch spezifische Bindung an die 50S-Untereinheit die Bildung des funktionellen Initiationskomplexes. Die aus *Fusidium coccineum* isolierte Fusidinsäure stört den Translationsprozess indem sie den Elongationsfaktor G, der den ribosomalen Aminosäuretransfer von Aminoacyl-tRNA auf die Peptidkette vermittelt, hemmt [16, 17].

Trotz der Vielzahl der derzeitig im Handel befindlichen und z. T. auch ganz unterschiedlich wirkenden Antibiotika steht vor dem Hintergrund der Resistenzentwicklung für viele Fälle keine optimale Therapie zur Verfügung und neue antibiotisch wirkende Substanzen werden dringend benötigt.

1.2 Pilze – *Candida albicans*

Pilze sind Mikroorganismen, die im Vergleich zu Pflanzen weniger differenziert sind, aber einen höheren Organisationsgrad als Bakterien aufweisen. Die Einteilung erfolgt meist aufgrund morphologischer Charakteristika. Die Hefe stellt die Grundform der unizellulären Pilze dar, filamentöse Pilze haben die Hyphe mit verzweigter tubulärer Struktur als Grundelement. Mehrere verzweigte Hyphen bilden ein Myzel. Hängen mehrere Hefezellen aneinander, können sie in ihrer Form Hyphen ähneln und werden deswegen als Pseudohyphen bezeichnet (vgl. Abbildung I-5). Die Vermehrung der Hefe erfolgt asexuell durch Sprossung.

Derzeit sind über 150 humanpathogene Pilzarten bekannt. Durch Pilze hervorgerufene Erkrankungen lassen sich in drei Gruppen unterteilen:

- Bei **Pilzallergien** gelangen Sporen, die Allergene enthalten, über die Atemluft in den Respirationstrakt und können auf diesem Weg bei prädisponierten Menschen Überempfindlichkeitsreaktionen wie Asthma bronchiale, allergische Alveolitis oder allergische Rhinitis hervorrufen.

- Über den Konsum verschimmelter Nahrungsmittel können Mykotoxine in den menschlichen Körper gelangen und dort zu **Vergiftungen** führen. Aflatoxine sind kanzerogen, Ochratoxine führen zu Leber- und Nierenschäden und die Ergot-Alkaloide haben eine sehr breite pharmakologische Wirkung, da sie an α-adrenergen Rezeptoren, Dopamin- und Serotonin-Rezeptoren partiell agonistisch und antagonistisch wirken.

- Als die häufigste **Pilzinfektion** gilt die Hautmykose [7, 8, 18].

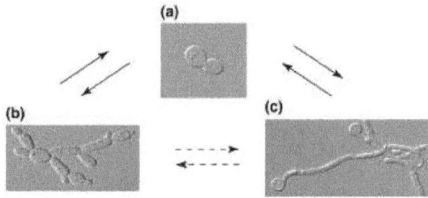

Abbildung I-5: Morphologie von C. albicans. Ein Wechsel vom Hefezellstadium (a) zu Pseudohyphen (b) und echten Hyphen (c) ist in jede Richtung möglich. Die Umwandlung zwischen pseudohyphalem und hyphalem Stadium ist seltener [19]. Mit freundlicher Genehmigung von Elsevier.

C. albicans ist eine grampositive, sprossende, diploide Hefe. Sie hat eine ovale Form und einen Durchmesser von etwa 5 µm. C. albicans kann abhängig von den Umweltbedingungen seine Proliferationsart wechseln und wächst so entweder in der Hefe- oder Hyphenform (dimorph) (siehe Abbildung I-5). Die meisten Pilze wachsen in der Hyphenform, wobei sich durch kontinuierliches Wachstum an der Spitze ein verlängerter Schlauch bildet, in dem die einzelnen Zellen durch Septen voneinander getrennt sind (Hyphe). Wächst C. albicans in der Hefeform – hier bilden sich Tochterzellen, die sich von der Mutterzelle abtrennen – folgt er dem Schema der obligaten Hefeformen, wie z. B. die sehr gut untersuchte *Saccharomyces cerevisiae*, was eine gute Vergleichbarkeit der Untersuchungsergebnisse liefert [18].

C. albicans kommt als Kommensale auf der Schleimhaut von Säugetieren vor; so sind etwa 40 % der Menschen ein zeitweises oder ständiges Reservoir. Das Spektrum der durch C. albicans hervorgerufenen Erkrankungen übertrifft das der meisten anderen kommensalen Mikroorganismen. C. albicans kommt häufig in der Mundhöhle und in der

Vaginalmukosa vor, was eine große Anpassungsfähigkeit an die Umgebung, wie z. B. an den pH-Wert, erfordert [20]. Infektionen mit C. albicans zählen zu den opportunistischen Mykosen, was bedeutet, dass Voraussetzung für die Entstehung einer Infektion eine Abwehrschwäche des Wirtes ist. Dies kann eine durch eine Antibiotikatherapie veränderte mikrobielle Flora ebenso wie eine Immunsuppression aufgrund einer Chemotherapie, Organtransplantation oder HIV-Infektion sein. Auch eine intensivstationäre Behandlung, künstliche Ernährung, Prothese und Katheter können prädisponierende Faktoren darstellen. Da die Immunsuppression häufig in Zusammenhang mit der medizinischen Versorgung und einer höheren Lebenserwartung schwerkranker Patienten steht, gelten diese Mykosen als „Infektionen des medizinischen Fortschritts". So stieg die Anzahl der Sepsisfälle in den USA zwischen 1979 und 2000 um 207 %. Davon entfallen rund 34 % auf Systemmykosen, die durch C. albicans verursacht wurden. Die Candidamykose ist mittlerweile die vierthäufigste Ursache nosokomialer Infektionen. Mehr als 17 verschiedene Candidaspezies sind als Ursache invasiver Candidosen bekannt, wovon mehr als 90 % auf die Candida spp. (C. albicans, C. glabrata, C. parapsilosis, C. tropicalis, C. krusei) und davon wiederum etwa 80 % auf C. albicans zurückzuführen sind [21]. Diese Candida spp. ist derzeit für etwa 10 % der Sepsisfälle verantwortlich. Die systemische Infektion hat selbst bei Antimykotikatherapie eine Mortalitätsrate von rund 35 % [22]. Bei fast 70 % der AIDS-Patienten tritt die oropharyngeale Candidiasis auf. Etwa 70 % aller Frauen erleiden mindestens ein Mal in ihrem Leben eine durch Candida hervorgerufenen Vaginitis [20].

Die Candidamykose ist eine meist endogen hervorgerufene Infektion, die am häufigsten als Oberflächeninfektion auftritt, aber auch innere Organe befallen kann. Kutane bzw. mukokutane Formen betreffen Mund, Speiseröhre, Haut und Vagina. Für die Infektion der Mundhöhle sind weißliche, festhaftende Beläge an den Innenseiten der Wangen und auf der Zunge (Mundsoor) charakteristisch. Bei Systemmykosen breitet sich der Erreger von einem primären Infektionsort (meist Respirationstrakt) über das lymphatische oder hämatogene System aus und befällt dann die inneren Organe. Invasive Pilzinfektionen sind eine immer häufiger auftretende Komplikation bei Kranken, die oftmals tödlich verläuft. Die Mortalität ist dabei stark abhängig von den Patientencharakteristika, dem Pathogen und der zeitnahen Diagnosestellung und Therapieeinleitung [7, 8, 23].

Im Wesentlichen lassen sich die meisten Antimykotika aufgrund ihres Wirkmechanismus in fünf Klassen einteilen, wovon die meisten über verschiedene Mechanismen direkt auf die Zusammensetzung und Integrität von Zellwand und –membran wirken. Die gebräuchlichste Klasse ist die der Azolantimykotika, die die Ergosterolbiosynthese durch Hemmung der 14-α-Lanosterol-Demethylase (ERG11) inhibieren (siehe Abbildung I-6).

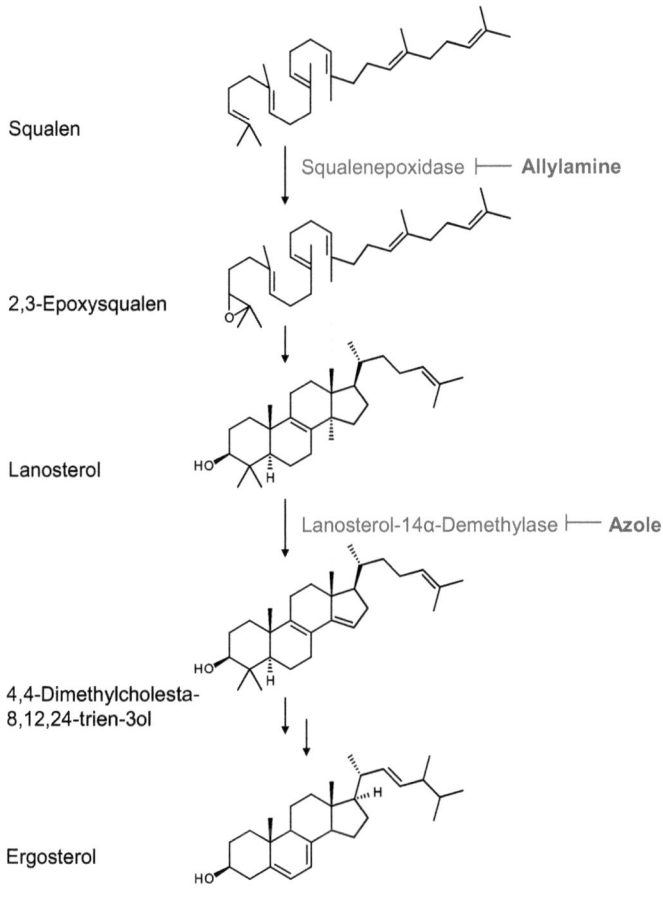

Abbildung I-6: Wirkmechanismus der Allylamine und Azole auf die Ergosterolbiosynthese.

Allylamine hemmen die Ergosterolbiosynthese an anderer Stelle (Squalenepoxidase), was zu Akkumulation toxischer Squalene führt (vgl. Abbildung I-6). Direkt an das membrangebundene Ergosterol binden die Polyene mit dem bekanntesten Vertreter Amphotericin B. Eine nachfolgende Porenbildung macht die Zellwand durchlässig und führt schnell zum Zelltod. Echinocandine, wie Caspofungin, sind Lipopeptide und hemmen die β-1,3-Glucansynthase, wodurch das Polysaccharid β-1,3-Glucan, der Hauptbestandteil der Pilzzellwand, nicht mehr synthetisiert werden kann.

Einen ganz anderen Angriffsort hat das Pyrimidinanalogon Flucytosin (siehe Abbildung I-7). Über eine Permease in die Zelle aufgenommen, wird es deaminiert zu 5-Fluoruracil (5-FU), das wiederum durch Phosphorylierungen zu 5-F-UTP umgewandelt und dann in die RNA eingebaut wird. Dies führt über die Synthese fehlerhafter RNA zu einer Wachstumshemmung. Des Weiteren wird 5-FU auch zu 5-F-dUMP umgewandelt, was die Thymidylatsynthase, die für die Umwandlung von dUMP zu dTMP verantwortlich ist, hemmt. Durch dTMP-Mangel werden DNA-Synthese und somit auch Zellteilung gestört [24-26].

Prinzipiell können Pilze über spezifische Mechanismen gegen jedes Antimykotikum resistent werden. Mögliche Resistenzmechanismen sind Änderungen in der Sterolbiosynthese (Mutation oder Überexpression des Enzyms) oder die Überexpression von Genen, die für Membrantransportproteine kodieren. Bei *C. albicans* sind derzeit vier Transporter bekannt, die den Arzneistoff aktiv aus dem Zellinneren heraustransportieren, was zu einer für eine Inhibierung des Targets unzureichenden intrazellulären Inhibitorkonzentration führt. Dies können ABC-Transporter (<u>A</u>TP <u>b</u>inding <u>c</u>assette) wie CDR1 und CDR2 (<u>c</u>andida <u>d</u>rug <u>r</u>esistance) sein oder auch Transporter, die den H⁺-Gradienten entlang der Membran als Energiequelle nutzen (MDR1 - <u>m</u>ultiple <u>d</u>rug <u>r</u>esistance 1 und FLU1 – <u>flu</u>conazol resistance 1).

Die Resistenz bei Pilzerkrankungen ist besonders problematisch, da die Erstdiagnose einer systemischen Infektion meist erst zeitverzögert erfolgt. So ist das Auftreten Fluconazol-resistenter *C. albicans*-Stämme ein ernstes Problem bei der Langzeitbehandlung der rezidivierenden oropharyngealen Candidose bei AIDS-Patienten [20, 27-29].

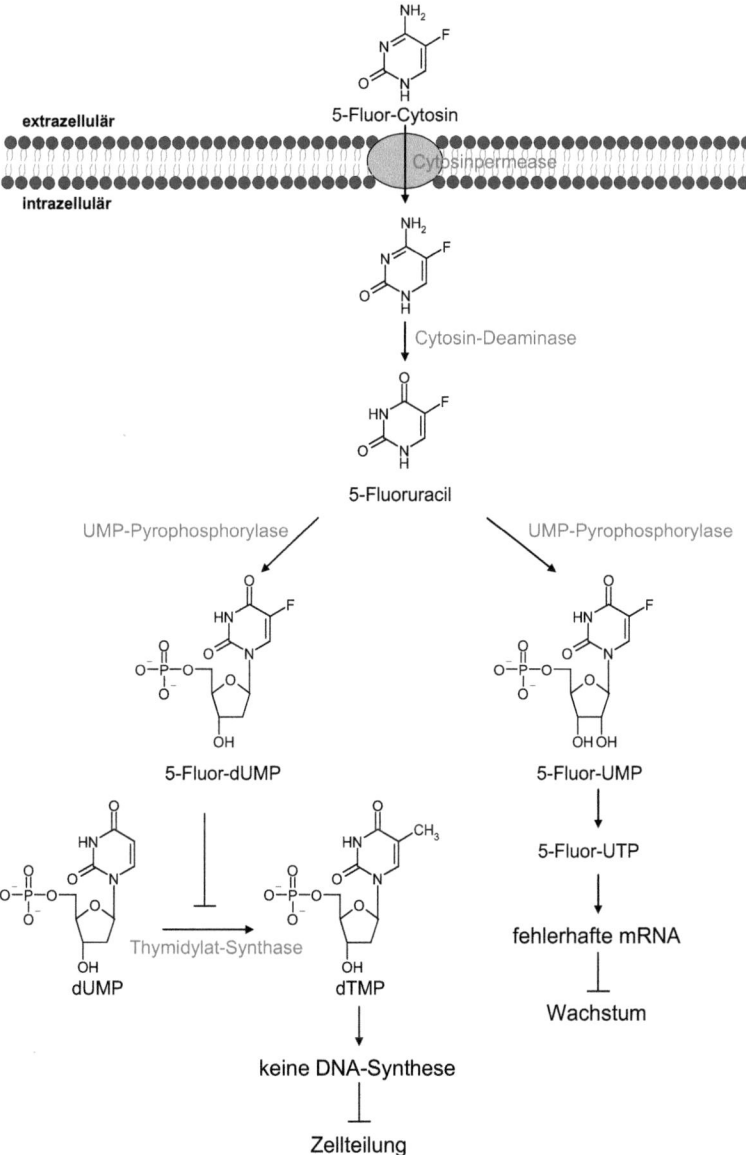

Abbildung I-7: Schematische Darstellung des Wirkmechanismus von Flucytosin auf Zellteilung und Wachstum.

1.3 Protozoen – *Leishmania major*

Protozoen sind ein- oder mehrzellige, eukaryotische Mikroorganismen, die sich meist in einem oder mehreren anderen Lebewesen auf deren Kosten ernähren. Neben dem parasitären Vorkommen zeichnen sie sich zumeist durch einen Entwicklungszyklus mit Wirtswechsel aus. Häufig fungiert ein Insekt als Vektor bei der Übertragung der Krankheit zwischen Mensch und Tier. Zu den Protozoen gehören Plasmodien, Trypanosomen und Leishmanien.

Malaria ist die am weitesten verbreitete tropische Parasitose. Jährlich rechnet man mit mehr als 400 Millionen Infektionen mit etwa 2 Millionen Todesfällen. Die Übertragung der Plasmodien findet durch die Anopheles-Mücke statt. Die meist milde verlaufenden Formen der Malaria tertiana und M. quartana werden durch *P. vivax* und *P. ovale* bzw. *P. malariae* hervorgerufen. Schwere Krankheitsverläufe mit Komplikationen und hoher Letalität bringt die durch *P. falciparum* verursachte M. tropica mit sich.

Die Erreger der in Afrika vorkommenden Schlafkrankheit sind *T. brucei gambiense* und *T. brucei rhodensiense*, die durch die Tsetse-Fliege übertragen werden. Die Chagas-Krankheit wird durch die amerikanische Art *T. cruzei* in Mittel- und Südamerika verursacht.

Leishmanien zählen zu den einzelligen Parasiten und gehören zur Familie der Trypanosomatidae innerhalb der Ordnung Kinetoplastida. Die Übertragung auf den Wirt (Mensch, Hund, Schwein) erfolgt primär durch den Stich der weiblichen Sandmücken der Gattung Phlebotomus (Afrika, Asien, Europa) und Lutzomyia (Mittel-, Südamerika), wodurch die geographische Ausbreitung der durch Leishmanien hervorgerufenen Infektionskrankheit mit dem Vorkommen der Sandmücke verbunden ist. Weitaus seltener ist die intravenöse Übertragung durch Bluttransfusion, kontaminierte Injektionsnadeln, etc.

Der Parasit vollzieht einen biphasischen Lebenszyklus und ändert, wie für Flagellaten charakteristisch, Form und Begeißelung je nach Entwicklungsstadium und Wirt (siehe Abbildung I-8). Als extrazellulär vorkommende Promastigoten entwickeln sich Leishmanien im Gastrointestinaltrakt der Sandmücke. Promastigoten haben eine längliche Form und sind aufgrund ihrer Begeißelung beweglich. Die infektiösen Stadien (metazyklische Promastigoten) werden durch Stich der Mücke mit dem Speichel des Insektes in die Haut des Wirtes injiziert. Über rezeptorvermittelte Prozesse werden die Promastigoten durch Phagozytose des Wirtes aufgenommen. Aus den sogenannten Phagosomen entsteht eine parasitophore Vakuole, in der sich die promastigote Form in die amastigote umwandelt. Die intrazelluläre Form des Erregers ist mit einem Durchmesser von 2 µm wesentlich kleiner als der Promastigot (Durchmesser: 20 µm), ist unbegeißelt und an die Umgebung in der parasitophoren Vakuole angepasst. Die Vermehrung erfolgt durch binäre Zellteilung. Über das lymphatische und vaskuläre System wird der Parasit im Organismus verbreitet. Bei einer Blutmahlzeit der Sandmücke können die infizierten Makrophagen aufgenommen und im Mitteldarm des Vektors aus den Wirtszellen freigesetzt werden. Anschließend findet eine Umwandlung zu nichtinfektiösen, prozyklischen Promastigoten statt. Mit ihren Flagellen heften sie sich an das Darmepithel und differenzieren zu infektiösen, metazyklischen Promastigoten. Es dauert etwa eine Woche bis die Promastigoten ausgereift sind und erneut zum Stechrüssel des Vektors wandern. Die im Wirt hervorgerufenen Krankheitsbilder unterscheiden sich stark in der Symptomatik und werden unter den Leishmaniosen subsumiert.

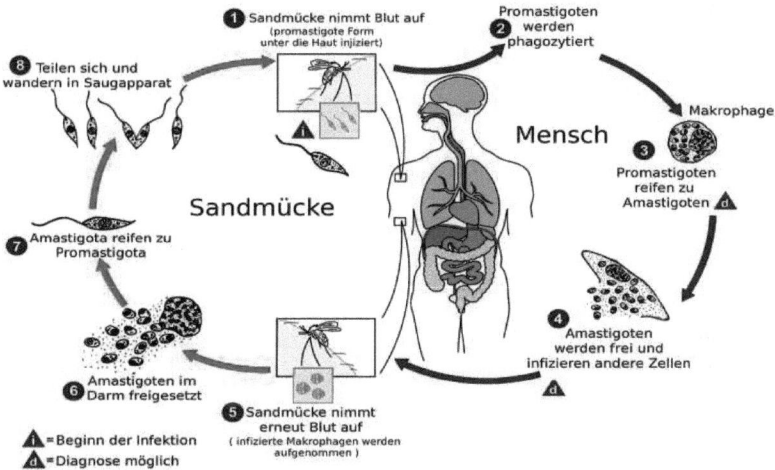

Abbildung I-8: Biphasischer Lebenszyklus von Leishmania-Arten mit Wirtswechsel und Übergang von der promastigoten in die amastigote Form. Mit freundlicher Genehmigung der CDC-DPDx (Centers for Disease Control & Prevention, Center for Global Health and Laboratory Identification of Parasites of Public Health Concern).

Die Erkrankung wurde 1901 vom schottischen Pathologen und Offizier der britischen Armee Sir William Boog Leishman entdeckt und nach ihm benannt. Je nach Leishmanien-Art und Immunstatus des Wirtes lassen sich die verschiedenen Krankheitsbilder wie folgt einteilen:

- Die **kutane Form**, auch Orientbeule genannt, zeichnet sich durch Hautulzera vorwiegend an exponierten Körperteilen wie Gesicht, Armen und Beinen aus.

- Bei der **mukokutanen Form** erfolgt eine teilweise oder komplette Zerstörung der Mukosamembran von Nase, Mund und Atemwegen und umgebendem Gewebe.

- Kala Azar, wie die **viszerale Form** weitläufig genannt wird, ist durch unregelmäßige Fieberschübe und dramatische Gewichtsverluste gekennzeichnet. Diese Symptomatik geht mit Anämie und einer Vergrößerung von Leber und Milz einher. Unbehandelt führt diese Art zum Tod, was Mortalitätsraten von 100 % binnen 2 Jahren nach Krankheitsausbruch in Entwicklungsländern erklärt [30, 31].

Derzeit sind rund 350 Millionen Menschen in 88 Ländern des europäischen Mittelmeerraums und der tropischen und subtropischen Regionen (Australien, bisher kein Auftreten) infektionsgefährdet. Laut WHO wird von einer Prävalenz von 12 Millionen Erkrankten und einer jährlichen Inzidenz von 1,5 bis 2 Millionen Erkrankten (1 bis 1,5 Millionen kutane Form, 500.000 viszerale Form) ausgegangen. Jährlich sterben schätzungsweise 600.000 Menschen infolge dieser Erkrankung. Da bei dieser Infektionskrankheit eine hohe Morbidität und im Fall der kutanen Formen geringe Letalität vorliegt, geht man davon aus, dass die Dunkelziffer der Erkrankten sehr hoch ist. Betroffene leben wegen der krankheitsbedingten Deformierung häufig sehr zurückgezogen, um Stigmatisierungen zu entgehen. Ein Risikofaktor für die Erkrankung ist die Unterernährung – eine Tatsache, die das gehäufte Auftreten in den Entwicklungsländern erklärt [5, 32-34].

Da die Ausbreitung des Erregers an das Vorkommen der Sandmücke gekoppelt ist und sich deren Habitat vor dem Hintergrund der Klimaerwärmung erweitern wird, ist in den nächsten Jahren mit einer steigenden Anzahl von Leishmaniosen zu rechnen. Des Weiteren wurde beobachtet, dass sich die geographische Ausbreitung von ländlichen Regionen auf städtische ausweitet. Eine Koinfektion von Leishmanien und HI-Viren trat bereits in 35 Ländern auf und im Jahr 2002 wurden 1991 Fälle in Frankreich, Italien, Portugal und Spanien gemeldet. Da die Immunität über die T-Helferzellen vermittelt wird, hat eine Koinfektion besonders schwere Verläufe zur Folge [35].

Die wirksame Prophylaxe vor Leishmaniosen besteht in Moskitoschutzmaßnahmen (Netze, lange Bekleidung, Repellentien) und Vektorkontrolle, d. h. Bekämpfung der Sandmücke als Überträger durch Beseitigung der Brutstätten und Einsatz von Insektiziden. Für die medikamentöse Therapie, die je nach Manifestationsbild eingesetzt wird, stehen mehrere wirksame Arzneistoffe zur Verfügung.

Bereits Anfang des 20. Jahrhunderts wurde der Wirkstoff Neostibosan, das erste pentavalente Antimonpräparat, zur Therapie von Leishmaniosen entwickelt. Einige Jahre später konnte durch Komplexierung weiterer antimonhaltiger Verbindungen mit Polyolen die parenterale Applikation verwirklicht werden (Meglumin-Antimonat, Natrium-Stibogluconat). Die Wirkstoffe sind Substanzgemische, die aus einem zentralen Sb^{5+} und zwei Molekülen des komplexierenden Liganden bestehen und daneben auch oligomere und polymere Verbindungen enthalten [36]. Erst jüngst konnte der Wirkmechanismus dieser schon seit fast 100 Jahren eingesetzten Wirkstoffklasse aufgeklärt werden: Sb^{5+} wird im Parasiten zu Sb^{3+} reduziert, das als Substrat das leishmaniale Enzym Trypanothion-Reduktase hemmt (Prodrug-Prinzip). Das Trypanothion-System dient dem Erreger zur Regulation des Redoxstatus und schützt diesen somit vor dem Einfluss reaktiver Sauerstoffspezies (ROS), die von der Wirtszelle gegen den Parasiten gebildet werden (siehe Abbildung I-9).

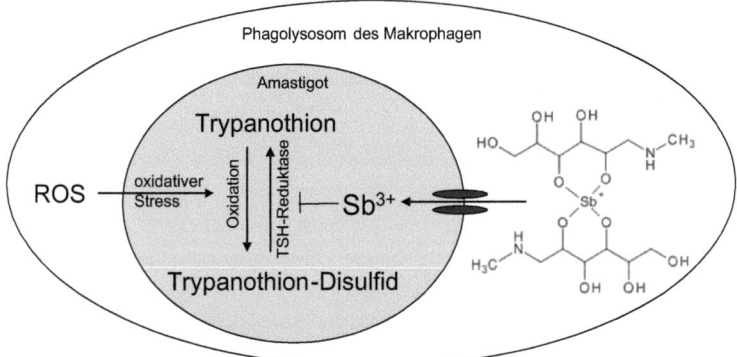

Abbildung I-9: Vereinfachte Darstellung des Wirkmechanismus antimonhaltiger Antiinfektiva, exemplarisch dargestellt für Meglumin-Antimonat.

Das Bisamidin Pentamidin findet wegen zahlreicher Nebenwirkungen (Übelkeit, Erbrechen, Hypoglykämie, Nierenschäden) nur selten Anwendung gegen die unterschiedlichen Formen der Leishmaniose. Obwohl die Verbindung bereits seit über 40 Jahren im Handel ist, ist der Wirkmechanismus bis heute nicht vollständig geklärt. Diskutiert wird eine Veränderung des mitochondrialen Membranpotentials, die letztlich zu Apoptose führt. Infolge des seltenen Einsatzes, traten bisher kaum Resistenzen auf. Jedoch wird von einer verminderten Wirksamkeit in Indien berichtet, was möglicherweise auf Resistenzmechanismen, wie erhöhter Efflux aus der Zelle oder verminderte Aufnahme in die Zelle, beruht [31, 37, 38].

Da die Membran der Leishmanien, wie bei Pilzen auch, aus Ergosterol aufgebaut ist, findet das Antimykotikum Amphotericin B Einsatz. Durch das Vorhandensein einer Polyenkette und der Polyhydroxyl-Einheiten hat der Wirkstoff strukturell sowohl lipophile als auch hydrophile Eigenschaften. Mit Sterolen der Zellmembran bildet Amphotericin B Komplexe. Durch diese Komplexe entstehen Poren in der Zellmembran, was eine irreversible Schädigung der Zelle zur Folge hat. Die bei Amphotericin B auftretende Nephrotoxizität kann durch die parenterale Applikation von Lipidformulierungen zwar vermindert werden, jedoch findet der Einsatz der weniger toxischen Formulierung bei Leishmaniosen aus Kostengründen nur begrenzt statt. Bei Resistenzen von Promastigoten des Stammes L. donovani gegen das Polyen-Antimykotikum zeigte sich eine Veränderung des Sterolmusters. Bisher hat dies aber noch keine klinische Relevanz.

Miltefosin, das erste oral verfügbare Arzneimittel, wurde 2002 in Indien zugelassen. Bei der Anwendung des relativ hochpreisigen Wirkstoffs muss aufgrund der Teratogenität eine zuverlässige Kontrazeption sichergestellt werden. Der Wirkmechanismus könnte über Beeinflussung der Proteinkinase C, des zellulären Ca^{2+}-Flusses und des Phosphatidyl-inositol-Metabolismus erfolgen, was aber letztlich noch nicht belegt werden konnte.

Das von *Streptomyces spp.* produzierte Aminoglykosid-Antibiotikum Paromomycin ist zur Therapie kutaner und seit 2006 auch zur Therapie viszeraler Leishmaniosen im Handel. Der Wirkmechanismus gegen Leishmanien ist derzeit noch nicht geklärt, es gibt jedoch Hinweise, dass durch Veränderung der Membrandurchlässigkeit und des transmembranären Potentials die mitochondriale Atmungskette des Parasiten gestört wird. Eine Erhöhung der Aspartat-Aminotransferase und eine reversible Ototoxizität sind die Hauptnebenwirkungen. Bisher konnten keine Resistenzmechanismen, außer der verminderten Aufnahme des Arzneistoffs, gezeigt werden.

Derzeit befindet sich die Substanz Sitamaquin, die eine strukturelle Ähnlichkeit mit dem Antimalariatherapeutikum Primaquin aufweist, in Phase III der klinischen Prüfung [39]. Diskutiert wird eine Wirkung, die, ähnlich wie bei Pentamidin, über eine Akkumulation in den Mitochondrien vermittelt wird [37].

Insgesamt gesehen steht ein Panel wirksamer Substanzen zur Therapie der Leishmaniose zur Verfügung. Jedoch haben sich, aufgrund der oftmals ohne vorherige Arztkonsultation angesetzten Therapie und der weitläufig unsachgemäßen Anwendung der Substanzen, Resistenzen gebildet. Aus Angst vor unerwünschten Arzneimittelwirkungen (u. a. Übelkeit, Erbrechen, Anämie, Pankreatitis) legen die Patienten Therapiepausen ein oder senken die Dosierung, was die Selektion resistenter

Erreger durch Zeitspannen mit nur unzureichendem Wirkstoffspiegel fördert. Neu auftretende Resistenzen, die z. T. auch Kreuzresistenzen sind (z. B. Antimon-resistente Stämme, die zugleich gegen Miltefosin und Amphotericin B resistent sind) und teilweise hohe Therapiekosten machen die Suche nach neuen aktiven Substanzen notwendig [17, 33, 34, 38, 40-47].

1.4 Wirkstofffindung

Der globale Antibiotikamarkt mit einem Umsatzvolumen von etwa 30 Milliarden US-Dollar wird von Substanzen dominiert, die Mitte des letzten Jahrhunderts entdeckt wurden. Seitdem wurden die meisten „neuen" Antibiotika durch strukturelle Modifikationen der bereits vorhandenen Leitsubstanzen entwickelt [48]. Nach einer Innovationslücke von knapp 40 Jahren wurden nur drei wirklich neue Antibiotika-Klassen auf den Markt gebracht (siehe Abbildung I-10). Dies waren im Jahr 2000 das Oxazolidinon Linezolid, 2003 das Lipopeptid Daptomycin und 2007 Retapamulin als erster Vertreter der Klasse der Pleuromutiline. Somit ist vor dem Hintergrund der Zunahme der Antibiotika-Resistenzen die Entwicklung neuer, wirksamer und verträglicher Therapieoptionen eine zentrale Aufgabe im Kampf gegen Infektionskrankheiten.

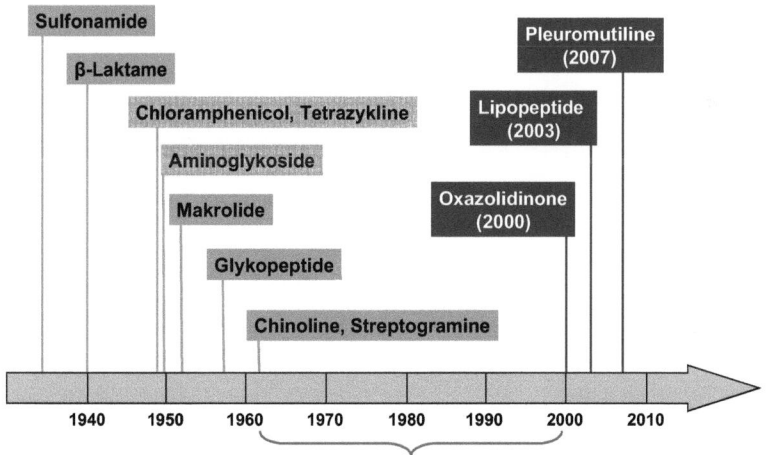

Abbildung I-10: Zeitlicher Ablauf der Einführung neuer Antibiotikaklassen. Zwischen 1962 und 2000 wurde keine neue Wirkstoffklasse eingeführt (modifiziert nach [48]).

Derzeit (Stand 2010) befinden sich über 150 antibiotisch wirksame Verbindungen in der präklinischen Entwicklung. In Phase II der klinischen Studie, einer Phase, in der das Risiko des Scheiterns einer Verbindung noch recht hoch ist, sind es aktuell nur 17 Substanzen, die zumeist Vertreter bereits etablierter Wirkstoffklassen sind [49].

Newman und Cragg zeigen in ihrer Übersichtsarbeit, die die Entwicklung von Arzneistoffen über den Zeitraum von 1981 bis 2006 betrachtet, dass von den insgesamt 230 neu zugelassenen Antiinfektiva 60 % entweder direkt von Naturstoffen abstammen oder semisynthetisch abgewandelt worden sind [50]. So wurde allein aus Streptomyces-Arten eine Vielzahl strukturell unterschiedlicher Antiinfektiva isoliert, wie z. B. Tetracyclin, Clavulansäure, Nystatin und Chloramphenicol (siehe Abbildung I-11).

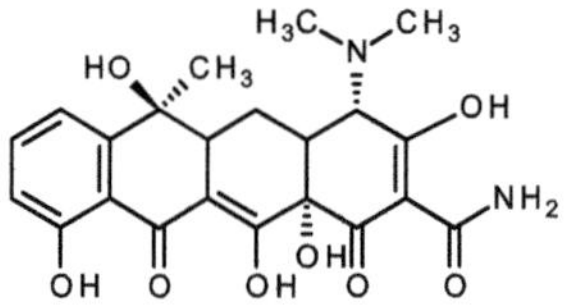

Tetracyclin

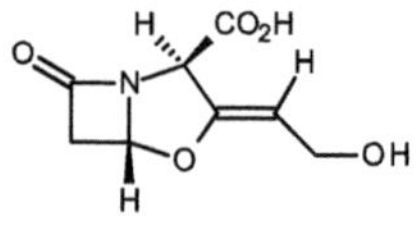

Clavulansäure

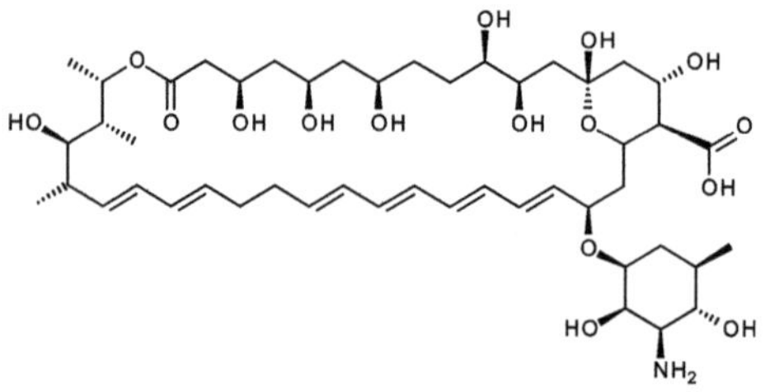

Nystatin

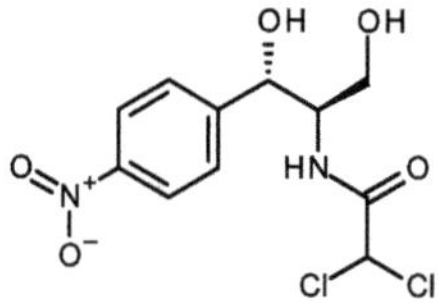

Chloramphenicol

Abbildung I-11: Strukturen von aus *Streptomyces*-Arten isolierten und nun im Handel befindlichen Antiinfektiva.

Ein Aspekt des Erfolges von aus Naturstoffen isolierten bzw. nach deren Vorbild synthetisierten Substanzen ist, dass die Natur über eine größere strukturelle Vielfalt verfügt als jede Bibliothek, die aus der kombinatorischen Chemie entstanden ist.

Es gibt Hinweise, dass Arzneipflanzen bereits im 7. Jahrhundert v. Chr. Anwendung fanden [51]. Auch heute werden Pflanzen als Arzneistoffe genutzt und auf aktive Inhaltsstoffe getestet. Jedoch wurden bisher von den geschätzten 250.000 Pflanzenarten weniger als 10 % auf Bioaktivität getestet [52]. Deswegen ist es ein viel versprechender

Ansatz, bei der Suche nach neuen aktiven Leitstrukturen Naturstoffextrakte zu untersuchen. Beim Random-Screening werden die isolierten Inhaltsstoffe an einem bestimmten biologischen System auf Aktivität getestet, wohingegen das vertikale Screening die Testung an verschiedenen *In-vitro*-Testsystemen vorsieht. Einen anderen Ansatz verfolgt die Bioaktivitäts-geleitete Fraktionierung. Hier werden verschiedene Extrakte des Naturstoffs auf Bioaktivität getestet. Extrakte, die Aktivität zeigen, werden unter Einsatz analytischer Methoden fraktioniert und die einzelnen Fraktionen erneut getestet, mit dem Ziel, die für die Aktivität verantwortliche(n) Substanz(en) zu isolieren [53].

In einem nächsten Schritt können die aktiven Verbindungen strukturell modifiziert werden, um Selektivität und Affinität zum Target und pharmakokinetische Eigenschaften wie z. B. Bioverfügbarkeit und Halbwertszeit zu optimieren sowie gleichzeitig etwaige toxische Effekte so weit wie möglich zu reduzieren.

Der von der DFG geförderte Sonderforschungsbereich 630, der an der Universität Würzburg angesiedelt ist, hat sich die „Erkennung, Gewinnung und funktionale Analyse von Wirkstoffen gegen Infektionskrankheiten" zum Ziel gesetzt. In einem interdisziplinären Konsortium aus Biologen, Chemikern, Medizinern, Pharmazeuten und Physikern erfolgt die Suche nach neuen Wirkstoffen. Deren Optimierung wird durch parallele Untersuchungen zu den möglichen Wirkmechanismen auf ganz unterschiedlichen Ebenen des Mikroorganismus - Genom, Proteom und Metabolom - durch bioinformatische Modellierungen ergänzt. Darüber hinaus werden bei besonders aktiven Substanzen auch deren toxikologische Eigenschaften und mögliche Interaktionen mit anderen Arzneistoffen untersucht.

Innerhalb dieses Forschungsverbundes konnten aus Lianen der Familien Ancistrocladaceae und Dioncophyllaceae vielversprechende Naphthylisochinolinalkaloide isoliert werden, die Aktivitäten gegen verschiedenste Mikroorganismen zeigen. Aus *Ancistrocladus heyneanus* konnten erstmalig die *N,C*-verknüpften Naphthylisochinolin-alkaloide Ancistrocladinium A und B isoliert werden (siehe Abbildung I-12). In *In-vitro*-Testungen zeigen diese Verbindungen eine sehr hohe Aktivität gegen *Plasmodium falciparum*, *Trypanosoma cruzi* und *Trypanosoma brucei rhodesiense* sowie gegen *L. major* und *L. donovani*. Anschließend wurde das Substitutionsmuster variiert, wobei die so erhaltenen Derivate unterschiedliche Aktivitäten auch gegen *S. aureus* und *C. albicans* aufweisen [11-17].

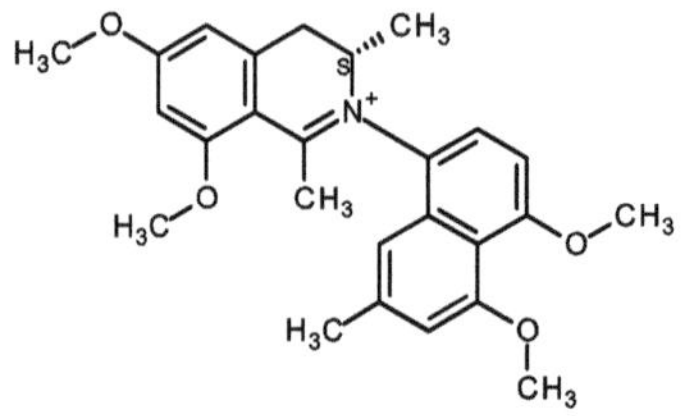

Ancistrocladinium A 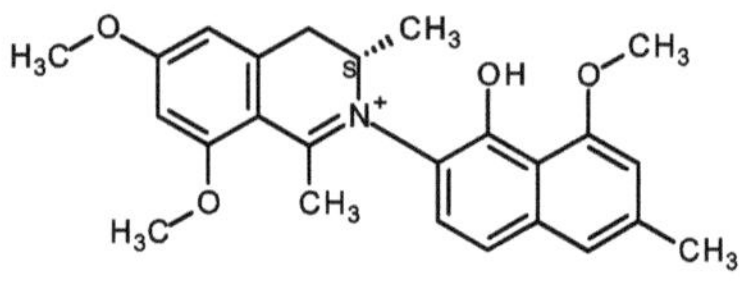   Ancistrocladinium B

Abbildung I-12: Strukturen der aus *Ancistrocladus heyneanus* isolierten *N,C*-verknüpften Naphthylisochinolinalkaloide.

Neben Forschungsvorhaben auf universitärer Ebene gibt es verschiedene Anstrengungen, die Antiinfektivaforschung voranzutreiben. In erster Linie sind hier die pharmazeutischen Unternehmer gefragt. Diese haben sich in den vergangen Jahren allerdings weitgehend aus diesem Bereich der Forschung zurückgezogen. Bei Infektionskrankheiten handelt es sich meist um akute Erkrankungen, die mit einer kurzen Therapie geheilt werden können. Für die pharmazeutische Industrie sind dagegen die „Wohlstandsleiden" der Industriestaaten wie Hypertonie, Hyperlipidämie und Adipositas weitaus lukrativer; handelt es sich dabei doch um einen Markt, der langfristig (chronische Erkrankungen) bedient werden kann. Neu entwickelte Antibiotika sollten gemäß Leitlinienempfehlungen außerdem nur als Reserve-Antibiotika zum Einsatz kommen, um eine Resistenzbildung zu verhindern. Aus Sicht der pharmazeutischen Industrie ist dies ein weiterer gewinnschmälernder Faktor. Innovationen bringen sehr hohe Forschungskosten mit sich und bergen zusätzlich das Risiko des Scheiterns, weswegen es aus Firmensicht sicherer ist, bekannte Strukturen zu modifizieren und me-too-Präparate auf den Markt zu bringen.

Auf politischer Ebene gibt es nun Anstrengungen, Anreizstrukturen für Antibiotikaforschung verschiedener Art zu schaffen. Für die pharmazeutischen Unternehmer sollen zum Teil erleichterte Zulassungsbedingungen und Harmonisierungsbestrebungen innerhalb der EU die Antiinfektivaforschung wieder attraktiver machen. Die Möglichkeiten der öffentlich-privaten Zusammenarbeit, sog. „Public Private Partnerships", sollen gezielt gefördert werden; verschiedene Initiativen haben sich bereits gebildet [54]. In der Organisation TDR (Research and Training in Tropical Diseases) arbeiten Industrie und öffentliche Institutionen gemeinsam mit den Entwicklungsländern und den Industrienationen an der Entwicklung neuer potenter Arzneistoffe gegen die sog. „neglected diseases". Auch der weltweit aktive Globale Fonds zur Bekämpfung von Aids,

Tuberkulose und Malaria (The Global Fund to Fight AIDS, Tuberculosis and Malaria) bündelt Kapital von öffentlichen und privaten Geldgebern, um diese drei großen Infektionskrankheiten zu bekämpfen. Die Organisation DND*i* (Drugs for Neglected Diseases Initiative) wurde 2003 von der internationalen Organisation Médecins Sans Frontiéres (deutschsprachige Sektion: Ärzte ohne Grenzen) und fünf öffentlichen Forschungseinrichtungen aus verschiedenen Ländern gegründet. Dieser Zusammenschluss ist ebenfalls bei der Forschung und Entwicklung neuer Antiinfektiva mit Fokus auf Tropenkrankheiten aktiv und versucht die Forschung auch in den Ländern, in denen diese Tropenkrankheiten endemisch vorkommen, voranzutreiben. Prominentes Beispiel für eine Privat-Stiftung, die sich neben breit angelegten Impfprogrammen u. a. auch der Forschung im Bereich der Tropenkrankheiten widmet, ist die Bill & Melinda Gates Foundation.

2. Metabolomanalyse

Der Begriff des Metaboloms entstand in Analogie zu dem von Hans Winkler 1920 geprägten Begriff des Genoms. Unter dem Genom wird die Gesamtheit des genetischen Materials eines Organismus subsumiert (gen + (chromos)om: gr. *khroma* – Farbe, gr. *soma* - Körper). 1987 wurde von McKusick und Ruddle der Begriff Genomics, ursprünglich als Name für eine Zeitschrift, eingeführt und wird seitdem für die Untersuchung des gesamten Genoms eines Organismus verwendet [55]. Die in einer Zelle exprimierten Gene können durch Genexpressionsanalysen, z. B. mittels „Microarray" erfasst werden. Beadle und Tatum formulierten 1941 die 1-Gen-1-Enzym-Hypothese, die besagt, dass jedes Gen für genau ein Protein kodiert und die heute in ihrer ursprünglichen Form nicht mehr gültig ist. Aus einem Gen können mittels Spleißvorgängen bestimmte Sequenzen herausgeschnitten werden, wodurch sich die in die mRNA umgeschriebene DNA-Sequenz ändert. Das alternative Spleißen ist ein möglicher Erklärungsansatz für die Diskrepanz zwischen der Anzahl an Genen und der Komplexität des Organismus; so haben etwa 40-60 % der humanen Gene unterschiedliche Spleißvarianten [56, 57]. Ebenso kann aus quantitativen mRNA-Daten der Proteingehalt nicht vorhergesagt werden, da keine direkte Korrelation von mRNA-Expression mit Proteinexpression besteht. Sowohl die Translation der mRNA als auch deren Abbau können über posttranslationale Modifikationen, wie Glykosylierung, Phosphorylierung, Sulfatierung, Ubiquitinylierung, Acetylierung und Methylierung, beeinflusst werden [58-60].

Entsprechend dieser Nomenklatur wurden weitere Begriffe etabliert:

Genom: Gesamtheit der DNA mit ihrer genetischen Information

Transkriptom: Gesamtheit der mRNA

Proteom: Gesamtheit der Proteine

Metabolom: Gesamtheit aller Moleküle, üblicherweise Molekulargewicht < 1000 Da

In Abbildung I-13 sind die Beziehungen dieser Ebenen zueinander dargestellt.

Metabolite (von gr. *metabolē* – Umwandlung) sind nicht nur Endprodukte der Genexpression, sondern gelten als das Resultat der Interaktion des Genoms eines Systems mit dessen Umgebung und stellen somit die Verbindung zwischen dem Genotyp und dem Phänotyp eines Organismus her [61-63]. Während die genetische Ausstattung eines Organismus bis auf Mutationen und Rekombinationen meist konstant ist, sind Transkriptom, Proteom und Metabolom sehr dynamische Systeme, deren Erfassung stets nur eine Momentaufnahme des Zustands eines biologischen Systems zu einem bestimmten Zeitpunkt unter definierten Bedingungen darstellt [55].

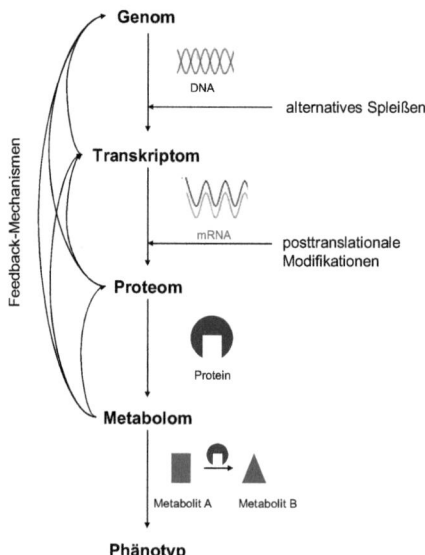

Abbildung I-13: Beziehung zwischen Genom-, Transkriptom-, Proteom- und Metabolomebene und der Phänotyp als deren Resultat.

Da Änderungen auf Genom-, Transkriptom-, Proteom- und Metabolomebene jeweils unterschiedlich schnell eintreten, ist es schwierig kausale Zusammenhänge zwischen den jeweiligen Ebenen zu finden. Dabei beeinflussen sich diese Ebenen einerseits gegenseitig, andererseits können Veränderungen aber auch direkt durch exogene Faktoren hervorgerufen werden [61].

Die Metabolitkonzentration ist eine komplexe Funktion und kann durch interne Faktoren, wie genetische Ausstattung, Alter, Anzahl der Biosynthesewege, an denen ein Metabolit beteiligt ist, Enzymkonzentration und –aktivität, und durch externe Faktoren, wie Nährstoffangebot/Medium, Arzneistofftherapie und Temperatur, beeinflusst werden [62-64]. Da die Bildung einzelner Metabolite Resultat mehrerer unterschiedlicher Stoffwechselwege sein kann, müssen Änderungen im Proteom, wie z. B. die Aktivitätsänderung eines einzelnen Enzyms, nicht zwangsläufig Konzentrationsänderungen auf Metabolitebene zur Folge haben. Außerdem können die gleichen Metabolite an vielen unterschiedlichen Stoffwechselwegen beteiligt sein, was die Interpretation von Metabolitendaten zusätzlich erschwert. So sind weniger als 30 % der Metabolite Substrat bzw. Produkt von nur einem Enzym; etwa 12 % der Metabolite sind an mehr als 10 Reaktionen und 4 % an mehr als 20 Reaktionen beteiligt (siehe Abbildung I-14).

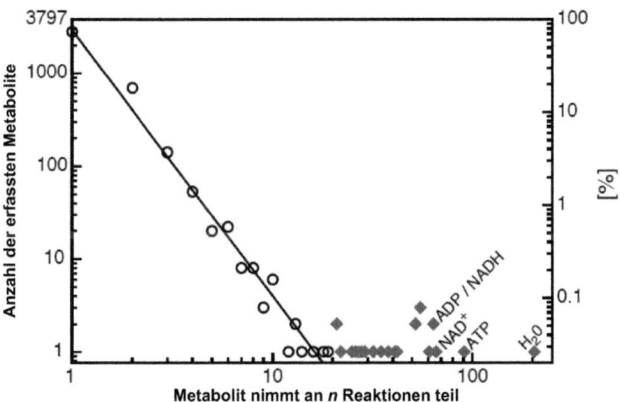

Abbildung I-14: Anteil der Metabolite an Reaktionen [65]. Mit freundlicher Genehmigung von Elsevier.

Diese hohe Konnektivität dient der Aufrechterhaltung des metabolischen Netzwerks auch bei Auftreten von Mutationen [66]. Ein weiteres Charakteristikum des Metaboloms ist die kurze Halbwertszeit der Metabolite; da Metabolite von der Zelle benötigt werden, um bestimmte Funktionen auszuführen, sind sie ständigen Ab- und Umbauprozessen unterworfen [64]. Für ATP und ADP werden beispielsweise Turnover-Raten von 1,5 - 2 Sekunden beschrieben [67].

Die Größe des Metaboloms ist abhängig vom jeweiligen Organismus. Das Hefemetabolom soll etwa 400 - 600 Metabolite umfassen, deutlich weniger als das sehr komplex aufgebaute Pflanzenmetabolom, das innerhalb des Pflanzenreiches aufgrund der zusätzlich hinzukommenden sekundären Pflanzeninhaltsstoffe etwa 200.000 verschiedene Metabolite umfasst [60, 68].

Die Messung von Metabolitkonzentrationen bzw. deren Änderung in Körperflüssigkeiten oder Zellen findet derzeit bereits für unterschiedliche Fragestellungen Anwendung:

1) Untersuchung oftmals nicht vorhersehbarer Reaktionen eines Organismus auf externe Faktoren und genaueres Verständnis der zugrunde liegenden mechanistischen Zusammenhänge [61].

2) Einblick in metabolische Gemeinsamkeiten bzw. Unterschiede zwischen Mutanten.

3) Entdeckung messbarer Indikatoren (Biomarker), die über das Vorhandensein oder den Zustand einer Krankheit eine Aussage zulassen oder die eine Prognose zum Krankheitsverlauf erlauben.

4) Untersuchung der Wirksamkeit neuer Substanzen, die gegen bestimmte Krankheiten aktiv sind, z. B. über die Messung krankheitsspezifischer Biomarker, die unter erfolgreicher Therapie gesenkt werden.

5) Untersuchung Arzneimittel-toxischer Effekte auf den menschlichen Körper, indem Körperflüssigkeiten auf das Vorhandensein von Metaboliten, die für organspezifische Schäden (z. B. Nephro-, Hepatotoxizität) charakteristisch sind, untersucht werden [69].

Die Untersuchung der „Omics"-Kaskade liefert so einen wichtigen Beitrag, um ganz unterschiedliche biologische Vorgänge auf Molekularebene zu verstehen [70].

Untersuchungen auf Genom-, Transkriptom- und Proteomebene beschränken sich auf die Targetanalytik von jeweils strukturell ähnlich aufgebauten Biopolymeren. DNA (Genom) und RNA (Transkriptom) bestehen aus nur vier verschiedenen Nukleotiden. Bei der Analyse des Proteoms werden Proteine, die aus 22 Aminosäuren aufgebaut sind, untersucht [62, 66]. Dadurch werden der Aufbau einer analytischen Methode und auch die Anwendung von High-Throughput-Methoden erleichtert. Im Gegensatz dazu ist das Metabolom aus einer großen Anzahl chemisch sehr unterschiedlicher Substanzen aufgebaut. Ionische Verbindungen liegen neben flüchtigen Alkoholen und Ketonen, organischen Säuren und Aminosäuren, Kohlenwasserstoffen und Lipiden vor [66].

Metabolomics als quantitative und qualitative Erfassung aller in einer biologischen Probe (Zelle, Gewebe, Körperflüssigkeit) vorkommenden Metabolite erfordert so den Einsatz verschiedener Technologien [66, 71, 72].

Die beiden Begriffe Metabolomics und Metabonomics werden oftmals synonym verwendet. Während Metabolomics die Charakterisierung und Quantifizierung komplexer biologischer Proben mittels analytischer Methoden zum Gegenstand hat (= Zustandsbeschreibung), ist das Ziel von Metabonomics, die Reaktion eines Systems auf Stimuli (z. b. biologisch, genetisch) auf Ebene der Metabolitkonzentrationsänderung zu beschreiben. Diese ursprünglichen Definitionen lassen eine eindeutige Unterscheidung zu, wobei bei einigen Fragestellungen die Grenzen nicht mehr klar gezogen werden können [61].

„Metabolite Profiling" steht zwischen der Targetanalyse, bei der ausgesuchte Metabolite quantifiziert werden, und Metabolomics im eigentlichen Sinne. Das Erfassen hunderter Metabolite erfordert ein rationalisiertes Vorgehen bei Extraktion, Trennung und Analyse, so dass eine große Anzahl von Metaboliten in Anwesenheit von einer Matrix robust und quantitativ erfasst werden kann [70, 71, 73]. Jegliche „Metabolite Profiling"-Experimente sind daher ein Kompromiss zwischen Stabilität der Verbindung, Zeit, Extraktionsmittel etc. Sie stellen gänzlich andere Anforderungen an analytische Methoden als die Targetanalyse: Bei „Metabolite Profiling" stehen Reproduzierbarkeit und Robustheit der Methode und die vollständige Erfassung über einen möglichst dynamischen Konzentrationsbereich im Vordergrund. Bei der Targetanalyse sind die Präzision der Methode und die Nachweisgrenze einzelner Metabolite von Bedeutung [74].

Begriffe

Metabolom: Gesamtheit aller in einer Zelle oder einem Organismus vorkommenden Moleküle, üblicherweise mit einem Molekulargewicht < 1000 Da [66, 68]

Endometabolom: umfasst alle intrazellulär vorkommenden Metabolite [66]

Exometabolom: Metabolite, die von der Zelle nach außen abgegeben werden können [66]

Metabolomics: im eigentlichen Sinne die quantitative und/oder qualitative Analyse aller in einer biologischen Probe vorkommenden Metabolite [69]

Metabonomics: quantitative Analyse der multivariaten metabolischen Antwort eines Organismus auf genetische Modifikationen oder externe Stimuli [69, 75]

„**Metabolite Target**"-**Analyse**: gezielte Quantifizierung einzelner oder einiger weniger ausgewählter Metabolite mittels Kalibriergeraden. Meist zur direkten Untersuchung von Primäreffekten gezielter Änderungen, wie z. B. genetische Mutationen [66, 68]

„**Metabolite Profiling**": relative Quantifzierung (z. B. gegen Kontrolle) oder Identifizierung einer Gruppe strukturell ähnlicher oder in einem spezifischen biochemischen Stoffwechselweg vorkommenden Metabolite; häufig genutzt, um Effekte einer (Arzneimittel-) Therapie zu untersuchen [68, 71, 74]

„**Metabolic Fingerprinting**": umfassende, unspezifische Analyse biologischer Proben zur Klassifizierung ohne Identifizierung einzelner Metabolite [66, 68, 71]

„**Metabolic Footprinting**": umfassende, unspezifische Analyse des Extrazellularraums zur Klassifizierung der Proben ohne Identifizierung einzelner Metabolite [66]

2.1 Bioinformatische und analytische Methoden

Der primäre Metabolismus besteht aus ubiquitär vorkommenden Verbindungen (Aminosäuren, Zucker, etc.), die als Ausgangsstoffe für biochemische Prozesse das Überleben der Zelle sichern. Der primäre Metabolismus umfasst die in einer Zelle ablaufenden essenziellen metabolischen Prozesse (Auf- und Abbau von Monomeren des Kohlenhydrat-, Lipid-, Protein- und Nukleotidstoffwechsels) und ist in den unterschiedlichsten Organismen hochkonserviert. Dies ermöglicht die Konstruktion kompletter metabolomischer Netzwerke auf Basis genomischer und bioinformatischer Methoden. Werden alle chemischen Reaktionen, die Enzyme an Metaboliten ausführen, in Reihe geschaltet, ergibt sich eine Matrix, die ein metabolisches Netzwerk und im übergeordneten Sinn ein Subnetzwerk innerhalb aller in einer Zelle ablaufenden Prozesse darstellt (Translation, Transkription etc.). Bioinformatische Modelle, die diese Netzwerke abbilden, können dazu genutzt werden, zelluläre Funktionen vorherzusagen und die Rolle einzelner Reaktionen und den Einfluss exogener Faktoren auf diese Reaktionen zu untersuchen. Nicht nur Metabolitkonzentrationen liefern wichtige Informationen über den Zustand der Zelle, sondern auch Flüsse der Metabolite durch die jeweiligen Stoffwechselwege. Der Fluss ist die Substratmenge, die pro Zeiteinheit zu einem Produkt umgesetzt wird. Ein umfassender Ansatz, um metabolische Flüsse aller biochemischen Reaktionen einer Zelle zu quantifizieren, stellen metabolische Fluxanalysen dar, bei denen, ausgehend von einigen wenigen experimentell ermittelten Konzentrationen, intrazelluläre Flüsse berechnet werden. Grundannahme für diese Strategie ist eine Steady-State-Konzentration für alle intrazellulären Metabolite [64]. Die Kombination aus Metabolitenflüssen zwischen verschiedenen Stoffwechselwegen und gemessenen Metabolitkonzentrationen kann dazu genutzt werden, zentrale Schaltstellen im Metabolismus zu erkennen [64, 66].

Mit dem heutigen Stand der Technik ist es möglich geworden, komplette Genome zu sequenzieren und zu annotieren. Diese Daten stehen in einer Vielzahl umfangreicher Datenbanken zur Verfügung. Bei der Erstellung metabolischer Netzwerke für bestimmte Organismen werden diese Datenbanken durchsucht, verglichen und mittels Literaturrecherchen verifiziert und zum Teil korrigiert. Mit Hilfe von Netzwerkanalysen können dann qualitative und quantitative Veränderungen der Stoffwechselwege vorhergesagt werden. Experimentelle Daten aus Metabolomanalysen tragen dazu bei, bioinformatische Modelle zu validieren und für weitere Vorhersagen zuverlässiger zu machen. Dieses iterative Verfahren ist in Abbildung I-15 vereinfacht dargestellt.

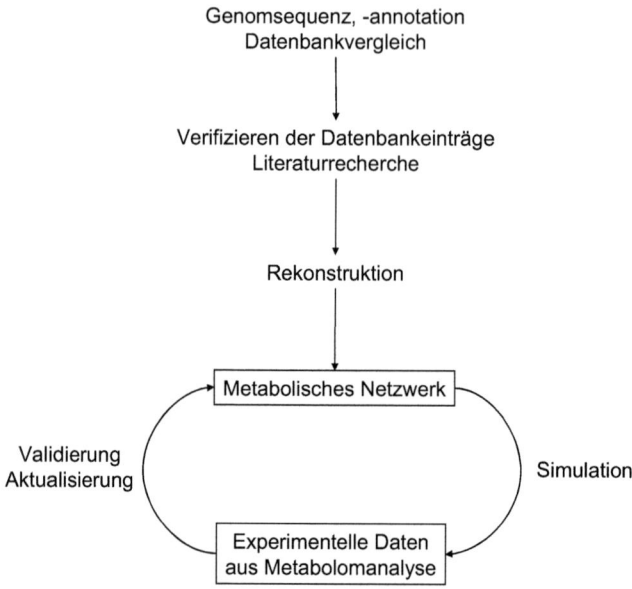

Abbildung I-15: Erstellung metabolischer Netzwerke und Integration experimenteller Daten.

2.2 Metabolomanalyse von Mikroorganismen

Metabolitkonzentrationen können in Abhängigkeit von der Syntheserate des Metaboliten und der jeweiligen Umsetzungsgeschwindigkeit (Enzymaktivität) stark schwanken. Metabolomanalysen erfassen jedoch immer nur eine Momentaufnahme, d. h. es kann stets nur die gerade vorhandene Konzentration des Metaboliten erfasst werden. Da das Ziel der Metabolomanalyse eine möglichst genaue Abbildung des *In-vivo*-Zustandes ist, gilt es, Änderungen der Probe, z. B. durch Artefaktbildung über chemische oder enzymatische Prozesse nach der Probennahme oder während der Probenvorbereitung, zu verhindern. Das heißt, die Probenvorbereitung hat großen Einfluss auf die Qualität der Ergebnisse [72, 76, 80-82].

Einleitung

Probennahme

Allein durch die Bedingungen der Kultivierung (Temperatur, Nährmedium etc.) wird Einfluss auf die Zusammensetzung des Metaboloms eines Mikroorganismus genommen. Um zu gewährleisten, dass Veränderungen im Metabolom ausschließlich die Antwort auf eine veränderte Umgebung, wie z. B. die Zugabe antiinfektiv wirkender Substanzen, sind, und nicht fälschlicherweise auf die biologische Variabilität zurückgeführt werden, werden Vergleichsproben ohne Zusatz einer antiinfektiven Substanz genutzt. Diese müssen bei sämtlichen Metabolomuntersuchungen parallel und unter identischen Bedingungen zu den zu untersuchenden Proben kultiviert, aufgearbeitet und vermessen werden.

Quenching

Erster Schritt nach der Probennahme ist das schnelle und umfassende Stoppen aller Enzymaktivitäten. Der als Quenching bezeichnete Prozess soll Änderungen in der Zusammensetzung des Metaboloms durch Abbau oder Umwandlung nach der Probennahme verhindern. Die meisten Metabolite haben sehr hohe Turnover-Raten von beispielsweise 1 mM/s für Glucose und 1,5 mM/s für ATP (Daten für *S. cerevisiae*), was verdeutlicht, wie wichtig es ist, den Zellmetabolismus unmittelbar nach der Probennahme zu stoppen.

Quenching kann durch schnelle Temperatur- oder pH-Änderung erzielt werden. Die Art des Quenchings hängt 1. davon ab, welche Daten aus der Messung erhoben werden sollen und 2. um welchen Organismus es sich handelt.

Art der Daten:

- Für die Erfassung ausschließlich intrazellulärer Metabolite, muss eine Quenchingmethode angewendet werden, die das Abtrennen des Zellpellets von dem meist im Überschuss vorliegenden Extrazellulärvolumen ermöglicht, ohne dass durch das Quenching die Integrität der Zellmembran gestört wird und intrazelluläre Metabolite in das Medium übergehen.

- Werden jedoch beim Quenching bereits Metabolitverluste verzeichnet, sollten Exo- und Endometabolom zusammen erfasst und Quenching und Extraktion in einem Schritt durchgeführt werden.

Organismus:

Unterschiede im Aufbau von pro- und eukaryotischen Zellen und auch innerhalb einer Klasse führen dazu, dass es kein einheitliches Verfahren für die Probenaufbereitung gibt, sondern organismusspezifische Vorgehensweisen etabliert werden müssen, die sich hauptsächlich nach der Stabilität der Zellwand richten:

- Die Bakterienzellwand besteht aus einem Glykopeptid (Murein) das aus über β-glykosidische Bindungen vernetzten N-Acetylglucosamin- und N-Acetylmuraminsäure-Einheiten aufgebaut ist. Während grampositive Bakterien eine sehr dicke Zellwand (20 - 80 nm) besitzen, weisen gramnegative Bakterien zwei dünne Zellwände (10 - 20 nm) auf.

  Die Verwendung von Quenchinglösungen mit Perchlorsäure, Trichloressigsäure, siedendem Ethanol oder Wasser oder der Einsatz von flüssigem Stickstoff führt bei Bakterien zu einer Zerstörung der Zellwand und somit zu intrazellulären Verlusten, die eine nachfolgende Trennung von Exo- und Endometabolom unmöglich machen. Kaltes Methanol scheint die Integrität der Zellhülle weitestgehend zu erhalten, jedoch konnten auch hier intrazelluläre Metabolitverluste beobachtet werden, die aber wesentlich geringer ausgeprägt sind im Vergleich zu den anderen oben angeführten Quenchingmethoden.

- Hefezellen haben eine aus Glucanen, Mannanen und Proteinen aufgebaute Zellhülle, die mit bis zu 200 nm Dicke weitaus dicker ist, als die Zellwand grampositiver Bakterien. Der innere Teil der Zellwand besteht aus Glucanfibrillen, die von einer Schicht Glykoproteinen bedeckt sind. Daran schließt sich eine über 1,6-Phosphodiesterverbindungen verknüpfte Mannanschicht.

  Kaltes Methanol scheint bei Hefezellen die Integrität der Zellhülle weitestgehend zu erhalten, weswegen es für Hefezellen die effektivste Quenchingmethode ist und die anschließende Abtrennung der Biomasse ohne signifikante intrazelluläre Verluste ermöglicht.

- Leishmanien-Promastigoten besitzen eine komplex aufgebaute Glykokalyx an der Außenfläche der Zellmembran. Diese Glykokalyx besteht hauptsächlich aus Lipophosphoglykan und aus Glykoproteinen, die an glykosyliertes Phosphatidylinositol gebundenen sind [76, 77]. Derzeit gibt es nur sehr wenige Arbeiten zu Metabolomanalysen von Leishmanien-Promastigoten. In der Literatur wird davon ausgegangen, dass ein Quenching im Eisbad ohne intrazelluläre Metabolitverluste stattfindet und dass die Erfassung der intrazellulären Metabolite durch anschließende Extraktion des Zellpellets (meist mit 60 % MeOH (V/V)) möglich ist [78, 79].

In jedem Fall soll das Quenchingverfahren so schnell wie möglich sein, um Schädigungen der Zellhülle zu minimieren [80-83].

Extraktion

Bei Targetanalysen sollte die Extraktion auf die zu untersuchenden, wenigen Metabolite abgestimmt sein und diese sehr spezifisch und möglichst quantitativ aus der Zelle extrahieren. Dagegen erfordern ungerichtete Analysen eine unselektive und umfassende Extraktion. Vor dem Hintergrund der chemischen Diversität der Metabolite gibt es jedoch keine Extraktionsmethode, die dazu geeignet ist, alle Metabolite gleichzeitig und vollständig aus einem Organismus zu extrahieren.

Das Ziel der Extraktion ist es, die Zellwand aufzubrechen, was wiederum organismusspezifische Unterschiede in der Probenvorbereitung bedingt.

Grundsätzlich lassen sich die Extraktionsmethoden in mechanische und nichtmechanische Vorgehensweisen einteilen. Mechanische Extraktion kann mittels Ultraschallbehandlung oder durch Homogenisatoren durchgeführt werden. Bei nichtmechanischer Extraktion werden einerseits enzymatische Verfahren angewandt, aber auch chemische und physikalische Methoden. Am häufigsten werden wässrige Lösungen mit einem Anteil organischer Lösungsmittel (Methanol, Ethanol, Butanol oder Aceton) eingesetzt [70, 71, 80, 84].

2.3 Analytik

Derzeit existiert kein „ideales" analytisches Verfahren, das in der Lage ist, alle in einem Organismus bzw. in einer Zelle vorhandenen Metabolite nachzuweisen oder gar zu quantifizieren, so dass die gewählte analytische Methode von der Fragestellung abhängt und das Messergebnis immer von der gewählten Methode beeinflusst wird [85]. Etablierte Methoden lassen sich in rein spektroskopische, wie die ^{1}H-NMR-Spektroskopie und FT-IR-Spektroskopie, und in Techniken, die eine Trennung der Analyten vor die Detektion schalten, einteilen. Analytische Verfahren ohne Trennung vor der Detektion zeichnen sich meist durch die Schnelligkeit der Datenakquisition aus.

Die für die Untersuchung von Urin, Serum und anderen Körperflüssigkeiten wie Cerebrospinalflüssigkeit, mittlerweile häufig eingesetzte ^{1}H-NMR-Spektroskopie bietet den

Vorteil einer nicht destruktiven, unselektiven Messung mit nur geringer bis keiner Probenvorbereitung. Hochauflösende NMR-Spektroskopie mit Feldstärken größer 400 MHz werden genutzt, um Unterschiede in der Zusammensetzung von Körperflüssigkeiten vor und nach einer erfolgten Arzneimitteltherapie zu detektieren oder auch um Biomarker, die einen Krankheitsverlauf beschreiben oder Hinweise auf organspezifische Toxizitäten liefern können, zu identifizieren. Aufgrund starker Signalüberlappungen kann die Zuordnung der Signale zu den betreffenden Metaboliten oftmals sehr komplex und zeitintensiv sein. Dieser Nachteil zeigt sich auch bei FT-ICR-MS (Fourier-transform ion cyclotron resonance mass spectrometry) und DiMS (direkt infusion mass spectrometry) und macht die Identifizierung von Biomarkern nahezu unmöglich. Zur Verarbeitung und Interpretation dieser Daten werden häufig mathematische Methoden wie Dekonvolutionsverfahren, Hauptkomponentenanalyse oder auch Clusteranalysen genutzt [86].

Die für die Metabolomanalyse am häufigsten eingesetzte Trennmethode vor einer Detektion der Analyten ist die Gaschromatographie (GC), gefolgt von der Hochleistungsflüssigchromatographie (HPLC) und der Kapillarelektrophorese (CE). Für die meisten Anwendungen werden Massenspektrometer als Detektoren eingesetzt. Vor allem im Bereich der Targetanalyse finden jedoch auch UV/Vis-Detektoren Verwendung [85, 87, 88].

2.3.1 Hochleistungsflüssigchromatographie

Die Trennung von Analyten basiert bei der Hochleistungsflüssigchromatographie auf der unterschiedlich starken Retention der Analyten an der stationären Phase. Die stationäre Phase kann dabei aus apolarem Umkehrphasenmaterial, polarem Kieselgel oder auch modifizierten Phasen unterschiedlichster Varianten (Amidlinker, endständige Phenolgruppen etc.) bestehen. Je nach Polarität des Analyten bzw. Trennproblem gibt es unterschiedliche Chromatographiearten. Neben der heute am weitesten verbreiteten Umkehrphasenchromatographie und der ursprünglichen Form der Normalphasenchromatographie an polaren stationären Phasen existieren noch andere Chromatographiearten, wie die der Ionenaustausch-, Ausschluss-, Ionenpaar- und chiralen Chromatographie. Da polare Metabolite, wie z. B. Aminosäuren und Nukleotide auf RP-Material für eine Trennung keine ausreichende Retention zeigen, können zur Erhöhung der Wechselwirkung mit einer apolaren stationären Phase Ionenpaarreagenzien zugesetzt werden.

Grundsätzlich lassen sich flüssigchromatographische Verfahren mit verschiedenen Detektoren koppeln. Weit verbreitete Detektoren sind UV/Vis- und massenselektive Detektoren.

Die UV-Detektion beruht auf der konzentrationsabhängigen Absorption von Substanzen bei bestimmten Wellenlängen; dieser Zusammenhang wird durch das Lambert-Beersche-Gesetz definiert und ermöglicht die Gehaltsbestimmung von Substanzen:

$$A = \varepsilon \cdot c \cdot b$$

A: Absorption
ε: Absorptionskoeffizient [l / mol · cm]
c: Konzentration [mol / l]
b: Schichtdicke [cm]

Bei der Massenspektrometrie werden die Analyten in der Gasphase ionisiert und dann nach ihrem Masse-zu-Ladungs-Verhältnis aufgetrennt. Ein entscheidender Nachteil der Ionenpaarchromatographie ist die auftretende Ionensuppression, die eine MS-Detektion erschwert. Eine Ionensuppression tritt auf, wenn koeluierende Substanzen, wie Ionenpaarreagenzien, Salze oder auch Matrixbestandteile, die Ionisierung des Analyten in der Ionenquelle unterdrücken. Von diesen Effekten besonders betroffen sind polare Analyten [89-91]. Die Ionensuppression kann zu folgenden Problemen führen:

- schlechte Reproduzierbarkeit
- unzureichende Genauigkeit
- eingeschränkte Empfindlichkeit

Bei UV/Vis-Detektoren sind derartige Einflüsse aufgrund des Ionenpaarreagenzes nicht zu erwarten.

2.3.2 Gaschromatographie

Bei der Gaschromatographie beruht die Trennung der Analyten auf ihrer unterschiedlichen Verteilung zwischen einer flüssigen oder festen stationären Phase und einer gasförmigen mobilen Phase (Trägergas), wie z. B. Helium. Da die Verweildauer von Analyten an der stationären Phase auch temperaturabhängig ist, lassen sich durch Einsatz von Temperaturgradienten hochauflösende Trennungen erreichen [63, 85].

Eine notwendige Voraussetzung ist die Verdampfbarkeit der Analyten, weswegen für nicht-flüchtige Substanzen vor der gaschromatographischen Analyse eine Derivatisierung notwendig ist.

Derivatisierung

Um polare Metabolite, wie beispielsweise Zucker und Aminosäuren, gaschromatographisch erfassen zu können, muss deren Flüchtigkeit durch Derivatisierungen erhöht werden. Die Derivatisierung muss bei Metabolomanalysen sehr unspezifisch sein, da eine große Diversität an umzusetzenden Molekülen vorliegt. Im Idealfall werden alle polaren Metaboliten schnell, quantitativ und reproduzierbar umgesetzt.

Am häufigsten werden Silylierungen eingesetzt: Hierbei werden aktive Protonen, die in vielen funktionellen Gruppen enthalten sind (z. B. OH, SH, NH_2), durch weniger polare Trimethylsilyl-Gruppen substituiert und somit die Flüchtigkeit durch Verringern der Dipol-Dipol-Wechselwirkungen erhöht [62, 88]. Während Carbonsäuren und Alkohole / Phenole sehr schnell silyliert werden, setzen sich Amin-Gruppen nur langsam und schrittweise um [62, 63, 92]. Für die Silylierung sind BSTFA (Bis-N,O-trimethylsilyl-trifluoracetamid) und MSTFA (N-Methyl-N-trimethylsilyl-trifluoracetamid) gebräuchlich, wobei letzteres im Hinblick auf vollständige Umsetzung von Aminfunktionen und Vermeidung unerwünschter Nebenreaktionen als überlegen gilt [93]. Wenn Aldehyde und Ketone mit dem entsprechenden Enol im Gleichgewicht vorliegen, kann das acide H-Atom bei der Derivatisierung aus der Enolform zu thermisch und hydrolytisch sehr instabilen TMS-Ethern überführt werden. Ebenso würde eine direkte Silylierung von Zuckern, die sowohl in der offenkettigen als auch zyklischen Form vorliegen können (z. B. Fructose, Glucose), zu mehreren Derivaten führen, was eine nachfolgende Quantifizierung stark erschwert. Durch vorangehende Oximierung mittels Hydroxylamin oder Methoxyamin können Aldehyde und Ketone in Oximether überführt werden, wodurch die Zyklisierung der Zucker verhindert wird. Ein weiterer Vorteil einer Oximierung liegt in der Stabilisierung von α-Ketosäuren wie Pyruvat, die so vor Decarboxylierung geschützt werden. Oximderivate können als E- und Z-Isomere gebildet werden, die wiederum chromatographisch getrennt werden können [63, 70, 93].

Bei Silylierungsreaktionen zu beachtende Faktoren sind:

- sorgfältige Trocknung der Proben vor der Derivatisierung, denn

    o Silylierungsreaktionen sind vor allem in Anwesenheit von Wasser reversibel

    o Lösungsmittelreste werden ebenfalls derivatisiert und bedingen so Mehrverbrauch an Reagenz

- Zugabe des Derivatisierungsreagenzes im Überschuss, da
  - manche Verbindungen mehrere funktionelle Gruppen enthalten
  - die Reaktion stets quantitativ sein soll [63, 92]

Bei Derivatisierung von Extrakten kann die Umsetzung die einzelnen Analyten in unterschiedlichem Maß betreffen, was zusätzlich zu einer Vielzahl von systematischen Fehlern einer ohnehin schon komplexen Probe führen kann [84, 92].

Typischerweise werden die derivatisierten Proben direkt gaschromatographisch vermessen.

Probenaufgabe

Bei der Probenaufgabe wird die zumeist flüssige Probe im Injektor verdampft und auf die Kapillare gebracht. Der am häufigsten eingesetzte Injektor bei Kapillarsäulen ist der Splitinjektor, der sowohl im Splitmodus als auch im splitlosen Modus betrieben werden kann. Während der splitlose Modus beispielsweise bei Spurenanalytik Einsatz findet, ist der Gebrauch eines Splitmodus vor allem für matrixbeladene Proben, die bei Metabolomanalysen meist vorliegen, von Vorteil, da hierbei nur ein definierter Teil der Probe auf die Säule gebracht wird und diese somit vor Überladungen schützt. Die Überführung der injizierten Probenflüssigkeit in die Gasphase findet in einem „Liner" statt. Dieser dient als Verdampfungskammer und ist meist eine Glasröhre, die in verschiedenen Größen mit und ohne Packungsmaterialien erhältlich ist. Bei der Splitinjektion sind die aufeinander abgestimmten Parameter „Liner"-Größe, Temperatur und Injektionsvolumen sehr kritisch. Die Viskosität der mobilen Phase ist abhängig von der Temperatur, wodurch bei konstantem Druck auch die Flussrate von der Temperatur abhängig ist. Ist der Gasfluss durch den „Liner" zu hoch, können nicht verdampfte Tröpfchen an die „Liner"-Wand treffen, sich dort anlagern und thermisch abbauen oder gar an den Säulenanfang geleitet werden.

Ein weiteres Probenaufgabesystem ist der „Programmed Temperature Vaporizer" (PTV), bei dem die Proben bei niedriger Temperatur aufkonzentriert werden und anschließend durch zügiges Aufheizen des „Inlets" direkt auf die Säule desorbieren [63, 85].

Säule

GC-Säulen sind in unterschiedlichen Größen und Selektivitäten verfügbar. Für Metabolomics-Messungen am gebräuchlichsten sind stationäre Phasen aus 5 % Phenyl- und 95 % Methylsiloxan. Die Säulenlänge sollte an die analytische Zielsetzung angepasst sein. Für Targetanalytik im High-throughput-Verfahren sind kurze Säulen von 5-10 m gebräuchlich, bei ungerichteten Analysen steht die Selektivität im Vordergrund, die durch Verwendung von 25-30 m langen Säulen am besten erzielt werden kann [63].

Detektor

Am weitesten verbreitet bei der GC-Analytik und im speziellen bei Metabolomanalysen mittels GC sind massenselektive Detektoren. Die gebräuchlichste Methode der Ionisierung ist die Elektronenstoßionisierung (EI – *electron impact*), bei der die Analyten direkt aus der Säule in die Ionenquelle eintreten und dort mit einem energiegeladenen Elektronenstrahl kollidieren (siehe Abbildung I-16).

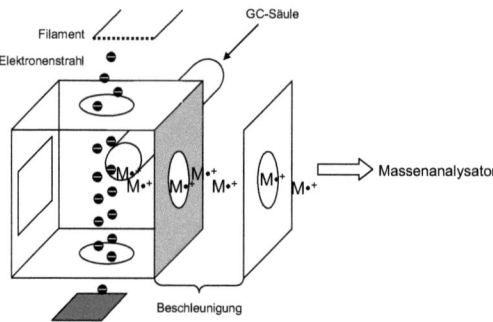

Abbildung I-16: Aufbau und Funktionsweise einer Ionenquelle.

In der Quelle selbst herrscht Hochvakuum (< 5 x 10^{-5} hPa). Dies führt zu einer starken Ausdehnung von Gas und Analyten, wodurch verhindert wird, dass Moleküle miteinander reagieren. Die Elektronen werden von einem beheizten Filament emittiert und meist auf 70 eV beschleunigt, bevor sie in die Ionenquelle geleitet werden. Trifft ein Analytmolekül auf den Elektronenstrahl, wird ein Bindungselektron ausgeschlagen und der Analyt zu einem Radikalion; dieses hat die gleiche Masse wie das ursprüngliche Analytmolekül und wird deswegen als Molekularion (Precursorion) bezeichnet. Die Bindungsenergie organischer Moleküle beträgt häufig bis etwa 10 eV. Durch den starken Energieüberschuss können selbst stärkere Bindungen gespalten werden, was zu gut reproduzierbaren, konzentrationsunabhängigen Fragmenten führt, die substanzspezifisch sind und so Strukturinformation liefern. Bei EI ist das Precursorion wegen des hohen Energieüberschusses meist nicht mehr vorhanden.

Nach Fragmentierung werden die Ionen beschleunigt, nach ihrem Masse-zu-Ladungs-Verhältnis (m/z) getrennt und auf dem „Multiplier" für die Detektion fokussiert. Quadrupol-Massenanalysatoren bestehen aus vier zueinander parallelen Metallstäben. Die angelegte

Spannung wird so variiert, dass immer nur eine bestimmte m/z passieren kann. Je größer der eingestellte Scanbereich (beispielsweise m/z 50 bis m/z 500) desto geringer die Empfindlichkeit, da der Scanbereich pro Zeiteinheit häufiger wechseln muss und so Ionen verloren gehen können. Die Scanrate sollte auf die Peakbreite des Chromatogramms abgestimmt sein.

Bei Triple-Quadrupolgeräten sind drei Quadrupole in Reihe geschaltet: der erste Quadrupol dient als massenselektiver Filter und wählt ein definiertes m/z-Verhältnis aus, der zweite Quadrupol dient als Kollisionszelle und produziert weitere Fragmente des zuvor ausgewählten m/z, die dann im dritten Quadrupol wieder selektiv nach ihrer m/z gefiltert werden können. Am Ende steht jeweils ein Elektronenmultiplier, der das Signal verstärkt und den Ionenstrom misst [63, 71, 85].

Peakidentifizierung und -quantifizierung

Bei der Peakidentifizierung und -quantifizierung ergeben sich Probleme aus:

- Retentionszeitverschiebungen

- einer großen Anzahl sowohl unbekannter als auch strukturell sehr ähnlicher Moleküle

- verschiedenen Derivatisierungsprodukten

- für die TMS-Gruppe charakteristischen Signalen nach EI-Ionisierung, die daher zur Strukturaufklärung nicht verwendet werden können

- mangelnder kommerzieller Verfügbarkeit von Referenzsubstanzen

Mittlerweile können zur Peakidentifizierung umfangreiche Spektrenbibliotheken genutzt werden, in denen die durch EI entstehenden, charakteristischen Fragmentierungsmuster hinterlegt sind. Die nicht zur Strukturaufklärung beitragenden Fragmente, die sich aus der Derivatisierung (TMS-Gruppe) ergeben, werden häufig als interne Standards genutzt.

Die Quantifizierung eines Metaboliten erfolgt durch Integration der Peakfläche eines geeigneten Markerions des Metabolitenderivats [92, 93].

2.4 Chemometrik

„Metabolic Profiling"-Experimente generieren sehr große und komplexe Datensätze, da es durch den Einsatz der zuvor beschriebenen analytischen Methoden möglich ist, in einem chromatographischen Lauf eine Vielzahl von Metaboliten zu detektieren. Oftmals können die Anzahl und die Identität der Substanzen nicht eindeutig bestimmt werden. So kann jede Probe durch viele Variablen beschrieben werden. Darüber hinaus sind die Daten mehrdimensional: eine Untersuchung mittels GC-MS kann bereits an sich 3-dimensional sein – neben Intensität und m/z-Angaben wird auch die Retentionszeit der Substanzen aufgezeichnet. Die Chemometrie, als ein Teilbereich der Datenanalyse, wird erfolgreich bei der Bewältigung der in „omics"-Bereichen entstehenden Datenmenge eingesetzt.

Die Datenanalyse bei Metabolomanalysen wird im Wesentlichen dreistufig durchgeführt (siehe Abbildung I-17). An die Datenvorverarbeitung schließt sich die Datenreduktion an, durch die im nachfolgenden Schritt die Informationsgewinnung ermöglicht wird. Dies soll in den nächsten Kapiteln ausführlicher dargestellt werden [86, 94-96].

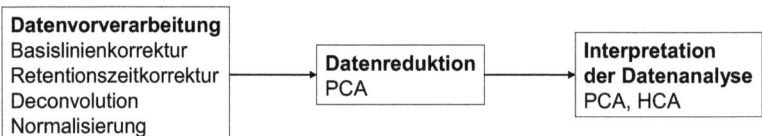

Abbildung I-17: Ablauf einer chemometrischen Datenauswertung.

2.4.1 Datenvorverarbeitung

Bei den meisten Messanordnungen werden die Rohdaten für jede Probe einzeln im Dateiformat ausgegeben. Um diese in Statistikprogramme wie MatLab^{TM} oder R importieren zu können, müssen sie meist in ein geeignetes Datenformat konvertiert werden; üblicherweise kommt hier das NetCDF-Format (network Common Data Form) zum Einsatz. Die eigentliche Datenvorverarbeitung hat Korrekturen von Basislinie und Retentionszeit, Umgang mit fehlenden Werten in der Datenmatrix, Erfassung von Ausreißern, Dekonvolution und Normalisierung der Daten zum Gegenstand und einen wesentlichen Einfluss auf Ausmaß und Qualität der Metabolitidentifizierung und -quantifizierung. Da die eigentliche Information häufig auf einem durch Rauschen inhomogen gewordenen Untergrund liegt, gilt es, dieses Rauschen vom auszuwertenden Datensatz zu entfernen.

1) Bei wiederholten Läufen kommt es zumeist zur Verschiebung von Retentionszeiten. Die Veränderungen der Retentionszeiten machen nachfolgende Bearbeitungen wie die automatische Strukturerkennung oder den Einsatz chemometrischer Verfahren unmöglich, da diese Methoden auf Punkt-zu-Punkt-Vergleichen beruhen. Die m/z-Werte und Retentionszeiten müssen für alle Proben konsistent sein. Diese Schwankungen der Retentionszeiten sind oftmals gering, zufällig und nicht gänzlich zu verhindern. Ursachen dafür können Unterschiede von Druck und Temperatur, Säulenalterung, Schwankungen im Fluss und Matrixeffekte sein. Deswegen ist es notwendig, die einzelnen Chromatogramme aneinander auszurichten („Peakalignment"). Der Prozess ist von großer Bedeutung für die nachfolgenden Schritte, da dort aufgetretene Fehler zu künstlichen, zusätzlichen Signalveränderungen führen können, die dann wiederum über die realen Veränderungen in der Probe dominieren.

2) In der Datenmatrix können auch Werte fehlen, und zwar wenn Peaks während des Scanvorgans aufgrund der Scanrate nicht identifiziert werden. Da die meisten multivariaten Methoden eine komplett definierte Datenmatrix benötigen und für unvollständige Datensätze falsche Ergebnisse produzieren können, müssen diese fehlenden Werte entweder sinnvoll ergänzt oder die komplette Variable gestrichen werden. Bei der Streichung ganzer Variablen können jedoch wertvolle Informationen verloren gehen, weswegen man nach Möglichkeit fehlende Werte ersetzt. Eine Methode ist das Ersetzen des fehlenden Metabolitenmesswertes durch den Durchschnitt oder Median der Metabolitenwerte mehrerer verschiedener Proben.

3) Ebenso müssen Ausreißer vor der Anwendung multivariater Datenanalysen gestrichen oder korrigiert werden. Unter „Ausreißern" versteht man in diesem Fall einzelne oder wenige Datenpunkte, deren Werte nicht mit den Werten der Mehrheit der verbleibenden Datenmenge übereinstimmen. Ein einfacher Ansatz ist das Überprüfen und Streichen auffälliger Flächen im Chromatogramm, was bei hochauflösenden Chromatogrammen und einer hohen Probenanzahl einen enormen Arbeitsaufwand bedeutet. Praktikabler ist es, das Verhältnis von Mittelwert und Median in der Verteilung miteinander zu vergleichen und auf diesem Weg Ausreißer zu identifizieren und anschließend zu korrigieren oder zu streichen.

4) Selbst bei hochauflösenden Methoden wie der Gaschromatographie kann es infolge der vielen in der Probe enthaltenen Substanzen zu Koelution kommen. Über die Trennung zusammengehörender Fragmente zu einem Massenspektrum und somit zu einem Analyten können die Einzelbestandteile eines überlagerten Signals identifiziert

werden. Dieser als „Dekonvolution" bezeichnete Prozess ermöglicht es, die bis zu einem gewissen Grad begrenzte Selektivität analytischer Methoden auszuweiten.

5) Der Hauptkomponentenanalyse liegt das Prinzip zugrunde, dass die höchste Variabilität in den Daten auch die größte Information trägt. Da jedoch diese Variabilität von den Absolutwerten der einzelnen Messwerte abhängt und die relevante Information durchaus bei Metaboliten mit nur sehr geringen Absolutwerten liegen kann, muss sichergestellt werden, dass die unterschiedlichen Variablen relativ zueinander verglichen werden können. Nur so kann die PCA alle Variablen gleichwertig behandeln. Eine häufig angewandte Skalierungsmethode ist die Unit-Variance-Skalierung (Autoskalierung), bei der jeder Variable die gleiche Varianz eingeräumt wird. Dies kann jedoch dazu führen, dass auch dem Rauschen zu viel Gewicht gegeben wird, weswegen diese Methode vor allem für Metabolomics-Daten häufig nicht geeignet ist. Ein dafür besser geeigneter Ansatz ist die Pareto-Skalierung, bei der die Varianz auf deren Quadratwurzel bezogen wird, was den Einfluss größerer Signale auf das Modell reduziert und gleichzeitig Rauschen nicht überbewertet. Durch die geeignete Skalierung kann das im Modell enthaltene Rauschen also reduziert werden, wodurch gleichzeitig Informationsgehalt und -qualität erhöht werden.

6) Die Skalierung betrifft die Variablen innerhalb einer Probe, ohne dass die Werte der anderen Variablen, die zur gleichen Probe gehören, berücksichtigt werden. Bei der Normierung werden die gemessenen Eigenschaften als Ganzes betrachtet. Wird eine Normierung auf die Fläche durchgeführt, so wird die Summe aller Variablen eines Objektes gleich 1 gesetzt und die einzelnen Variablen beziehen sich dann auf dieses totale Integral. Warrack et al. zeigten, dass es auch sinnvoll sein kann, eine Normalisierung auf sogenannte „total useful" MS-Signale durchzuführen [97]. Darunter verstehen die Autoren Signalintensitäten aller Substanzen, die bei allen Proben enthalten sind und schließen auf diese Weise Artefakte und zusätzliche Komponenten von der Bildung des totalen Integrals aus.

Beim Einsatz von internen Standards, die in jeder Probe in der gleichen Konzentration enthalten sind, können alle Variablen auf diesen Standard bezogen werden. So werden Schwankungen in der Matrixkonzentration ausgeglichen.

Beide Ansätze werden in der Analyse von Metabolomdaten verwendet. Welche Normierung am besten geeignet ist, hängt von der Datenstruktur ab und muss im Einzelfall geprüft werden. Unter Umständen kann es auch sinnvoll sein, beide Methoden auf die gleichen Daten anzuwenden [60, 86, 94, 95, 97-100].

2.4.2 Hauptkomponentenanalyse (PCA)

Die multivariate Datenanalyse basiert auf Projektionsmethoden, bei denen mehrdimensionale Datentabellen in ein niederdimensionales Modell umgewandelt werden. Dadurch werden umfangreichen Datensätze veranschaulicht und für die jeweilige Fragestellung relevante Information extrahiert. Die in diesem Zusammenhang gebräuchlichste Methode ist die 1901 von dem Statistiker Karl Pearson erstmals formulierte Hauptkomponentenanalyse (PCA, Principal Component Analysis).

Theoretischer Hintergrund

Die Datenmatrix, die nach den datenvorverarbeitenden Prozessen für die PCA verwendet wird, besteht aus N Objekten mit M Variablen (siehe Abbildung I-18). In den Reihen sind die Proben eingetragen, in den Spalten die jeweilig gemessenen Variablen, wie z. B. die Intensität eines Signals. Mittels PCA wird diese Ausgangsmatrix (= Datenmatrix X) in zwei neue Matrizen T und P zerlegt. In der Matrix P sind die Hauptkomponenten eingetragen, in der Matrix T die Scores für jedes Objekt und jede Hauptkomponente. Durch Multiplikation der Matrix T mit der transformierten Matrix P^T ergibt sich wieder die Ausgangsmatrix X. Da durch die PCA jedoch meist eine Datenreduktion erzielt werden soll und dafür A < M (A = Faktor zur Datenreduktion) gilt, ergibt sich eine Differenz, die in der Residuenmatrix E enthalten ist. Je mehr von der Ausgangsmatrix durch die Hauptkomponenten beschrieben wird, desto geringer sind die in der Residuenmatrix resultierenden Beträge. Werden alle Beträge, die in der Matrix E enthalten sind, summiert, quadriert und anschließend durch die Anzahl der Elemente geteilt, ergibt sich die Restvarianz, die umso größer ist, je schlechter die eingesetzten Hauptkomponenten die Datenmatrix X beschreiben.

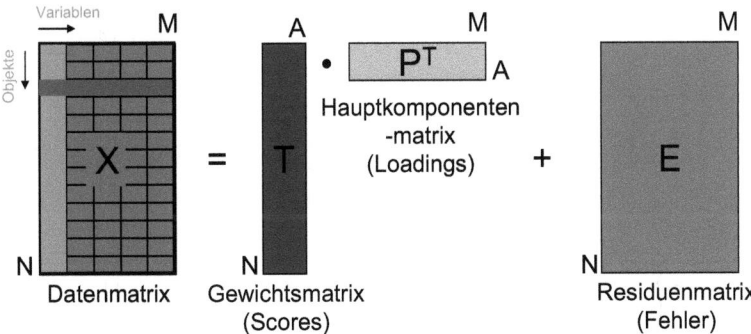

Abbildung I-18: Matrizen der PCA.

Die Berechnung der Hauptkomponenten erfolgt folgendermaßen: Durch eine im 2-dimensionalen Raum liegende Punktwolke wird eine Gerade so gelegt, dass bei Projektion der Punkte auf diese neue Gerade die Gruppen gut beschrieben werden und größtmögliche Varianz abgebildet wird. In der Abbildung I-19 wird durch die Gerade in b) nur eine sehr geringe Variabilität abgebildet. Die Charakteristika der Punkte im Raum gehen durch Projektion auf diese Gerade verloren, während die Gerade in c) größtmögliche Varianz widerspiegelt und die Gruppierung der Punkte bei Projektion auf diese Gerade erhalten bleiben. Diese Gerade ist die 1. Hauptkomponente und somit eine lineare Kombination der ursprünglichen Variablen, die die größtmögliche Varianz beschreibt. Die 2. Hauptkomponente, die die nächst beste Variation beschreibt, steht immer orthogonal zur 1. Hauptkomponente. Das neue Koordinatensystem, das durch die Hauptkomponenten aufgespannt ist, wird mit seinem Ursprung in die Mitte der Daten gelegt, eine sog. Mittenzentrierung (mean centering) (siehe d).

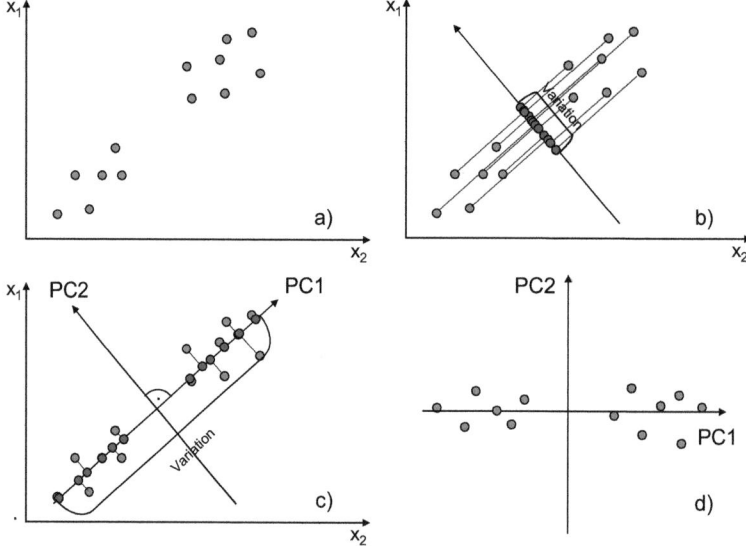

Abbildung I-19: Schema zur Veranschaulichung der PCA. Durch die Punktwolke (a) wird eine Gerade so gelegt, dass die Struktur der Daten mit größtmöglicher Varianz erhalten wird, dies ist die 1. Hauptkomponente; b) schlecht gewählte Gerade, da viel Information verloren geht, c) 1. Hauptkomponente. Die 2. Hauptkomponente steht orthogonal zur ersten, der Mittelpunkt des Koordinatensystems wird durch Mittenzentrierung ermittelt (d).

Einleitung 45

Die Bildung der Hauptkomponenten erfolgt so, dass alle Variablen, die die gleichen Informationen enthalten, zu einer Hauptkomponente zusammengefasst werden. Auf diese Weise wird die Information der Originaldaten verdichtet und die Datenmenge reduziert. Zusätzlich werden bei diesem Prozess Variablen, die Informationen tragen, von denen, die keine Information tragen, getrennt.

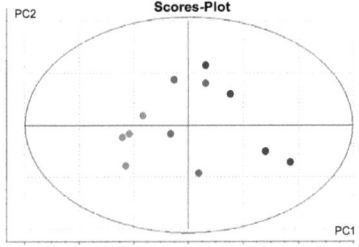
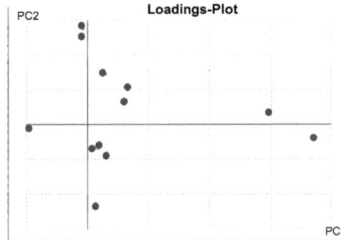
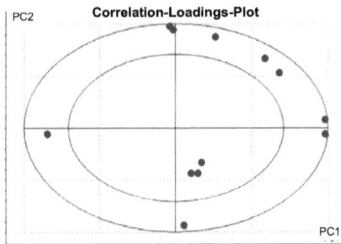

Abbildung I-20: Darstellung von „Scores-Plot" (oben links), „Loadings-Plot" (oben rechts) und „Correlation-Loadings-Plot" (unten).

Der „Scores-Plot" gibt im durch die Hauptkomponenten neu aufgespannten Koordinatensystem Informationen über die untersuchten Objekte. Die Objekte werden in Bezug auf ihre Gemeinsamkeiten bzw. Unterschiede in den Variablen dargestellt, es lassen sich Gruppierungen, Trends und Ausreißer erkennen. Die Hotelling-T^2-Ellipse stellt das 95 % Konfidenzintervall der modellierten Variation dar und kann so zur Identifizierung von Ausreißern beitragen (siehe Abbildung I-20).

Die Gewichtung der Variablen für die Hauptkomponente ist im „Loadings-Plot" zu sehen. Je größer der „Loading"-Wert (Beträge sind auf 1 normiert, d. h. „Loadings" verschiedener PCs sind nicht miteinander zu vergleichen), desto größer ist der Beitrag der Variablen zur Hauptkomponente.

Im „Correlation-Loadings-Plot" werden die Beziehungen der Variablen zu den

Hauptkomponenten mit Hilfe zweier Kreise dargestellt. Befinden sich Punkte innerhalb des inneren Kreises, tragen diese weniger als 50 % zu den Hauptkomponenten bei. Je näher die Punkte am äußeren Kreis liegen (100 % erklärte Varianz), desto stärker korrelieren sie mit der entsprechenden Hauptkomponente.

Da in den wenigsten Fällen alle Variablen benötigt werden, um Unterschiede in einem Datensatz zu visualisieren, kann es sinnvoll sein, die PCA mit einer geringeren Zahl vorausgewählter Variablen zu wiederholen. Auf diese Weise können Variablen, die beispielsweise für eine Trennung zweier Gruppen keinen Beitrag leisten, entfernt und die Variablen, die am meisten zur Trennung der Gruppen beitragen, identifiziert werden.

PCA bei Metabolomanalysen

Mittels der PCA können systematische Veränderungen aus der ursprünglich sehr komplexen Datenmatrix, die bei Metabolomanalysen erhalten wird, extrahiert und anschaulich dargestellt werden. So dient die PCA der Visualisierung der gesamten Unterschiede, Trends, Korrelationen sowohl der Proben untereinander als auch der untersuchten Variablen (im Fall der Metabolomanalyse stellen die gemessenen Metabolite die Variablen dar). Häufig soll mittels dieses Verfahrens bestimmt werden, ob es einen signifikanten Unterschied zwischen Proben in Abhängigkeit von verschiedenen Effekten (z. B. Wirkstoffzusatz, Nährmedium, Wachstumsphase) gibt und welche Metaboliten bzw. Metabolitengruppen diese Veränderungen anzeigen. Auf dieser Basis können Modelle entwickelt werden, die dann auch biologische Effekte neuer Proben vorhersagen können [94, 98, 99, 101].

3. Arzneistoffmetabolismus und -interaktionen

3.1 Pharmakokinetik

Damit ein Arzneistoff seine Wirkung an der Zielstruktur (Target) entfalten kann (Pharmakodynamik), muss dieser erst vom Organismus aufgenommen und über Transportsysteme verteilt werden. Parallel dazu bzw. im Anschluss daran unterliegt der Arzneistoff je nach chemischen und strukturellen Eigenschaften verschiedenen und unterschiedlich umfangreichen Biotransformationsreaktionen. Diese Metabolisierungsreaktionen haben zum Ziel, lipophile Arzneistoffe, die andernfalls im Körper akkumulieren würden, in hydrophile Metabolite zu überführen, um diese dann renal oder biliär zu eliminieren (= Bioinaktivierung). Ebenso können Arzneistoffe erst *in vivo* bioaktiviert werden; bei diesem sogenannten „Prodrug"-Prinzip werden pharmakologisch nicht aktive Arzneistoffe durch Biotransformation in aktive Metabolite überführt. Dies nutzt man z. B. bei Wirkstoffen mit ungünstiger Bioverfügbarkeit, d. h. mit schlechter Löslichkeit, geringer Resorption und hohem First-Pass-Effekt. Die Geschwindigkeit der Metabolisierung beeinflusst die Bioverfügbarkeit und Wirkdauer des Arzneistoffes [102]. Gleiches gilt für andere Xenobiotika, wie etwa Nahrungsbestandteile, oder auch für körpereigene Substanzen (Steroide, Vitamin D, Fettsäuren), die ebenfalls metabolisiert werden.

Gut wirksame Arzneistoffe müssen geeignete ADME-Eigenschaften (Absorption, Distribution, Metabolisierung, Elimination) besitzen, weswegen seit einigen Jahren in der pharmazeutischen Industrie der Trend dahin geht, diese Charakteristika schon in einer sehr frühen Phase der Arzneistoffentwicklung zu untersuchen, um unnötige und kostenintensive klinische Studien zu vermeiden. Ebenfalls finden im Rahmen der Arzneimittelentwicklung Untersuchungen zur Identifizierung von Arzneimittelinteraktionen und Beteiligung polymorpher Enzyme an der Metabolisierung des Arzneistoffs statt. Meist werden diese Analysen mittels *In-vitro*-Testungen im Hochdurchsatz-Verfahren durchgeführt. Viele forschende Arzneimittelhersteller nehmen Substanzen, die ein Substrat für polymorphe Enzyme sind, zu einem frühen Zeitpunkt aus der weiteren Entwicklung. In der Therapie sind große interindividuelle Unterschiede im Arzneistoffmetabolismus ein nicht abschätzbares Risiko, da sie zu ganz verschiedenen Resultaten führen können, die von Versagen der Therapie über Auftreten unerwünschter Arzneimittelreaktionen bis hin zu Toxizität reichen können. Dies birgt allerdings das Risiko, dass verheißungsvolle Neuentwicklungen aus den genannten Gründen nie auf den Markt kommen. So werden zwischen 30 und 40 % der Arzneistoffe, für die bereits klinische Studien durchgeführt worden sind, von weiteren Entwicklungen zurückgezogen, da sich ungünstige pharmakokinetische Eigenschaften zeigten [102-105].

Metabolisierung

Metabolisierungsreaktionen lassen sich in zwei verschiedene Phasen unterteilen (siehe Abbildung I-21). In Phase-I-Reaktionen werden Arzneistoffe oxidativ, reduktiv oder hydrolytisch verändert. Bei Phase-II-Reaktionen werden die im Arzneistoff vorhandenen oder durch Phase-I-Reaktionen eingeführten polaren funktionellen Gruppen, wie OH- oder NH_2-Gruppen, mit polaren endogenen Molekülen gekoppelt. Phase-I-Reaktionen werden auch als Funktionalisierungsreaktionen bezeichnet, Phase-II-Reaktionen als Konjugationsreaktionen.

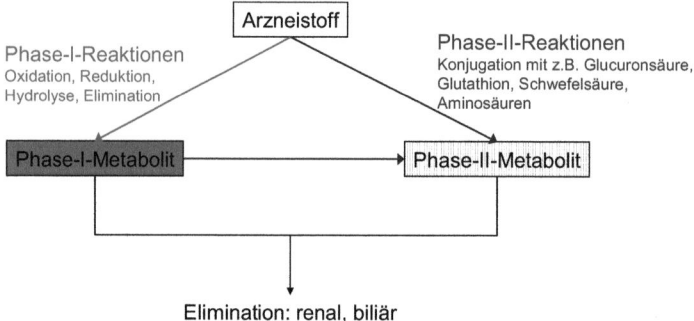

Abbildung I-21: Arzneistoffmetabolismus mit Phase-I- und Phase-II-Reaktionen.

Die an Metabolisierungsreaktionen beteiligten Enzymsysteme befinden sich beim Menschen in der Leber, die Hauptmetabolisierungsort ist, und im Dünndarm, in geringerem Maße auch in Haut, Lunge und Niere. Für die Phase-I-Reaktionen des Arzneistoffmetabolismus haben Cytochrom-P-(CYP)-450-Enzyme die größte Bedeutung (Tabelle I-1). Sechs Vertreter dieser Enzymklasse sind für die Oxidationsreaktionen von etwa 90 % der Arzneistoffe verantwortlich. Bei der Hälfte der derzeit verfügbaren Arzneistoffe ist CYP3A4 allein an der Oxidation beteiligt [106].

Tabelle I-1: An Phase I und Phase II des Metabolismus beim Menschen beteiligte Enzyme.

An Phase I beteiligte Enzyme	Oxidoreduktasen	**Cytochrom-P-450-Enzyme**
		Dehydrogenasen
		Flavinabhängige Monooxygenasen
		Monoaminoxidasen
		Oxidasen
		Peroxidasen
	Hydrolasen	Amidasen
		Esterasen
		Glucuronidasen
		Peptidasen
		Sulfatasen
An Phase II beteiligte Enzyme	Transferasen	Acetyltransferasen
		Glucuronosyltransferasen
		Glutathion-S-Transferasen
		Methyltransferasen
		Sulfotransferasen

3.2 Cytochrom-P-450-Familie

Die CYP-450-Enzyme gehören zur Familie der enzymatischen Hämproteine, die bei allen bisher untersuchten lebenden Organismen inklusive Prokaryoten vorkommen. Diese Enzymfamilie wurde 1958 von Klingenberg erstmals beschrieben [107]. Omura und Sato entdeckten 1962, dass diese Enzyme Hämproteine sind und im reduzierten Zustand im Komplex mit Kohlenmonoxid ein Absorptionsmaximum bei 450 nm zeigen und nannten sie deswegen Cytochrom P (P für Pigment) 450 [108].

Von Nelson und Nebert wurde ein Nomenklatursystem für CYP-Enzyme vorgeschlagen. Es war vorgesehen, die CYP-Familien mit der Bezifferung 1-100 für Eukaryoten und ab 100 für Prokaryoten vorzunehmen. Da die Anzahl der CYP-Sequenzen schnell stieg, musste das Nomenklatursystem erweitert und angepasst werden. Mittlerweile stehen die Ziffern 1-50 für Tiere, 51-70 für niedere Eukaryoten und 71-100 für Pflanzen.

Die CYP-Familie weist viele Mitglieder auf, die sich aufgrund von Sequenzhomologie in verschiedene Familien und Subfamilien unterteilen lässt. Allen CYP-Enzymen ist ein Protoporphyrin-Grundgerüst gemein, einzig im Apoprotein unterscheiden sich die verschiedenen Enzyme. Innerhalb einer Familie, die durch die erste arabische Ziffer angegeben wird, liegt eine zu 40 % identische Aminosäuresequenz, innerhalb einer Subfamilie (Angabe durch den Großbuchstaben) eine zu 55 % identische Aminosäuresequenz vor. Die Isoform selbst wird durch die letzte arabische Ziffer wiedergegeben. Beispielsweise CYP3A4: 3 – Familie, A – Subfamilie, 4 – Isoform [102, 109].

CYP-Enzyme sind hauptsächlich in der Membran des endoplasmatischen Retikulums (Mikrosomen) und in geringerem Umfang auch in der inneren mitochondrialen Membran verankert [102]. CYP-Enzyme können sich hinsichtlich Substratspezifität, Enzymaktivität und Gewebeverteilung unterscheiden. Die Mehrheit der CYP-Enzyme wird in der Leber exprimiert. CYP2C19, CYP2D6 und CYP3A4 tragen einen Anteil von mehr als 50 % der in der Leber exprimierten CYP-Enzyme und metabolisieren mehr als 80 % der Arzneistoffe (siehe Abbildung I-22). Beim Menschen wurden bisher 57 CYP-Enzyme identifiziert [103, 110, 111].

(A) Relatives Vorkommen der CYP-Enzyme in der Leber

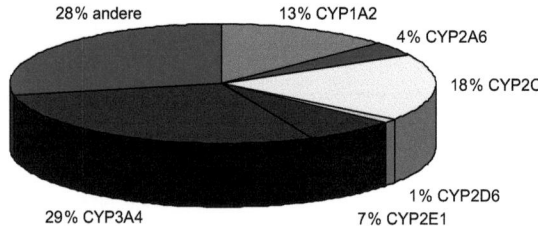

(B) Relativer Anteil der CYP-Enzyme am Arzneistoffmetabolismus

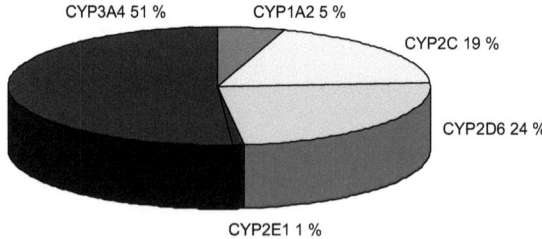

Abbildung I-22: Relative Anteile der CYP-Enzyme an der Expression in der Leber (A) und am Arzneistoffmetabolismus (B), modifiziert nach [112].

CYP-Enzyme sind sogenannte mischfunktionelle Oxygenasen, da bei der Reaktion ein Sauerstoffatom aus molekularem Sauerstoff O_2 auf das Substrat übertragen wird, während das andere Sauerstoffatom zu O_2^- reduziert wird und daraus Wasser entsteht (siehe Abbildung I-23).

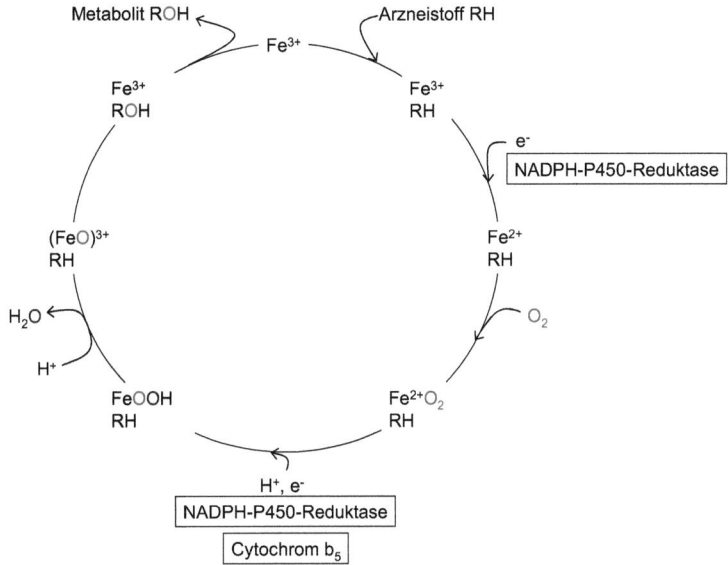

Abbildung I-23: Stark vereinfachte und verallgemeinerte Darstellung des katalytischen Zyklus von CYP-Enzymen.

Nach Aufnahme des Substrats in die Bindungstasche des Enzyms erfolgt die Übertragung eines Elektrons auf das Eisen der Hämgruppe. Die Elektronen für die CYP-Enzyme, die im endoplasmatischen Retikulum lokalisiert sind, werden vom Flavoprotein NADPH-P450-Reduktase übertragen. Das reduzierte Eisen bindet im folgenden Schritt molekularen Sauerstoff. Die schrittweise Aufnahme von einem weiteren Elektron und zwei Protonen führt zur Bildung von Wasser und aktiviertem Sauerstoff, der anschließend das Substrat oxidiert. Wie Röntgenstrukturanalysen zeigten, scheinen Bindungs- und Reduktionsvorgänge mit Konformationsänderungen in Zusammenhang zu stehen. Bei der Hydroxylierung bildet das Enzym mit Sauerstoff und dem Substrat einen Komplex. Die Aktivierung des Sauerstoffs findet durch Übertragung von Elektronen vom Reduktionsäquivalent NADPH auf das Enzym statt. Anschließend wird ein Sauerstoffatom auf das Substrat übertragen, das zweite unter Bildung von Wasser reduziert [111, 113].

Die allgemeine Reaktionsgleichung, mit RH = Substrat und ROH = Metabolit, lautet folgendermaßen:

$$NADPH + H^+ + O_2 + RH \rightarrow NADP^+ + H_2O + ROH$$

CYP-450-Enzyme katalysieren hauptsächlich Oxidationsreaktionen, wie Hydroxylierungen an Aliphaten und Aromaten, Epoxidierungen, N- und O-Desalkylierungen, Desaminierungen, Sulfoxidationen und N-Oxidationen. Aber auch andere Reaktionen, wie beispielsweise Reduktionen, Esterhydrolysen, Ringerweiterung und -bildung sind möglich [102].

CYP-Enzyme, die an der Metabolisierung von Xenobiotika beteiligt sind, weisen ein sehr breites Substratspektrum auf, das von Ethylen (MW = 28) bis Cyclosporin (MW = 1201) reicht. Dagegen zeigen CYP-Enzyme, die an Synthese und Metabolisierung endogener Substanzen beteiligt sind, eine sehr hohe Substratspezifität. Endogene Substrate sind Cholesterol, Gallensäuren, Steroide, Prostaglandine, die Vitamine A und D und andere Eicosanoide. Einige CYP-Enzyme sind auch Zielstrukturen für die Arzneimitteltherapie, wie z. B. die Aromatase (CYP19A1) und die Thromboxansynthase (CYP5A1) oder auch die Lanosterol-14α-Demethylase (CYP51), die bei Pilzen exprimiert wird und Angriffsort für Azolantimykotika ist (vgl. Abbildung I-7) [111, 113, 114].

Tabelle I-2 gibt einen Überblick über die häufigsten CYP-katalysierten Metabolisierungsreaktionen.

Hauptursachen für die Variabilität im Arzneistoffmetabolismus liegen im Vorhandensein von genetischen Polymorphismen der verstoffwechselnden Enzyme und in der Induktion oder Inhibition der Enzyme durch gleichzeitig verabreichte Arzneistoffe oder durch Umweltfaktoren. Auch der physiologische Zustand oder die Art der Krankheit können die Biotransformation beeinflussen [104].

Tabelle I-2: Beispiele häufiger CYP-vermittelter Metabolisierungen (* Ort der Hydroxylierung abhängig von Rest R).

Substrat	CYP-vermittelte Reaktion	Produkt
$R\text{-}CH_2\text{-}H$	Aliphatische Hydroxylierung	$R\text{-}CH_2\text{-}OH$
$RHN\text{-}CH_2\text{-}R'$	N-Desalkylierung	$RNH_2 + R'CHO$
RCH_2NH_2	Desaminierung	$RCHO + NH_3$
(Ar-O-CH$_2$-R')	O-Desalkylierung	(Ar-OH) + R'CHO
(Ar-R)	Aromatische Epoxidierung	(Aren-Epoxid-R)
(Ph-R)	Aromatische Hydroxylierung*	(HO-Ar-R)
(Ph-NH$_2$)	Aromatische Aminohydroxylierung	(Ph-NH-OH)

3.3 Genetische Polymorphismen

Während der Gesamtgehalt der in der Leber exprimierten CYP-Enzyme sich interindividuell kaum unterscheidet, gibt es große Abweichungen im Gehalt einzelner CYP-Enzyme, die durch genetische Polymorphismen bedingt sein können.

Genetische Polymorphismen sind u. a. für CYP 1A2, 2D6, 2C9, 2C19, 2E1 und 3A4 bekannt. Auch Enzyme des Phase-II-Metabolismus zeigen Polymorphismen, wie beispielsweise die Glutathion-S-Transferase M1 und die Arylamin-N-Acetyltransferase 2 [104, 115]. Demzufolge unterliegt der Hauptteil des Arzneistoffmetabolismus polymorph vorliegenden CYP-Enzymen [104].

Einer der am besten untersuchten genetischen Polymorphismen im Arzneistoffmetabolismus ist der CYP2D6-Polymorphismus. Ende der 80er Jahre wurde CYP2D6 charakterisiert und Spartein/Debrisoquin-Hydroxylase genannt. CYP2D6 stellt nur etwa 1-2 % der Gesamtmenge an CYP-Enzymen in der Leber dar, da es aber am Metabolismus von über 50 Arzneistoffen beteiligt ist und einen genetischen Polymorphismus aufweist, ist es von klinischer Relevanz. CYP2D6 katalysiert O- und N-Demethylierungen. Die Substrate können strukturell sehr unterschiedlich sein, weisen jedoch meist einen basischen Stickstoff auf und sind eher kleinere Moleküle. CYP2D6-Substrate stammen aus der Klasse der β-Blocker, Antidepressiva, Antiarrhythmika, Antipsychotika, Analgetika und Antihistaminika. Viele CYP2D6-Substrate wirken auf das Zentralnervensystem und weisen eine enge therapeutische Breite auf. Da das aktive Zentrum von CYP2D6 eine ähnliche Struktur aufweist wie die für psychoaktive Substanzen relevanten Rezeptoren (z. B. Dopamin- und Noradrenalin-Rezeptoren) ist es schwierig, Arzneistoffe zu entwickeln, die diese Rezeptoren ansprechen, ohne Substrat für CYP2D6 zu sein. Bisher wurden 55 Genvarianten für CYP2D6 gefunden [104, 112, 116-118].

Es können vier Hauptphänotypen vorliegen:

- „Poor Metabolizer" (PM): Deletion und Punktmutationen verschieben den Leserahmen oder führen zu vorzeitigem Abbruch der Translation, was zu inaktiven Enzymen führt. Eine weitere Ursache kann falsches Spleißen sein. Etwa 6 % der Kaukasier sind PM.

- „Intermediate Metabolizer" (IM) sind heterozygote Träger eines inaktiven Allels, können dies aber durch das Vorhandensein des zweiten aktiven Allels bis zu einem gewissen Grad kompensieren. IM weisen meist eine verminderte Enzymaktivität auf. Bis zu 40 % der Kaukasier sind IM.

- „Extensive Metabolizer" zeigen eine normale Enzymaktivität.

- „Ultrarapid Metabolizer" (UM) haben aufgrund von Duplikation, multipler Duplikation oder Amplifikation der aktiven Gene eine gesteigerte Enzymaktivität. Etwa 5 % der Kaukasier weisen diesen Phänotyp auf [116].

Eine reduzierte Enzymaktivität kann dazu führen, dass Arzneistoffe nur verlangsamt metabolisiert werden: die Akkumulation des Wirkstoffs kann vermehrtes Auftreten von Nebenwirkungen und Arzneimitteltoxizität wegen höherer Plasmaspiegel nach sich ziehen.

Bei erhöhter Enzymaktivität aufgrund gesteigerter Genexpression liegt eine vermehrte Enzymaktivität vor: der Arzneistoff wird durch Metabolisierung schneller inaktiviert und kann so die für eine Wirkung erforderlichen Plasmaspiegel nicht erreichen, was ein Ausbleiben der therapeutischen Wirkung zur Folge haben kann. Bei Arzneistoffen, die *in vivo* bioaktiviert werden, führt die gesteigerte Enzymaktivität jedoch zu höheren Wirkspiegeln, was z.B. im Fall von Codein, das über CYP2D6 zum aktiven Metaboliten Morphin verstoffwechselt wird, klinisch relevant ist.

3.4 Enzyminduktion und –inhibition

Die Fähigkeit arzneistoffmetabolisierender Enzyme, mehrere unterschiedliche Substrate zu verstoffwechseln, ist verantwortlich für eine Vielzahl CYP-vermittelter Arzneimittelinteraktionen.

Die Wahrnehmung der Relevanz von Arzneimittelinteraktionen, an denen das CYP-Enzymsystem beteiligt ist, stieg in den 90er Jahren - vor allem durch das Auftreten von lebensbedrohlichen Interaktionen bei gleichzeitiger Gabe von CYP3A4-Substraten und -Inhibitoren. 1989 kam es unter der Komedikation von Terfenadin und Ketoconazol zu schwerwiegenden Wechselwirkungen: Ketoconazol hemmt das Enzymsystem (CYP3A4), über das Terfenadin verstoffwechselt wird; so akkumuliert Terfenadin, was schwerwiegende Herzrhythmusstörungen (Torsade de pointes) verursachte. Als Reaktion auf diese Art der Arzneistoffwechselwirkungen führten 1997 die amerikanische und die europäische Zulassungsbehörde (FDA – Food and Drug Administration bzw. EMA – European Medicines Agency) Richtlinien ein, die vorsehen, dass im Rahmen der Arzneistoffentwicklung auf CYP-vermitteltes Interaktionspotential (Substrat, Inhibitor oder Induktor eines CYP-Enzyms) getestet werden muss und die Ergebnisse den Zulassungsunterlagen beizulegen sind [103, 111].

3.4.1 Enzyminduktion

Viele CYP-Enzyme sind durch Chemikalien, die Substrate für das Enzym sind, induzierbar. Im Fall von Arzneistoffen sinkt aufgrund gesteigerter Elimination der Plasmaspiegel. Der häufigste Mechanismus für eine Enzyminduktion ist die Beeinflussung der Transkription. Somit ist dies ein zeitverzögerter Prozess. Das Substrat bindet an intrazelluläre Rezeptoren, die auf diese Weise aktiviert werden und die RNA-Synthese stimulieren, was zu einer gesteigerten Enzymmenge führt. Zwei dafür relevante Rezeptoren sind der konstitutiv exprimierte Androstan-Rezeptor und der Pregnan-X-

Rezeptor (PXR), die an der induzierten Steigerung des P450-Gen-Transkripts beteiligt sind. PXR ermittelt den zellulären Gehalt von Steroiden und Xenobiotika und kontrolliert durch Induktion von CYP-Enzymen deren Abbaurate [102, 104, 119].

3.4.2 Enzyminhibition

Enzyminhibitionen lassen sich in drei verschiedene Kategorien einteilen: reversible, quasi-irreversible und irreversible Hemmung. Tabelle I-3 gibt für jede Inhibitionsart ein Arzneistoffbeispiel.

Tabelle I-3: Arzneistoffbeispiele für die verschiedenen Inhibitionsmechanismen und die jeweils betroffenen CYP-Enzyme [120-124].

	Inhibitor	CYP-Enzym
reversible Inhibition		
kompetitiv	Omeprazol	2C19
unkompetitiv	Adefovir	2C9
nichtkompetitiv	Clotrimazol	2C8
quasi-irreversible Inhibition	Erythromycin	3A4
irreversible Inhibition	Furafyllin	1A2

Die **reversible** Hemmung ist die häufigste Art der Inhibition und tritt auf, wenn zwei oder mehr Substanzen in Konkurrenz um die Bindung an das aktive Zentrum des Enzyms treten. Sie beschränkt sich auf den ersten Schritt des katalytischen Zyklus, die Bindung des Substrats. Der Inhibitor muss jedoch nicht gleichzeitig Substrat des Enzyms sein. Ein starker reversibler CYP2D6-Inhibitor ist beispielsweise Chinidin, das aber selbst über CYP3A4 verstoffwechselt wird.

Enzymkinetisch lässt sich hier eine weitere Unterteilung in kompetitive, nichtkompetitive und unkompetitive Hemmung treffen (siehe Abbildung I-24):

- Bei der **kompetitiven** Inhibition *konkurriert* der Inhibitor mit dem Substrat um die Bindungsstelle am aktiven Zentrum des Enzyms und eine gleichzeitige Bindung beider ist ausgeschlossen.

- Bindet der Inhibitor nur an den bereits gebildeten Enzym-Substrat-Komplex und hemmt auf diese Weise die weitere Umsetzung des Substrats, spricht man von **unkompetitiver** Hemmung.

- Die **nichtkompetitive** Hemmung zeichnet sich dadurch aus, dass der Inhibitor nicht an das aktive Zentrum selbst, sondern an einer anderen Stelle des Enzym-Substrat-Komplexes bindet und dadurch die Umsetzung des Substrats verändert oder verhindert.

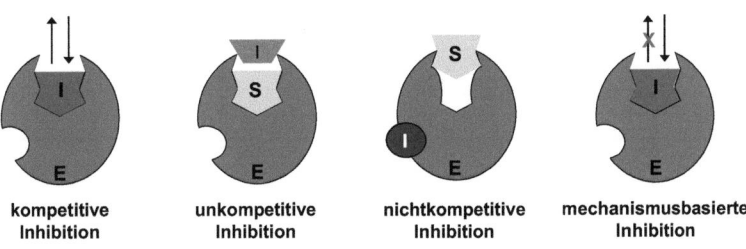

| kompetitive | unkompetitive | nichtkompetitive | mechanismusbasierte |
| Inhibition | Inhibition | Inhibition | Inhibition |

Abbildung I-24: Schematische Darstellung der reversiblen und mechanismusbasierten Enzymhemmung.

Bei der **quasi-irreversiblen** Inhibition bildet das Substrat durch Koordination an die 6. Bindungsstelle des Eisen-Atoms einen stabilen Komplex aus. Die Reaktivierung des CYP-Enzyms erfolgt durch Abdissoziieren des Inhibitors.

Arzneistoffe mit funktionellen Gruppen wie terminalen Doppel- oder Dreifachbindungen können von CYP-Enzymen in reaktive Metabolite umgewandelt werden, die dann das Enzym durch kovalente Bindung an den Häm- oder Proteinanteil **irreversibel** inaktivieren. Da eine metabolische Aktivierung für die Enzymhemmung nötig ist, spricht man von einer mechanismus-basierten Inhibition (MBI) und einem Suizidsubstrat. Die Enzymaktivität kann nur durch Neusynthese wiederhergestellt werden. Ein Beispiel hierfür ist Ethinylestradiol, das ein Suizidsubstrat von CYP3A4 ist und deswegen eine sehr gute Bioverfügbarkeit und lange Plasmahalbwertszeit aufweist [119].

3.4.3 Enzymkinetik zur Charakterisierung der Enzyminhibition

Ziel der Enzymkinetik ist es, die Konzentrationsabhängigkeit der Reaktionsgeschwindigkeit enzymatischer Vorgänge zu beschreiben. Zentrale Gleichung der Enzymkinetik ist die Michaelis-Menten-Gleichung:

$$v = \frac{v_{max} \cdot [S]}{[S] + K_m}$$

v = Reaktionsgeschwindigkeit
v_{max} = maximale Reaktionsgeschwindigkeit
$[S]$ = Substratkonzentration
K_m = Michaeliskonstante

Die Michaeliskonstante K_m ist eine für jedes Enzym und jedes vom Enzym umgesetzte Substrat charakteristische Größe und gibt die Konzentration des Substrates an, bei der die halbmaximale Geschwindigkeit erreicht wird.

Im Michaelis-Menten-Diagramm (Abbildung I-25) wird die Umsetzungsgeschwindigkeit v als Funktion der Substratkonzentration dargestellt.

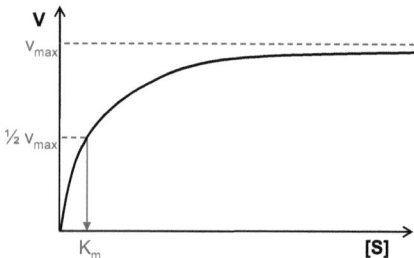

Abbildung I-25: Nichtlineare-Darstellung der Michaelis-Menten-Gleichung: Umsetzungsgeschwindigkeit v als Funktion der Substratkonzentration [S].

Durch Kehrwertbildung der Michaelis-Menten-Gleichung ist es möglich, diese Beziehung zwischen Substratkonzentration und Umsetzungsgeschwindigkeit durch eine Gerade darzustellen.

$$\frac{1}{v} = \frac{1}{v_{max}} + \frac{K_m}{v_{max}} \cdot \frac{1}{[S]}$$

Diese doppelt-reziproke Auftragungsart wird auch als Lineweaver-Burk-Diagramm bezeichnet. Die Schnittpunkte der Geraden mit der Abszisse und der Ordinate geben den negativen Kehrwert des K_m-Wertes bzw. den Kehrwert der maximalen Umsetzungsgeschwindigkeit v_{max} an (siehe Abbildung I-26).

Einleitung 59

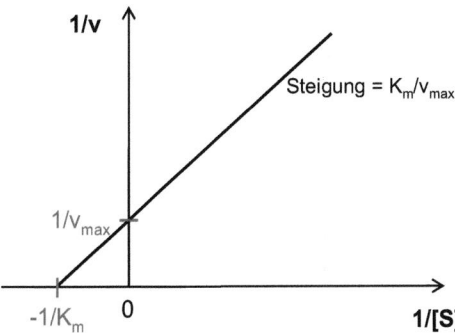

Abbildung I-26: Doppelt-reziproke Auftragung von Substratkonzentration und Umsetzungsgeschwindigkeit (Lineweaver-Burk-Diagramm).

3.4.3.1. Abgrenzung zwischen mechanismusbasierter und reversibler Inhibition

Um zwischen einer mechanismusbasierten und einer reversiblen Inhibition zu unterscheiden, wird die NADPH- und Zeitabhängigkeit der irreversiblen Hemmung ausgenutzt [102, 110]. Charakteristisch für die mechanismusbasierte Inhibition ist die Bildung des eigentlichen Inhibitors nach Bindung des Suizidsubstrats, d. h. der Inhibitor entsteht erst nach Umsetzung des Suizidsubstrats durch das Enzym und erfordert somit die Anwesenheit von NADPH. Wird der Inhibitor in Anwesenheit von NADPH mit dem Enzym inkubiert und erfolgt die Zugabe des Substrats erst nach dieser Vorinkubation, wird die Enzymhemmung stärker ausfallen, als bei gleichzeitiger Gabe von Substrat und Inhibitor zum Enzym (Koinkubation).

3.4.3.2 Differenzierung reversibler Inhibition

Die unterschiedlichen reversiblen Inhibitionsarten lassen sich durch entsprechende Änderung der Enzymkinetik nachweisen:

Ein **kompetitiver** Inhibitor weist häufig strukturelle Ähnlichkeit mit dem Substrat auf und kann so mit diesem um die aktive Bindungsstelle im Enzym konkurrieren. Dem Substrat stehen weniger freie Enzymmoleküle zur Verfügung, weswegen die Umsetzungsgeschwindigkeit sinkt. Durch Erhöhen der Substratkonzentration kann die inhibitorische Aktivität gesenkt werden (Verdrängungseffekt). Eine Auftragung im

Lineweaver-Burk-Diagramm (siehe Abbildung I-27) zeigt, dass die maximale Umsetzungsgeschwindigkeit nicht verändert wird (Schnittpunkt der Geraden mit der Ordinaten bleibt gleich), sondern dass die Steigung der Geraden und somit K_m einen anderen Wert annimmt.

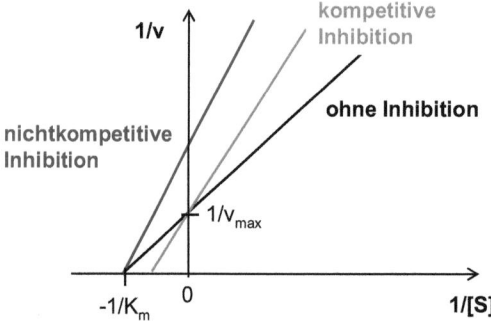

Abbildung I-27: Veränderung einer Enzymkinetik durch kompetitive und nichtkompetitive Inhibition im Lineweaver-Burk-Diagramm.

Bei der **nichtkompetitiven** Enzymhemmung wird der gebildete Enzym-Substrat-Komplex langsamer umgesetzt. Eine Erhöhung der Substratkonzentration hat keinen Einfluss auf diesen Inhibitionsmechanismus. So zeigt die Gerade im Lineweaver-Burk-Diagramm (siehe Abbildung I-27) einen auf der Ordinate weiter oben liegenden Schnittpunkt und somit eine Änderung der Umsetzungsgeschwindigkeit. Der K_m-Wert bleibt unbeeinflusst und unterscheidet sich nicht von der Substratumsetzung ohne Inhibitor.

Experimentell ist die Unterscheidung zwischen kompetitiver und nichtkompetitiver Inhibition durch Messung der Umsetzungsgeschwindigkeit bei verschiedenen Substrat- und Inhibitorkonzentrationen möglich.

4. Zielsetzung

Die vorliegende Arbeit gliedert sich in den Sonderforschungsbereich 630 der Universität Würzburg ein. In einem Teilprojekt dieses SFBs sollten nun die Mechanismen neuer antibiotisch und antimykotisch wirksamer Leitsubstanzen mittels Metabolomanalyse und bioinformatischer Modellierung genauer untersucht werden. Über die Kombination dieser beiden Methoden sollten nicht nur mögliche Wirkmechanismen der neuen Leitsubstanzen aufgeklärt, sondern auch mögliche Resistenzmechanismen und Interaktionen mit humanen Stoffwechselwegen frühzeitig erfasst werden.

Im Zentrum der Arbeit stehen synthetische Derivate aus der Klasse der Isochinolinalkaloide (IQs), die starke Aktivitäten gegen S. aureus, C. albicans und L. major zeigen. Nach Applikation dieser antimikrobiell wirksamen Substanzen zu Zellkulturen des entsprechenden Mikroorganismus sollten Metabolitänderungen in bestimmten Stoffwechselwegen analytisch charakterisiert werden. Da bioinformatische Modelle für die getesteten IQs Effekte im Bereich des Purin- und Pyrimidinstoffwechsels vorhersagen, sollten gezielt intrazelluläre Nukleotidkonzentrationen quantifiziert werden (Targetanalytik). Daneben sollte eine analytische Methode etabliert werden, bei der einzelne Metabolite (vor allem Aminosäuren) quantifiziert und zugleich Änderungen im Metabolitmuster (Fingerprintanalytik) erfasst werden können. Die Fingerprints von mit Wirkstoff behandelten und unbehandelten Proben sollten mittels multivariater statistischer Verfahren verglichen werden, um die Metabolite, die die Hauptunterschiede zwischen den Proben bedingen, aus dem komplexen Datensatz zu filtern.

Sowohl für die Target- als auch für die Fingerprintanalytik galt es zunächst, Extraktionsmethoden für die verschiedenen zu untersuchenden Mikroorganismen zu etablieren und den Ablauf der Experimente festzulegen. Folgende Mikroorganismen waren Gegenstand der Metabolommessungen: S. aureus, C. albicans und L. major.

In Abhängigkeit von den Ergebnissen bioinformatischer Netzwerkanalysen sollten folgende Messungen vorgenommen werden:

- Effekte von GB-AP-143 (Isochinolinalkaloid) auf den Nukleotidstoffwechsel von S. aureus
- Effekte von GB-AP-143 auf den Nukleotidstoffwechsel von C. albicans und zusätzlich umfassende Target- und Fingerprintanalytik des Metaboloms
- Effekte von GB-AP-143 auf den Nukleotidstoffwechsel von C. albicans-Wildtyp und einer Flucytosin-resistenten C. albicans-Mutante

- Effekte von GB-AP-304 (Naphthylisochinolinalkaloid) auf den Nukleotidstoffwechsel von *L. major*

Des Weiteren sollte getestet werden, ob ausgewählte Naphthylisochinolinalkaloide die Aktivitäten der wichtigsten arzneistoffmetabolisierenden Enzyme des Menschen (CYP1A2, 2C8, 2C9, 2C19, 2D6 und 3A4) beeinflussen, um bereits in einer frühen Phase der Wirkstoffentwicklung das mögliche Interaktionspotential hinsichtlich des CYP-Enzymsystems abschätzen zu können.

II. Material und Methoden

1. Ausstattung, Verbrauchsmaterialien, Chemikalien und Software

Tabelle II-1: Ausstattung.

Ausstattung	Firma
Blockthermostat	QBD4, Grant Instruments (Cambridgeshire, UK)
Brutschrank	Typ BB16; Heraeus Instruments (Osterode, Deutschland)
GC/MS-System	Varian (Darmstadt, Deutschland)
	450-GC, 300-MS Triple Quadrupol
GC-Säule	Varian (Darmstadt, Deutschland)
	FactorFour, VF-5ms (30 m, 0,25 mm, 0,25 µm)
HPLC/UV-System für IPC-Analytik	Agilent (Waldbronn, Deutschland)
	G1379A Vakuum-Entgaser, G1312A binäre Pumpe, G1313A Autosampler, G1316A Säulenthermostat mit 6-Wege-Ventil (Rheodyne, Cotati, CA, USA), G1315B Diodenarray-Detektor
HPLC/MS-System für CYP-Assay	Agilent (Waldbronn, Deutschland)
	HPLC-System 1: G1379 A Vakuum-Entgaser, G1311A quaternäre Pumpe, G1313A Autosampler
	HPLC-System 2: G1379 A Vakuum-Entgaser, G1312A binäre Pumpe, G1316A Säulenthermostat mit 6-Wege-Ventil (7240; Rheodyne; Cotati, CA, USA), G1946D Single Quadrupol Massenspektrometer
HPLC-Säulen	Agilent (Waldbronn, Deutschland)
	Zorbax Eclipse XDB-C18 (12,5 x 4,6 mm; 5 µm)
	Zorbax Bonus-RP (50 x 2,1 mm; 3,5 µm)
	Zorbax SB-C18 (150 x 4,6 mm; 4 µm)
	Zorbax Eclipse XDB-C18 (150 x 4,6 mm; 4 µm)
	Phenomenex (Aschaffenburg, Deutschland)
	Synergi Fusion-RP (150 x 4,6 mm; 4 µm)
	Synergi Hydro-RP (150 x 4,6 mm; 4 µm)
	Synergi Max-RP (150 x 4,6 mm; 4 µm)
	Synergi Polar-RP (150 x 4,6 mm; 4 µm)
	YMC (Dinslaken, Deutschland)
	PVA-SIL (150 x 4,6 mm; 4 µm)
Kugelmühle	TissueLyser II mit Adapter Set 2 x 24, Qiagen (Hilden, Deutschland)

Fortsetzung Tabelle II-1.

Ausstattung	Firma
Magnetrührer mit Heizplatte	Heidolph Instruments (Schwabach, Deutschland)
pH-Meter	pH lab 744, Metrohm (Filderstadt, Deutschland)
Photometer	Ultrospec 2100 pro, GE Healthcare (München, Deutschland)
Pipetten	Reference, Eppendorf (Hamburg, Deutschland)
Sterilbank	Nuaire (Plymouth, MN, USA)
Thermomixer	Thermomixer comfort, Eppendorf (Hamburg, Deutschland)
Ultraschallbad	Bandelin Sonorex RK 100 und Super RK156, Bandelin electronic (Berlin, Germany)
Vakuumkonzentrator	Concentrator 5301, Eppendorf (Hamburg, Deutschland)
Vortex	Vortex-Genie 2, Scientific Industries (Bohemia, NY, USA)
Waagen	ABJ Analysenwaage, Kern (Balingen, Deutschland)
	EW Präzisionswaage, Kern (Balingen, Deutschland)
	AB104-S Analysenwaage, Mettler-Toledo (Giessen, Deutschland)
	Analysenwaage BL1500, Sartorius (Göttingen, Deutschland)
Wasserbad	WNB-7, Memmert (Schwabach, Deutschland)
	GFL (Burgwedel, Deutschland)
Zentrifugen	EBA 12, Hettich (Tuttlingen, Deutschland)
	Megafuge 1.0 R, Heraeus Instruments (Osterode, Deutschland)
	Multifuge 3S-R, Heraeus Instruments (Osterode, Deutschland)
	Universal 320, Hettich (Tuttlingen, Deutschland)

Tabelle II-2: Verbrauchsmaterialien.

Verbrauchsmaterialien	Firma
Braunglasvials mit Teflondeckel (4,0 ml)	Wheaton Industries (Millville, NJ, USA)
GC-Vials mit Microinserts und Federn	CZT (Kriftel, Deutschland)

Fortsetzung Tabelle II-2.

Verbrauchsmaterialien	Firma
Halbmikroküvetten (1,6 ml), Polystyrol	Hartenstein (Würzburg, Deutschland)
HPLC-Vials	YMC Europe GmbH (Dinslaken, Deutschland)
Neubauer Zählkammer	Neubauer improved (Tiefe: 0,1 mm; Fläche 0,0025mm^2) Paul Marienfeld (Lauda-Königshofen, Deutschland)
Pipettenspitzen	Sarstedt (Nümbrecht, Deutschland) Eppendorf (Hamburg, Deutschland)
Reaktionsgefäße mit Deckel aus Polypropylen (1,5 ml)	Hartenstein (Würzburg, Deutschland)
Reaktionsgefäße mit Deckel aus Polypropylen (2,0 ml), Safe-Lock	Eppendorf (Hamburg, Deutschland)
Schraubverschlussröhrchen (50 ml) aus PP, steril	Greiner Bio-One (Frickenhausen, Deutschland)
Zellkulturflaschen (250 ml)	Greiner Bio-One (Frickenhausen, Deutschland)

Tabelle II-3: Software.

Software	Firma
AMDIS	Version 2.6 NIST (Gaithersburg, MD, USA)
ChemStation®	Revision (A.10.02) Agilent (Waldbronn, Deutschland)
NIST MS Search	Version 2.0 NIST (Gaithersburg, MD, USA)
R	Version 2.10.1 Packages: XCMS, multtest, Biobase
SigmaPlot®	Version 10.0 Systat Software (Chicago, IL, USA)
Statistica®	Version 9.1 StatSoft GmbH (Hamburg, Deutschland)
The Unscrambler®	Version X 10.0.1 Camo (Oslo, Norwegen)

Fortsetzung Tabelle II-3.

Software	Firma
Varian MS Workstation	Version 6.9.2 Varian (Darmstadt, Deutschland)

Tabelle II-4: Chemikalien.

Chemikalien	Reinheit [%]	Firma
Acetonitril	99,8	J.T. Baker (Griesheim, Deutschland)
Acetonitril	99,5	Acros Organics (Geel, Belgien)
Acetonitril	HPLC grade	Fisher Scientific (Schwerte, Deutschland)
Acetonitril	HPLC gradient grade	Fisher Scientific (Schwerte, Deutschland)
Acetyl-CoA-Li$_3$	96	Sigma-Aldrich (Taufkirchen, Deutschland)
Adenin	99	Sigma-Aldrich (Taufkirchen, Deutschland)
Adenosin	99	Sigma-Aldrich (Taufkirchen, Deutschland)
ADP-K/2H$_2$O	99	Sigma-Aldrich (Taufkirchen, Deutschland)
Alanin	99	Fluka (Buchs, Schweiz)
Ameisensäure	puriss. p.a.	Fluka (Buchs, Schweiz)
Ammoniumacetat	puriss. p.a.	Fluka (Buchs, Schweiz)
AMP-Na	99	Sigma-Aldrich (Taufkirchen, Deutschland)
Ampuwa (entionisiertes Wasser)		Fresenius Kabi (Bad Homburg, Deutschland)
Äpfelsäure	99	AppliChem (Darmstadt, Deutschland)
Arginin	99	AppliChem (Darmstadt, Deutschland)
Asparagin	99	Fluka (Buchs, Schweiz)
Aspartat	99	Fluka (Buchs, Schweiz)
ATP-Na$_2$	99	Sigma-Aldrich (Taufkirchen, Deutschland)
Bernsteinsäure	99	AppliChem (Darmstadt, Deutschland)
Biotin	99	Fluka (Buchs, Schweiz)

Fortsetzung Tabelle II-4.

Chemikalien	Reinheit [%]	Firma
Brenztraubensäure	98	Sigma-Aldrich (Taufkirchen, Deutschland)
cAMP	99	Fluka (Buchs, Schweiz)
cGMP	99	Sigma-Aldrich (Taufkirchen, Deutschland)
Chinidinsulfat	95	Sigma-Aldirch (Taufkirchen, Deutschland)
Citronensäure	99	Sigma-Aldirch (Taufkirchen, Deutschland)
CMP-Na_2	99	Sigma-Aldrich (Taufkirchen, Deutschland)
Codein	99	Fluka (Buchs, Schweiz)
CTP-Na_2	95	Sigma-Aldrich (Taufkirchen, Deutschland)
CYP-Enzyme aus Baculovirus-infizierten Insektenzellen (Supersomes®, Gentest™)		NatuTec (Frankfurt, Deutschland)
CYP-Enzyme (Mix aus CYP1A2, 2C8, 2C9, 2C19, 2D6 und 3A4) (Supermix®, Gentest™)		NatuTec (Frankfurt, Deutschland)
Cystein	99	Fluka (Buchs, Schweiz)
Cytidin	99	Sigma-Aldrich (Taufkirchen, Deutschland)
Dextromethorphan/HBr	99	Sigma-Aldrich (Taufkirchen, Deutschland)
Dikaliumhydrogenphosphat	99	Fluka (Buchs, Schweiz)
Dimethylsulfoxid	99	Sigma-Aldrich (Taufkirchen, Deutschland) AppliChem (Darmstadt, Deutschland)
Dinatriumhydrogenphosphat	99	Merck (Darmstadt, Deutschland)
Essigsäure	puriss. p.A.	Fluka (Buchs, Schweiz)
FCS (steriles fötales Kälberserum)		PAA Laboratories (Linz, Österreich)
5-Fluorcytosin	99	Fluka (Buchs, Schweiz)
FMN-Na_2/H_2O	85	Fluka (Buchs, Schweiz)
Fructose	99	Sigma-Aldrich (Taufkirchen, Deutschland)

Fortsetzung Tabelle II-4.

Chemikalien	Reinheit [%]	Firma
Fructose-1,6-bisphosphat-Na$_3$/8H$_2$O	98	Fluka (Buchs, Schweiz)
Fumarsäure	99	Sigma-Aldrich (Taufkirchen, Deutschland)
Furafyllin	98	Sigma-Aldrich (Taufkirchen, Deutschland)
GDP-Na$_2$	90	Fluka (Buchs, Schweiz)
Glucose	99	Sigma-Aldrich (Taufkirchen, Deutschland)
Glutamat-K	99	Fluka (Buchs, Schweiz)
Glutamin	99	Fluka (Buchs, Schweiz)
Glycin	99	Fluka (Buchs, Schweiz)
GMP-Na$_2$	99	Fluka (Buchs, Schweiz)
GTP-Li	97	Sigma-Aldrich (Taufkirchen, Deutschland)
Guanin	99	Fluka (Buchs, Schweiz)
Guanosin	98	Sigma-Aldrich (Taufkirchen, Deutschland)
HEPES-Puffer	99	Invitrogen (Karlsruhe, Deutschland)
n-Heptan	99	Sigma-Aldrich (Taufkirchen, Deutschland)
Hexylamin	98	Fluka (Buchs, Schweiz)
Hirn-Herz-Infusionsagar		Difco (Detroit, MI, USA)
Histidin	99	Fluka (Buchs, Schweiz)
Hypoxanthin	99	AppliChem (Darmstadt, Deutschland)
Imipramin/HCl	99	Sigma-Aldrich (Taufkirchen, Deutschland)
IMP-Na$_2$/8H$_2$O	99	Fluka (Buchs, Schweiz)
Inosin	99	AppliChem (Darmstadt, Deutschland)
Isoleucin	99	Fluka (Buchs, Schweiz)
Isopropanol	99	Fisher Scientific (Schwerte, Deutschland)
Kaliumchlorid	99	Roth (Karlsruhe, Deutschland)
Kaliumdihydrogenphosphat	99	Fluka (Buchs, Schweiz) AppliChem (Darmstadt, Deutschland)

Fortsetzung Tabelle II-4.

Chemikalien	Reinheit [%]	Firma
Kaninchenblut, defibriniert		Elocin-lab (Gladbeck, Deutschland)
Ketoconazol	98	Sigma-Aldrich (Taufkirchen, Deutschland)
α-Ketoglutarat-Na	98	Sigma-Aldrich (Taufkirchen, Deutschland)
LB-Medium nach Miller		AppliChem (Darmstadt, Deutschland)
L-Carnitin	99	Fluka (Buchs, Schweiz)
L-Carnosin	99	Fluka (Buchs, Schweiz)
L-Citrullin	99	Fluka (Buchs, Schweiz)
L-Glutamin (200 mM)		Biochrom (Berlin, Deutschland)
Leucin	99	Fluka (Buchs, Schweiz)
Lysin	98	Fluka (Buchs, Schweiz)
Magnesiumchlorid/6H_2O	98	Fluka (Buchs, Schweiz)
Maleinsäure	98	Sigma Aldrich (Taufkirchen, Deutschland)
β-Mercaptoethanol	99	Sigma Aldrich (Taufkirchen, Deutschland)
Methanol, LiChrosolv®	≥ 99,9	Merck (Darmstadt, Deutschland)
Methionin	99	AppliChem (Darmstadt, Deutschland)
Methoxyamin	98	Sigma Aldrich (Taufkirchen, Deutschland)
Midazolam	99	Fährhaus Pharma (Hamburg, Deutschland)
Milchsäure	98	Sigma Aldrich (Taufkirchen, Deutschland)
MSTFA	≥ 98,5	Sigma-Aldrich (Taufkirchen, Deutschland)
MSTFA	≥ 95	Merck (Darmstadt, Deutschland)
MSTFA	96	Applichem (Darmstadt, Deutschland)
NAD	97	AppliChem (Darmstadt, Deutschland)
NADH-Na_2	97	AppliChem (Darmstadt, Deutschland)
NADPH-Na_4	96	AppliChem (Darmstadt, Deutschland)
NADP-Na	97	AppliChem (Darmstadt, Deutschland)
Natriumchlorid	99	Roth (Karlsruhe, Deutschland)

Fortsetzung Tabelle II-4.

Chemikalien	Reinheit [%]	Firma
Nicotinamid	99	Sigma-Aldrich (Taufkirchen, Deutschland)
Oxalsäure	98	Sigma-Aldrich (Taufkirchen, Deutschland)
Paclitaxel	97	Sigma-Aldrich (Taufkirchen, Deutschland)
Penicillin G	98	Sigma-Aldirch (Taufkirchen, Deutschland)
Phenylalanin	99	Fluka (Buchs, Schweiz)
Phenylpyruvat-Na	98	Sigma-Aldrich (Taufkirchen, Deutschland)
Prolin	99	Fluka (Buchs, Schweiz)
Propansäure	99	Sigma-Aldrich (Taufkirchen, Deutschland)
Pyridin	99	Sigma-Aldrich (Taufkirchen, Deutschland)
Pyridoxin HCl	98	Sigma-Aldrich (Taufkirchen, Deutschland)
Quercetin	98	Sigma-Aldrich (Taufkirchen, Deutschland)
Reserpin	99	Sigma-Aldrich (Taufkirchen, Deutschland)
Ribitol	99	Sigma-Aldrich (Taufkirchen, Deutschland)
Riboflavin	98	Sigma-Aldrich (Taufkirchen, Deutschland)
RPMI 1640-Medium mit Phenolrot		Invitrogen (Karlsruhe, Deutschland)
Saccharomyces cerevisiae		Type II, Sigma-Aldrich (Taufkirchen, Deutschland)
Serin	99	Fluka (Buchs, Schweiz)
Streptomycinsulfat	720 U/mg	Sigma-Aldrich (Taufkirchen, Deutschland)
Sulfaphenazol	99	Sigma-Aldrich (Taufkirchen, Deutschland)
Tacrin	99	Sigma-Aldrich (Taufkirchen, Deutschland)
Thiamin HCl	99	AppliChem (Darmstadt, Deutschland)
Threonin	99	Fluka (Buchs, Schweiz)
Thymin	99	Sigma-Aldrich (Taufkirchen, Deutschland)
TMP-Na$_2$/1H$_2$O	99	Sigma-Aldrich (Taufkirchen, Deutschland)
Tolbutamid	> 97	Sigma-Aldrich (Taufkirchen, Deutschland)

Fortsetzung Tabelle II-4.

Chemikalien	Reinheit [%]	Firma
Tranylcyprominsulfat	98	Sigma-Aldrich (Taufkirchen, Deutschland)
Tributylamin	99	Sigma-Aldrich (Taufkirchen, Deutschland)
Trifluoressigsäure	puriss. p.A.	Fluka (Buchs, Schweiz)
Tryptophan	99	Fluka (Buchs, Schweiz)
Tyrosin	99	Fluka (Buchs, Schweiz)
UDP-Na_2/$2H_2O$	99	Sigma-Aldrich (Taufkirchen, Deutschland)
UMP-Na_2	98	Sigma-Aldrich (Taufkirchen, Deutschland)
Uracil	99	Sigma-Aldrich (Taufkirchen, Deutschland)
Uridin	99	Sigma-Aldrich (Taufkirchen, Deutschland)
UTP-Na_3/xH_2O	95	Sigma-Aldrich (Taufkirchen, Deutschland)
Valin	99	Fluka (Buchs, Schweiz)
Wasser		Milli-Q® reagent grade water system, Millipore (Schwalbach, Deutschland
YPD-Medium, Dfico™		Becton Dickinson (Heidelberg, Deutschland)
XMP-Na_2	98	Fluka (Buchs, Schweiz)

2. Zellaufzucht und Probenaufbereitung

Alle molekularbiologischen Arbeiten wurden unter Verwendung steriler Gefäße und Lösungen durchgeführt. Zellkulturarbeiten wurden generell unter einer Sterilwerkbank ausgeführt. Experimente, bei welchen keine gesonderte Temperatur angegeben ist, fanden bei Raumtemperatur statt.

2.1 Medien und Lösungen zur Zellkultivierung und Probenvorbereitung

Tabelle II-5: Nährlösungen und deren Zusammensetzung.

Mikroorganismus	Medium	Zusammensetzung
Saccharomyces cerevisiae	YPD-Medium	1 % Hefeextrakt 2 % Pepton aus Casein nach Autoklavieren: 20 %ige, sterilfiltrierte Glucoselösung
Staphylococcus aureus	LB-Medium	0,5 % Hefeextrakt 1 % Trypton aus Casein 0,5 % NaCl
Candida albicans	YPD-Medium	siehe oben
Leishmania major	Kulturmedium	500 ml RPMI-Medium mit Phenolrot 50 ml FCS (Inaktivierung bei 56 °C) 5 ml L-Glutamin 5 ml HEPES-Puffer 2,5 ml β-Mercaptoethanol-Lösung
	Blutagar	6,5 g Hirn-Herz-Infusionsagar 0,9 % NaCl-Lösung (4,5 g NaCl / 500 ml PBS) 0,3 ml Streptomycinsulfat (0,1 g / ml PBS) 0,3 ml Penicillin G (0,06 g / ml PBS) 50 ml Kaninchenblut bidestilliertes Wasser
	PBS-Puffer	8 g NaCl 0,2 g KCl 1,44 g NaH_2PO_4 0,24 g KH_2PO_4 1000 ml bidestilliertes Wasser (auf pH 7,4 eingestellt)

Material und Methoden 73

2.2 Saccharomyces cerevisiae

Da *Saccharomyces cerevisiae* ausschließlich für Vorversuche, wie z. B. die Etablierung der Extraktion und Untersuchung der Matrixeffekte verwendet wurde, wurde hier auf eine sterile Kultivierung verzichtet. Die Kulturen wurden in 2 ml-Reaktionsgefäßen, in deren Deckel zuvor ein Loch eingebracht wurde, kultiviert. Es wurden jeweils 20 bzw. 100 mg lyophilisierte Hefekultur in das Reaktionsgefäß eingewogen und 1 ml sterilisiertes YPD-Medium zugegeben. Im Thermomixer bei 900 rpm und 30 °C für 2 h kultiviert, bevor aus dieser Stammkultur jeweils 10 µl in frisches YPD-Medium überimpft wurden.

Wachstumskurven wurden nach Anfärbung mit Trypanblau durch Auszählen in der Neubauer Zählkammer *improved* (siehe Abbildung II-1) gewonnen. 20 µl der mit Trypanblau verdünnten Hefekultur wurden auf die Zählkammer aufgebracht. Durch Auszählen der Zellen innerhalb der vier großen Eckquadrate und Multiplikation des gebildeten Mittelwerts mit 10^4 wurde die Zellzahl pro µl Lösung erhalten.

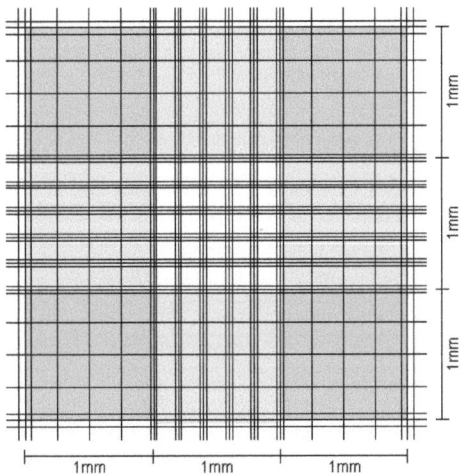

Abbildung II-1: Darstellung der Neubauer Zählkammer *improved*.

Für die Probengewinnung wurde die Kultur zentrifugiert (12 000 rpm, 6 min) und der Überstand verworfen. Nach zweimaligem Waschen des Zellpellets mit 0,9 %iger NaCl-Lösung wurde mit Methanol unterschiedlicher Konzentrationen gequencht und extrahiert. Der Zellextrakt wurde nach Zentrifugation (12 000 rpm, 6 min) direkt in ein HPLC-Vial überführt und anschließend analysiert.

2.3 Staphylococcus aureus

Staphylococcus aureus 8325 wurde in LB-Medium kultiviert. Nach 2 Stunden wurde der Inhibitor zugegeben und für weitere 6 Stunden bei 37 °C inkubiert. Die Probennahme erfolgte durch Abnahme von 20 ml Zellkultur in ein 50 ml Falcon-Tube, in dem bereits 20 ml -80 °C kaltes 50 % (V/V) MeOH vorgelegt wurden, um den Zellmetabolismus unmittelbar zum Zeitpunkt der Probennahme zu quenchen. Die optische Dichte (OD_{600}) wurde von einem entsprechenden Aliquot der Zellkultur bestimmt. Nach Zentrifugation (12 000 rpm, 6 min) und Verwerfen des Überstandes wurde das Zellpellet mit 1 ml 0,9 %iger NaCl-Lösung gewaschen und anschließend mit 1 ml 80 % (V/V) MeOH für 5 min im eisgekühlten Ultraschallbad extrahiert. Nach Zentrifugation wurde der Überstand des Zellextrakts in ein HPLC-Vial überführt und analysiert.

2.4 Candida albicans

Zellkulturen von Candida albicans SC 5314 bzw. den entsprechenden Mutanten (TAC, UPC, MRR) wurden in YPD-Medium angesetzt und bei 30 °C auf Schüttlern (250 rpm) inkubiert. Wachstumskurven wurden durch Ausplattieren ermittelt. Für die Inkubationen wurden nach 1 Stunde Wachstum jeweils 0,16 µM und 1,25 µM Inhibitor zugegeben. Für jede Inkubation wurden 2 Kontrollen parallel inkubiert. Zur ersten Kontrolle wurde das Lösungsmittel, in dem der Inhibitor gelöst wurde, in gleicher Konzentration zugefügt. Die zweite Kontrolle blieb unbehandelt. Die Probennahme erfolgte zu Zeiten, die in Abhängigkeit von den Wachstumsphasen so gewählt wurden, dass jeweils eine Probenreihe in der lag-Phase, eine in der log-Phase und eine in der stationären Phase stattfand. Dazu wurden entsprechend 20 ml der Zellkultur entnommen und in ein Falcon-Tube überführt. Das Quenching erfolgte durch Vorgabe von 20 ml -80 °C kaltem 50 % (V/V) MeOH, dem zuvor Ribitol (40 mg/ml) zugesetzt worden war, im Falcon-Tube. Nach einem Zentrifugationsschritt wurde der Überstand abgenommen und das Zellpellet mit 1 ml 0,9 %iger NaCl-Lösung gewaschen. Für die Extraktion wurden zum Zellpellet 1 g Glaskugeln und 1 ml -20 °C kaltes 80 % (V/V) MeOH gegeben. Nach Zellaufschluss in der Beadmill (6 800 rpm, 30 sec) und Zentrifugation wurde der Überstand analysiert. Von jeder Probe wurde zum Zeitpunkt der Probennahme die OD_{600} ermittelt.

2.5 Leishmania major

Die Anzucht der *Leishmania major* Promastigoten (MHOM/IL/81/FE/BNI) erfolgte im Brutschrank bei 27 °C und 5 % CO_2-Gehalt auf gegossenen Blutagarflaschen. Zur Herstellung des Blutagars wurde Hirn-Herz-Infusionsagar in bidestilliertem Wasser gelöst, autoklaviert und im Wasserbad auf 56 °C abgekühlt. Temperierte Lösungen von 0,9 %iger NaCl, 0,3 ml Streptomycinsulfat und 0,3 ml Penicillin G wurden zum Agar gegeben und für 5 min bei 56 °C inkubiert. Anschließend wurde der Überstand von 50 ml hämolysiertem Kaninchenblut zugegeben und für 5 min bei 45 °C inkubiert. Nach Rühren des Blutagars auf dem Magnetrüher (45 °C) wurde dieser in Zellkulturflaschen gegossen. Es wurden jeweils 40 µl der Promastigoten in 20 ml frisches Medium gegeben und 6 Tage wachsen gelassen. Nach Zellernte wurde mit 0,9 %iger NaCl-Lösung gewaschen und erneut mit 10 ml Medium aufgefüllt. Nach Zellzahlbestimmung mittels Neubauer-Zählkammer wurde mit so viel Medium aufgefüllt, dass in allen angesetzten Proben die gleiche Zellzahl von 1×10^8 Zellen/ml vorlag. 40 ml der Zellkultur wurden mit GB-AP-304 und dem Lösungsmittel als Kontrolle für 1 h im Brutschrank für Leishmanien bei 27 °C inkubiert. 50 ml der Zellkultur wurden abgenommen, in ein Falcon-Tube überführt und bei 4 000 rpm, 4 °C für 10 min zentrifugiert. Die Extraktion der Zellpellets erfolgte in 500 µl 60 % (V/V) MeOH unter Verwendung der Beadmill (6 800 rpm, 15 sec, je Probe 1 g Glasperlen).

3. HPLC-Analytik

Alle berechneten Werte ergeben sich – sofern keine anderen Angaben gemacht werden – aus dem Mittelwert einer Dreifachbestimmung.

3.1 Entwicklung der ionenpaarchromatographischen Methode

Zur Methodenentwicklung wurden in nachstehender Tabelle aufgeführte Säulen verwendet.

Tabelle II-6: HPLC-Säulen für die Methodenentwicklung.

HPLC-Säulen	Dimensionen	Firma
Synergi Fusion-RP	150 x 4,6 mm, 4 µm	
Synergi Hydro-RP	150 x 4,6 mm, 4 µm	Phenomenex (Aschaffenburg, Deutschland)
Synergi Max-RP	150 x 4,6 mm, 4 µm	
Synergi Polar-RP	150 x 4,6 mm, 4 µm	
Zorbax Bonus-RP	150 x 4,6 mm, 4 µm	
Zorbax Eclipse XDB-C8	150 x 4,6 mm, 5 µm	Agilent (Waldbronn, Deutschland)
Zorbax Eclipse XDB-C18	150 x 4,6 mm, 5 µm	
Zorbax SB-C18	150 x 4,6 mm, 5 µm	

Unter Verwendung verschiedener Ionenpaarreagenzien (Dibutylamin, sekundäres Dibutylamin, Dihexylamin, Tributylamin, Triethylamin) in variierten Konzentrationen und Zusatz von Säuren in unterschiedlichen Konzentrationen (Ameisensäure, Essigsäure, Trifluoressigsäure) wurde eine Testmischung, bestehend aus verschiedenen Nukleotiden, analysiert.

Stammlösungen der untersuchten Nukleotide wurden in einer Konzentration von 1 mg/ml in 30 % (V/V) MeOH hergestellt.

Als Testlösung diente eine Mischung folgender Nukleotide mit einer Konzentration von jeweils 50 µg/ml: cAMP, AMP, ADP, ATP, Acetyl-CoA, CMP, CTP, FAD, cGMP, GMP, GDP, GTP, TMP, UMP, UDP. 10 µl dieser Testmischung wurden unter Variation von Säulenmaterial und Fließmittelzusammensetzung bei 260 nm analysiert.

3.2 Ionenpaarchromatographische Methode

Chromatographiebedingungen:

Säule: Synergi Fusion RP (150 x 4,6 mm; 4 µ)

Injektionsvolumen: 10 µl

Temperatur: 25°C

Mobile Phase: (A) 5 mM Tributylamin, 0,1 % Ameisensäure, Wasser

(B) 5 mM Tributylamin, 0,1 % Ameisensäure, Acetonitril

Fluss: 1,0 ml/min

Gradient:

Zeit [min]	Fließmittel B [%]
0,00	5
15,00	50
15,01	100
18,00	100
18,01	5
21,00	5

Detektor: DAD-Detektor, Messwellenlänge 260 nm

Für die Analytik bestimmter Nukleotide in unterschiedlichen Mikroorganismen wurde die Ausgangsmethode in der Fließmittelzusammensetzung und in der Temperatur des Säulenofens modifiziert (siehe Tabelle II-7).

Tabelle II-7: Übersicht über verwendete Methoden zur Nukleotidanalytik.

Methode 1		Methode 2		Methode 3		
Zeit [min]	Fließmittel B [%]	Zeit [min]	Fließmittel B [%]	Zeit [min]	Fließmittel B [%]	Säulenofen [°C]
0,00	5	0,00	5	0,00	5	30
5,00	5	5,00	5	15,00	30	30
15,00	20	15,00	50	17,00	30	30
18,00	20	18,00	50	17,01	100	30
18,01	100	18,01	100	20,00	100	30
21,00	100	21,00	100	20,01	5	30
21,01	5	21,01	5	23,00	5	30
23,00	5	23,00	5			

Methode 1: Bestimmung von AMP, CMP, GMP, TMP und XMP in *Staphylococcus aureus*.

Methode 2: Bestimmung von NAD^+, NADH, $NADP^+$ und NADPH in *Staphylococcus aureus*, *Candida albicans* und *Leishmania major*.

Methode 3: Bestimmung von AMP, cAMP, cGMP, CMP, GMP, TMP und XMP in *Candida albicans*.

Die Ermittlung der Nukleotidkonzentrationen erfolgte mittels der externen Standardmethode. Hierfür wurden Mischungen der zu analysierenden Nukleotide über einen Konzentrationsbereich von 0,5 – 100 µg/ml vermessen. Die Kalibrierlösungen wurden für jede Messreihe frisch hergestellt und als Klammerkalibrierung (zwischen den Proben) vermessen. Um die Vergleichbarkeit der Proben zu gewährleisten, fand eine Standardisierung der ermittelten Nukleotidkonzentrationen auf die optische Dichte statt.

4. GC-Analytik

4.1 Derivatisierung

Jeweils 250 µl der, wie unter Kapitel 2.4 (Material und Methoden) bereits beschrieben, gewonnenen Zellextrakte wurden in GC-Vials überführt und im Vakuumkonzentrator (Mode 2, 45 °C) zur Trockne eingedampft. Zu jedem Extrakt wurden die Standards Norleucin, Allopurinol und Uridin-2-monophosphat pipettiert. Diese dienten der Kontrolle der Derivatisierung. Norleucin wurde als interner Standard für die Berechnung der Konzentrationen verwendet. Die Derivatisierung selbst erfolgte in zwei Schritten bei 40 °C im Blockthermostat. Die Derivatisierungsreagenzien wurden mit der Multipette zugegeben und nach Zugabe wurde jeweils kurz gevortext.

1. Methoximierung:

Zu jedem getrockneten Extrakt wurden 50 µl Methoxyamin-HCl in trockenem Pyridin (20 mg/ml) zugegeben.

2. Silylierung

100 µl MSTFA wurden nach 90 min Methoximierung zugegeben und für weitere 60 min bei 40°C inkubiert.

Die Proben wurden in Mikroinserts überführt und nachfolgend mittels GC/MS analysiert.

4.2 Chromatographieparameter

Säule: Varian, FactorFour, VF-5ms (30 m, 0,25 mm, 0,25 µm)

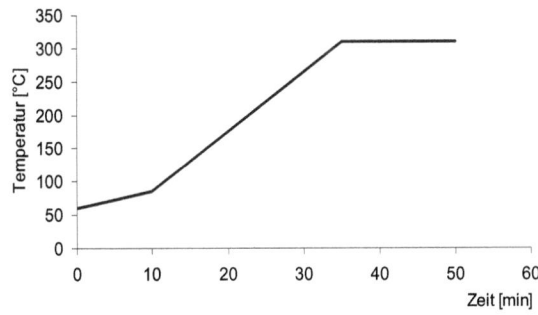

Abbildung II-2: Graphische Darstellung des verwendeten Temperaturprogramms.

Solvent delay: 7 min   Injektionsvolumen: 1 µl
Split: 1:40   MS-Einstellungen: 50 – 70 m/z

4.3 Qualitätsstandards

Von jedem Extrakt wurden 10 µl entnommen, um daraus eine Mischung zu erstellen, die alle Proben repräsentiert („Poolen" der Proben). Diese Mischung wurde wie in Kapitel 4.1 (Material und Methoden) beschrieben derivatisiert. Dieser Standard wurde nach jeweils 16 GC-Läufen injiziert.

4.4 Datenauswertung

Targetanalytik

Für die Targetanalytik erfolgte die Auswertung durch Nutzung der Varian-Workstation, die mit der Dekonvolutionssoftware AMDIS und der NIST-Datenbank verknüpft ist.

Die Konzentration der Metabolite wurde nach Standardisierung auf den internen Standard Norleucin über externe Kalibration ermittelt. Für die Erstellung der Kalibriergeraden wurden Referenzsubstanzen zu einer gepoolten Probe gegeben. Daher wurden hier alle Proben gepoolt und dieser gepoolten Matrix, die alle Proben einer Messserie repräsentierte, wurden die Standards in unterschiedlichen Konzentrationen zugegeben. Diese Standards wurden dreifach vermessen und in die Messreihenfolge integriert. Die Quantifizierung der Targetanalyten erfolgte über das Standardadditionsverfahren, mit dessen Hilfe eine Kalibriergerade erstellt wurde.

Um die Vergleichbarkeit der Ergebnisse zu gewährleisten, wurden die Konzentrationen analog zur HPLC-Analytik zusätzlich auf die optische Dichte standardisiert.

Fingerprintanalytik

Die GC/MS-Daten wurden im xms-Format ausgegeben und in das netCDF-Format konvertiert. Nach Einlesen der konvertierten Dateien in die Software „R" erfolgte unter Verwendung der Packages XCMS, multtest und Biobase eine Datenvorverarbeitung der Rohdaten. Die Datenvorverarbeitung umfasste: Basislinienkorrektur, Signalidentifizierung, Retentionszeitkorrektur, Dekonvolution. Nach Einlesen der erhaltenen Datenmatrix in Excel wurden die Daten auf den internen Standard Norleucin normalisiert und um die optische Dichte korrigiert. Im Unscrambler® wurden die Daten zunächst transponiert, die Variablen wurden mittenzentriert und auf die Standardabweichung skaliert. Dann erfolgte die Auswertung mittels Hauptkomponentenanalyse.

5. Cytochrom-P-450-Assay

5.1 Cytochrom-P-450-Assay

Zur Testung wurden rekombinante CYP-Enzyme, die aus Baculovirus-infizierten Insektenzellen gewonnen wurden, verwendet. Je nach Charge variierte der Proteingehalt zwischen 5,5 und 7,5 mg/ml. Der CYP450-Gehalt betrug insgesamt 2000 pmol/ml. Die zu testenden Inhibitoren wurden in DMSO bzw. 80 % (V/V) MeOH gelöst und bei 37 °C für 30 Minuten gemeinsam mit 6 pmol/ml einer Mischung CYP-Enzyme (1A2, 2C8, 2C9, 2C19, 2D6 und 3A4), 1 mM NADPH und einer Substrat-Mischung in 100 mM Kaliumphosphatpuffer (pH 7,4, 3 mM $MgCl_2$) inkubiert. Als Positivkontrolle diente eine Mischung bekannter Inhibitoren (siehe Tabelle II-8). Ebenso wurde eine Kontrollinkubation durchgeführt, der kein Inhibitor zugesetzt war und somit einer enzymatischen Aktivität von 100 % entsprach. In Tabelle II-8 sind neben diesen Inhibitoren auch die Substrate für die jeweiligen CYP-Enzyme und deren im Assay eingesetzten Konzentrationen gelistet. Die enzymatische Reaktion wurde durch Zugabe von 150 µl -20 °C kaltem MeOH, dem Reserpin als interner Standard zugegeben worden war, abgestoppt. Nach Zentrifugation bei 12 000 rpm für 6 min wurde der Überstand in ein HPLC-Vial überführt und unter Verwendung von zwei HPLC-Anlagen mittels LC/MS analysiert. Die erste Anlage diente der Online-Festphasenextraktion, die zweite Anlage der LC/ESI-MS-Analytik, wobei beide Anlagen über ein Rheodyne-Ventil verbunden waren.

Tabelle II-8: Substrate und Inhibitoren und deren Konzentrationen im Assay gelistet nach CYP-Enzym.

CYP-Enzym	Substrat	Konzentration im Assay [µM]	Inhibitor	Konzentration im Assay [µM]
1A2	Tacrin	5	Furafyllin	10
2C8	Paclitaxel	10	Quercetin	10
2C9	Tolbutamid	100	Sulfaphenazol	2,5
2C19	Imipramin	2,5	Tranylcypromin	25
2D6	Dextrometorphan	5	Chinidin	0,1
3A4	Midazolam	5	Ketoconazol	1

Tabelle II-9: Chromatographische Parameter für den CYP-Assay.

		HPLC-System 1 Online-Festphasen-extraktion	HPLC-System 2 LC/ESI-MS-Analytik
Temperatur [°C]		30	30
Injektionsvolumen [µl]		50	
Säule		Zorbax Eclipse XDB C18 (12,5 x 4,6 mm; 5 µm)	Zorbax Bonus-RP (50 x 2,1 mm; 3,5 µm)
Fließmittel	A	10 mM AA, 0,1 % TFA, H_2O	10 mM AA, 0,1 % FA, H_2O
	B	MeOH	0,1 % FA, ACN
Fließmittelzusammensetzung B [%]		0,00 min: 10 2,00 min: 10	0,00 min: 25 2,00 min: 25 3,50 min: 45 6,00 min: 100 6,01 min: 100 7,00 min: 100
Flussrate [ml/min]		3,0	0,00 min: 0,8 6,00 min: 0,8 6,01 min: 1,0 7,00 min: 1,0

2 Minuten nach Injektion begann die massenspektrometrische Detektion im SIM-Modus (ESI, positiver Modus, Fragmentorspannung 150 mV, Kapilarspannung -3.500 V, Stickstoff als Verneblungs- und Trocknungsgas: Druck 50 psi, Temperatur 300 °C, Flussrate 12 l/min). Tabelle II-10 listet die m/z-Werte der substrat- und enzymspezifischen Metabolite und des internen Standards Reserpin.

Material und Methoden 83

Tabelle II-10: Substrate, deren Metabolite und detektierte m/z-Signale, gelistet nach CYP-Enzym.

CYP-Enzym	Substrat	Metabolit / interner Standard	m/z
1A2	Tacrin	1-Hydroxytacrin	215
2C8	Paclitaxel	6α-Hydroxypaclitaxel	870
2C9	Tolbutamid	4'-Hydroxytolbutamid	287
2C19	Imipramin	Desipramin	267
2D6	Dextromethorphan	Dextrorphan	258
3A4	Midazolam	1'-Hydroxymidazolam	342
-	-	Reserpin	609

Für die Berechnung der inhibitorischen Aktivität wurden die Peakflächen vom Metabolit der Inhibitorprobe zu der Peakfläche aus der Kontrollprobe ins Verhältnis gesetzt. Somit ergibt sich eine Restaktivität in % bezogen auf die Kontrolle:

$$\text{Restaktivität} = \frac{M_I}{IS_I} \cdot \frac{IS_K}{M_K} \cdot 100$$

M_I = Peakfläche des Metaboliten in der Inhibitorprobe
M_K = Peakfläche des Metaboliten in der Kontrollprobe
IS_I = Peakfläche des internen Standards in der Inhibitorprobe
IS_K = Peakfläche des internen Standards in der Kontrollprobe

5.2 IC$_{50}$-Wert-Bestimmung der CYP2D6-Inhibition

Die Durchführung der IC$_{50}$-Wert-Bestimmung fand analog zu der des CYP-Assays (siehe Kapitel 5.1 Material und Methoden) statt. Es wurden 7 pmol/ml rekombinantes CYP2D6-Enzym, 5 µM Dextromethorphan als Substrat und 1 mM NADPH in entsprechendem Kaliumphosphatpuffer verwendet. Das Abstoppen erfolgte wiederum mit MeOH, dem als interner Standard Codein zugesetzt war. Als Positivkontrolle diente der Zusatz von 500 nM Chinidin. Die verwendeten Inhibitorkonzentrationen finden sich in Tabelle II-11.

Tabelle II-11: Untersuchte Inhibitoren und deren eingesetzte Konzentrationen zur IC$_{50}$-Wertbestimmung für CYP2D6.

Inhibitor	Konzentrationen im Assay [nM]
GBAP-05	100; 250; 500; 1000; 2500; 5000; 10 000; 25 000; 100 000; 250 000
GBAP-99	2,5; 5; 10; 25; 50; 100; 250; 500; 1000; 2500
GBAP-110	2,5; 5; 10; 25; 50; 100; 250; 500; 1000; 2500
GBAP-187	2,5; 5; 10; 25; 50; 100; 250; 500; 1000; 2500
Chinidin	2,5; 5; 10; 25; 50; 100; 250; 500; 1000; 2500

Die LC/ESI-MS-Analytik für die IC$_{50}$-Wertbestimmung unterschied sich im Vergleich zum CYP-Assay nur durch den Fließmittelgradienten der analytischen Säule, der in nachstehender Tabelle angeführt ist.

Zeit [min]	Fließmittel B [%]	Flussrate [ml/min]
0,00	10	0,8
2,00	10	0,8
5,00	50	0,8
5,01	100	1,0
7,00	100	1,0

Die Quantifizierung des internen Standards Codein (m/z 300) und des Metaboliten Dextrorphan (m/z 258) als [M+H]$^+$ - Ionen erfolgte analog zum CYP-Assay im positiven Modus.

Die graphische Auswertung der Inhibitionskurven erfolgte durch Auftragen der Restaktivität in % der Kontrolle auf der Ordinate und Auftragen des dekadischen Logarithmus der eingesetzten Inhibitorkonzentrationen auf der Abszisse. Die Berechnung der IC_{50}-Werte fand durch nichtlineare Regression und Verwendung der 4-Parameter-Gleichung nach Hill mittels der Software SigmaPlot statt.

4-Parameter-Gleichung nach Hill:

$$y = \min + \frac{\max - \min}{1 + 10^{(\log IC_{50} - x) n_H}}$$

y = Restaktivität in % der Kontrolle

min = angestrebtes Minimum der berechneten Kurve

max = angestrebtes Maximum der berechneten Kurve

IC_{50} = Inhibitorkonzentration, die 50 %ige Hemmung der Inhibitorkonzentration verursacht

x = dekadischer Logarithmus der Inhibitorkonzentration

n_H = Hill-Koeffizient

III. Ergebnisse und Diskussion

III.A Metabolomanalyse

Die Daten aus bioinformatischen Modellberechnungen und Transkriptomanalysen deuten darauf hin, dass Isochinolinalkaloide vor allem im Nukleotidstoffwechsel der Mikroorganismen Veränderungen hervorrufen. Aus diesem Grund sollte zunächst eine Methode zur Extraktion von Nukleotiden aus den Zellen etabliert werden, um diese Metabolite nachfolgend mittels einer geeigneten analytischen Methode zu detektieren.

Nukleotide bestehen aus einer Purin- oder Pyrimidinbase, die über eine *N*-glykosidische Bindung an das C1-Atom einer Pentose geknüpft ist. Die 5´-OH-Gruppe des Zuckers ist mit ein bis drei Phosphatgruppen verestert (siehe Abbildung III-1).

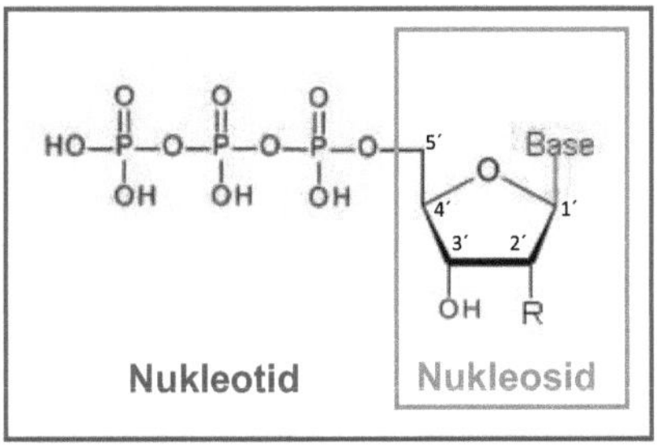

R = H: Desoxyribose

R = OH: Ribose

Abbildung III-1: Allgemeiner Aufbau von Nukleotiden.

Nukleotide spielen eine zentrale Rolle im Primärstoffwechsel und sind auf diese Weise an vielen Stoffwechselwegen beteiligt, diese sind stichpunktartig in nachstehender Box aufgeführt [125, 126].

> Rolle der Nukleotide im Stoffwechsel:
>
> 1. **Genetische Information**: Nukleotide als Grundbausteine der DNA bzw. RNA und somit Beteiligung an Replikation, Translation und Transkription
>
> 2. **Signalübertragung**: intrazellulär und zwischen den Zellen:
>
>   extrazelluläre Botenstoffe wie Methylgruppenüberträger S-Adenosylmethionin;
>
>   intrazelluläre Botenstoffe (second messenger), z. B. Nukleotidcyclophosphate cAMP und cGMP
>
> 3. **Energiestoffwechsel**: ATP als universeller Energie- und Phosphatgruppen-überträger:
>
>   energiereiche Säureanhydridbindungen zwischen α-, β- und γ-Phosphat;
>
>   Proteinkinasen (Phosphotransferasen) übertragen Phosphatgruppen bei Phosphorylierungsreaktionen
>
> 4. **Coenzyme für biochemische Reaktionen**: z. B. fungieren im Citratzyklus, bei der Glykolyse und der Atmungskette Coenzyme wie FAD und NAD als Akzeptoren bzw. Donatoren von Elektronen und Protonen

Der Nukleotidstoffwechsel selbst ist bereits Angriffspunkt zahlreicher Therapeutika, die z. B. bei Tumor- oder Viruserkrankungen Einsatz finden (siehe Tabelle III-1). Zumeist basiert das Wirkprinzip auf einer strukturellen Ähnlichkeit: die Nukleotidanaloga werden über spezifische Nukleotidtransporter in die Zelle transportiert und dort durch Phosphorylierungen aktiviert.

Über eine erhöhte Affinität des Arzneistoffs zum Enzym werden im Nukleotidstoffwechsel relevante Enzyme gehemmt, was Fehlfunktionen zur Folge hat. So stören Purin- und Pyrimidinanaloga, wie die Virustatika Aciclovir und Zidovudin, den Nukleotidstoffwechsel durch Hemmung der DNA-Polymerase (Aciclovir) oder der Reversen Transkriptase (Zidovudin).

Der Hauptmechanismus der Zytotoxizität von Nukleotidanaloga basiert auf der Bildung dreifach-phosphorylierter Derivate und deren Einbau in die DNA, was letztlich zu Kettenabbrüchen, Terminierung des Zellzyklus und schließlich zum Zelltod führt [127]. Die Zytostatika 5-Fluorouracil und Azathioprin stören die Zellteilung, indem sie als falsche Bausteine in die DNA oder auch RNA eingebaut werden. Flucytosin, zur Therapie systemischer Mykosen eingesetzt, stört die DNA- und RNA-Synthese der Pilzzelle und führt zu Akkumulation fehlerhafter mRNA (vgl. Abbildung I-7). Da der Wirkmechanismus von Flucytosin bei *C. albicans* bereits bekannt ist, diente diese Substanz als Modellverbindung zur Überprüfung der etablierten analytischen Methode (siehe Ergebnisse und Diskussion, Kapitel 1.2.4).

Tabelle III-1: Übersicht über Strukturen der im Handel befindlichen Pyrimidin- und Purinanaloga zu verschiedenen therapeutischen Zwecken.

	Pyrimidinanaloga	Purinanaloga
Zytostatika	5-Fluoruracil	Azathioprin
Virustatika	Zidovudin	Aciclovir
Antimykotikum	Flucytosin	

1. Einfluss von GB-AP-143 auf das Metabolom von *S. aureus* und *C. albicans*

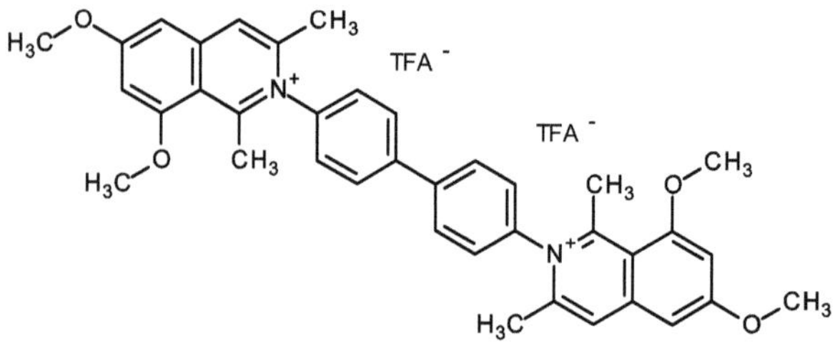

Abbildung III-2: Struktur des dimeren Isochinolinalkaloids GB-AP-143.

Das dimere *N,C*-gekoppelte Isochinolinalkaloid GB-AP-143 (siehe Abbildung III-2) zeigt wachstumshemmende Aktivität sowohl gegen grampositive Bakterien wie *S. aureus* und *S. epidermidis* als auch gegen den Hefepilz *C. albicans* (siehe Tabelle III-2). Zusätzlich tritt bei den beiden Biofilm-bildenden Stämmen *S. aureus* und *S. epidermidis* bei einer Konzentration von 0,63 µM GB-AP-143, die der Minimalen Hemmkonzentration (MHK) entspricht, eine Hemmung der Biofilmbildung von 90 % ein. Die Biofilmhemmung ist selbst bei Konzentrationen, die unterhalb der MHK liegen und somit zu keiner Wachstumshemmung führen, nachweisbar (siehe Abbildung III-3) [128].

Tabelle III-2: Wachstumshemmung von GB-AP-143 auf verschiedene Mikroorganismen.

Stamm	Charakteristika	MHK [µM]
S. aureus 325	Biofilm-positives, klinisches Isolat aus einer Blutkultur (Wildtyp)	0,63
S. epidermidis RP62A	Biofilm-positiver, multiresistenter Referenzstamm	0,63
C. albicans 5314	klinisches Isolat	1,25

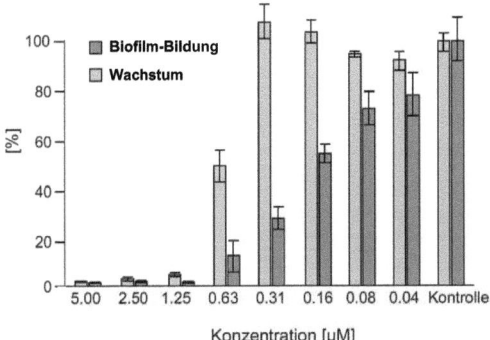

Abbildung III-3: Aktivität von GB-AP-143 in unterschiedlichen Konzentrationen gegen *S. epidermidis* RP62A hinsichtlich Wachstum und Biofilmhemmung (modifiziert nach [129]).

Nukleotidanalytik: *S. aureus* und *C. albicans*

In bioinformatischen Modellierungen wurde gezeigt, dass die antiinfektive Wirkung von GB-AP-143 vermutlich auf Änderungen im Nukleotidstoffwechsel von *S. aureus* und *C. albicans* zurückzuführen ist. Durch direkte Metabolitmessungen ausgewählter Nukleotide sollten diese bioinformatischen Modelle mit „realen" Daten verglichen und validiert werden, um in weiteren Modellierungen genauere Vorhersagen treffen zu können.

Zur Untersuchung wurden jeweils Zellkulturen von *S. aureus* und *C. albicans* mit und ohne Inhibitor inkubiert, die Zellen abgeerntet und der Gehalt ausgewählter Nukleotide der aus dem Zellpellet gewonnenen Zellextrakte bestimmt. Für die Analytik der Nukleotide wurde eine HPLC/UV-Methode etabliert.

Target- und Fingerprintanalytik: *C. albicans*

Da für *C. albicans* weitere umfassende bioinformatische Netzwerkanalysen durchgeführt wurden, sollte auch die analytische Methodik ausgeweitet werden. Neben Nukleotidmessungen wurden eine Methode zur Targetanalytik mit Fokus auf organische Säuren und Aminosäuren und zusätzlich eine Methode zur Fingerprintanalytik entwickelt, um die GB-AP-143-verursachten Änderungen im Metabolom von *C. albicans* genauer zu analysieren. Für die Target- und Fingerprintanalytik wurde eine GC/MS-Methode etabliert.

Zur Überprüfung der analytischen und bioinformatischen Modelle wurden Inkubationen von *C. albicans* mit Flucytosin durchgeführt und die Zellextrakte sowohl mit der Nukleotid- als auch mit der Target- und Fingerprintanalytik untersucht.

C. albicans-Mutanten

GB-AP-143 zeigte auch Aktivität gegen die Fluconazol-resistenten C. albicans-Mutanten TAC, UPC und MRR (Details zu den Mutanten siehe Ergebnisse und Diskussion, Kapitel 1.2.6.1). Exemplarisch sollten hierfür die durch Inkubation mit GB-AP-143 bedingten Änderungen im Nukleotid- und Aminosäurestoffwechsel bei der Mutante MRR analysiert werden. Es sollte untersucht werden, ob der Wirkmechanismus von GB-AP-143 bei Wildtyp und Mutante auf dem gleichen Prinzip beruht.

Um festzustellen, ob die einzelnen Mutanten (TAC, UPC und MRR) an sich bereits Unterschiede in den Nukleotid- und Aminosäurekonzentrationen aufweisen, sollten für alle Mutanten Messungen ohne Inhibitor durchgeführt werden.

Ziel dieses Teils der vorliegenden Arbeit war somit die Entwicklung analytischer Methoden zur Untersuchung

- von Konzentrationsänderungen im Nukleotidstoffwechsel von S. aureus bei Inkubation mit GB-AP-143
- von Konzentrationsänderungen im Aminosäure- und Nukleotidstoffwechsel von C. albicans und der Fluconazol-resistenten C. albicans-Mutante MRR bei Inkubation mit GB-AP-143
- von Konzentrationsänderungen im Aminosäure- und Nukleotidstoffwechsel von C. albicans bei Inkubation mit Flucytosin
- von Konzentrationsunterschieden im Aminosäure- und Nukleotidstoffwechsel zwischen den Fluconazol-resistenten C. albicans-Mutanten TAC, UPC und MRR
- des Fingerprints von mit GB-AP-143 und Flucytosin behandelten C. albicans

Tabelle III-3 gibt einen Überblick über die analytischen Methoden, die für die jeweiligen Messungen verwendet wurden und zeigt die gemessenen Nukleotide.

Tabelle III-3: Überblick über die entwickelten analytischen Methoden und die damit durchgeführten Messungen.

Organismus + Inkubation mit	HPLC Nukleotidanalytik	GC Target-analytik	GC Fingerprint-analytik
S. aureus + GB-AP-143	NAD^+, NADH, $NADP^+$, NADPH AMP, CMP, GMP, TMP, XMP	–	–
C. albicans + Flucytosin	AMP, CMP, GMP, TMP, XMP	✓	✓
C. albicans + GB-AP-143	NAD^+, AMP, cAMP, CMP, cGMP, TMP, XMP	✓	✓
C. albicans-Mutanten: TAC, UPC, MRR	NAD^+, $NADP^+$, AMP, cAMP, CMP, cGMP, GMP, TMP, XMP	✓	–
C. albicans-Mutante MRR + GB-AP-143	NAD^+, $NADP^+$, AMP, cAMP, CMP, cGMP, GMP, TMP, XMP	✓	–

Die Etablierung der Metabolomanalyse umfasste neben der Entwicklung und Validierung der analytischen Methoden auch probenvorbereitende Schritte wie Quenching und Extraktion. Beim Aufbau der Methodik wurde darauf geachtet, dass die verschiedenen Mikroorganismen mit möglichst wenigen Unterschieden in der Probenvorbereitung aufgearbeitet werden konnten und dass die analytische Methode auf die Untersuchung der unterschiedlichen Extrakte leicht adaptiert werden konnte.

In den nächsten Kapiteln werden jeweils die Probenvorbereitung sowie die Entwicklung und Validierung der eingesetzten analytischen Methoden beschrieben, bevor die Ergebnisse der Metabolommessungen von S. aureus und C. albicans vorgestellt und diskutiert werden. Da für S. aureus ausschließlich Nukleotidmessungen mittels HPLC/UV durchgeführt wurden, sind die Nukleotidextraktion und die Entwicklung dieser Methode unter S. aureus aufgeführt. Für C. albicans wurde sowohl HPLC- als auch GC-Analytik eingesetzt, weswegen letztere bei C. albicans beschrieben ist.

1.1. Metabolomanalytik von *Staphylococcus aureus*

1.1.1 Probengewinnung und Extraktion

Als Modell für die Etablierung der Extraktion und Überprüfung des Einflusses der Matrix auf die ionenpaarchromatographische Methode wurde wegen der leichteren Kultivierbarkeit *S. cerevisiae* verwendet. Zunächst wurden Nukleotide mit unterschiedlichen Medien (MeOH und ACN) aus *S. cerevisiae* extrahiert und die so gewonnenen Extrakte mit der ionenpaarchromatographischen Methode vermessen, bevor die Ergebnisse auf *S. aureus* übertragen wurden.

Die Probenvorbereitung sollte zusätzlich ohne große Veränderungen für *S. aureus* und *C. albicans* anwendbar sein. Da für *C. albicans* zusätzlich Target- und Fingerprintanalysen mittels GC/MS durchgeführt und idealerweise alle Messungen aus einer Probe vorgenommen werden sollten, fand ein Abgleich mit den Extraktionsdaten von *C. albicans* statt, bevor ein Probenvorbereitungsprotokoll festgesetzt wurde, das für *S. aureus* und *C. albicans* gleichermaßen gelten sollte.

Die Extraktion sollte alle intrazellulären Metabolite möglichst vollständig aus den Zellen in das Extraktionsmedium überführen. Wegen chemisch und physikalisch unterschiedlicher Charakteristika der Metabolite ist eine quantitative Extraktion aller Metabolite nicht möglich. Da ein Schwerpunkt dieser Arbeit auf der Nukleotidanalytik lag, sollte hier eine Extraktionsmethode angewendet werden, die vor allem polare Metabolite möglichst quantitativ aus den Zellen extrahiert.

In die Wahl der probenvorbereitenden Schritte gingen folgende Überlegungen ein:

Vorüberlegungen zum Quenching

- Wenn intrazelluläre Nukleotidkonzentrationen gemessen werden sollen, kommt eine direkte Extraktionsmethode nicht in Frage. Bei dieser werden die Zellen nicht vom Extrazellulärmedium getrennt und somit werden intra- und extrazellulär vorkommende Metabolite gemeinsam erfasst. Ein Abtrennen des Mediums von den Zellen ist zwar mittels Zentrifugation oder Filtration möglich, jedoch würde sich die Zusammensetzung des Metaboloms aufgrund z. T. sehr hoher Turnover-Raten verändern. So liegt beispielsweise die Umwandlungsrate cytosolischer Glucose bei 1 mM/s. Aus diesem Grund muss vor einer Abtrennung der Zellen die enzymatische und somit auch metabolische Aktivität gestoppt werden [130, 131].

- Ein Vergleich verschiedener Extraktionsmethoden hinsichtlich des Auftretens intrazellulärer Metabolitverluste während des Quenchings zeigt, dass mit allen bisher eingesetzten Quenchingmethoden intrazelluläre Verluste nicht vollständig zu vermeiden sind. Bei nur geringer Kontaktzeit lassen sich diese Verluste jedoch minimieren [81, 132]. Eine Möglichkeit intrazelluläre Verluste weiter zu minimieren, ist der Einsatz von Glycerol-Wasser-Mischungen. Diese Quenchingmethode hat jedoch einige Nachteile. Zum einen kann Glycerol aufgrund seines hohen Siedepunktes und der hohen Polarität nicht mehr aus der Probe entfernt werden, was dazu führt, dass das Extrazellulärmedium nicht mehr analysiert werden kann. Außerdem stören die im Zellpellet verbleibenden Reste an Glycerol beim für die GC-Analytik notwendigen Sylierungsschritt [133].

- Um eine möglichst gute Reproduzierbarkeit aller probenvorbereitenden Schritte zu gewährleisten, sollte bei der Auswahl der Quenching- und Extraktionsmethode darauf geachtet werden, dass möglichst alle Proben einer Messreihe parallel, zügig und nur mit wenigen Schritten gewonnen und aufgearbeitet werden können.

Vorüberlegungen zur Extraktion von Nukleotiden

- Nukleotide sind bei hohen Temperaturen oder extremen pH-Werten nicht stabil, so dass Extraktionsmethoden, wie Gefrier-Auftau-Zyklen oder kochendes Ethanol, nicht eingesetzt werden können [134]. Unter sauren oder alkalischen Bedingungen kann der nachfolgende Neutralisationsschritt zusätzlich von Nachteil sein, da er die Metabolitkonzentrationen erneut verdünnt und auch die Wiederfindungsrate negativ beeinflussen kann. Bei der Neutralisation entstehen Niederschläge, wie beispielsweise $KClO_4$ bei der Perchlorsäureextraktion. An diese Niederschläge adsorbieren bevorzugt Nukleotide, was zusätzlich zu Konzentrationsänderungen führt [135]. Da die meisten Metaboliten im Neutralen die höchste Stabilität aufweisen, kann auf eine Extraktion unter alkalischen oder sauren Bedingungen verzichtet werden.

- Die Extraktion von Nukleotiden, aber auch anderer Metabolitklassen wie Aminosäuren, organischen Säuren, Zuckern und Zuckeralkoholen, ist am vollständigsten bei der Verwendung von reinem Methanol oder wässrigen Methanol-Mischungen, wobei sich die Extraktion im eisgekühlten Ultraschallbad als vorteilhaft erwies [81, 136-138]. Alkoholische Lösungen denaturieren zusätzlich Proteine und Polysaccharide, wodurch der Zusatz von Salzen, die bei der MS-Detektion Probleme verursachen, nicht notwendig ist. Darüber hinaus sind alkoholische Lösungsmittel leicht zu verdampfen und für die nachfolgende Aufarbeitung für die GC/MS-Analytik geeignet [132].

Extraktion von Nukleotiden aus *S. cerevisiae*

Für die Extraktion der Nukleotide aus *S. cerevisiae* wurden zunächst zwei unterschiedlich hohe Konzentrationen an Methanol (50 % und 80 % (V/V)) und 50 % (V/V) Acetonitril verwendet. Das Quenchen der Zellen fand durch Vorlage von – 20 °C kaltem 50 % (V/V) Methanol statt. Um eine schnelle Durchmischung zu gewährleisten, wurde das Quenchingmedium im Verhältnis 1:1 zur Zellkultur vorgelegt und die Probe zupipettiert. Nach Zentrifugation wurde der Überstand verworfen und das Pellet mit 0,9 %iger NaCl-Lösung gewaschen. Das Abtrennen der Zellen fand jeweils durch Zentrifugation statt. Auf Filtrationsschritte wurde verzichtet, da diese im Gegensatz zur Zentrifugation nicht bei Minustemperaturen durchgeführt werden konnten, so dass ungewollte Veränderungen im Metabolom möglich gewesen wären. Die Extraktion selbst fand in 1 ml des jeweiligen Extraktionsmediums (50 % oder 80 % Methanol, 50 % Acetonitril) durch kurzes Vortexen und 5-minütige Behandlung im eisgekühlten Ultraschallbad statt. Um eine Konzentrierung und somit einen zusätzlichen Schritt in der Probenvorbereitung zu vermeiden, wurde das Zellpellet jeweils mit nur 1 ml Extraktionsmittel extrahiert. Nach Zentrifugation wurden die Extrakte mittels der ionenpaarchromatographischen Methode (siehe Seite 98) direkt vermessen. Die Ergebnisse der Extraktionen sind in Tabelle III-4 aufgeführt.

Tabelle III-4: Gehalt der mit verschiedenen Lösungsmittelgemischen extrahierten Nukleotide.

Gehalt [µg/ml]	50 % MeOH	80 % MeOH	50 % ACN
AMP	81,72	59,52	47,00
cAMP	4,20	3,84	4,31
CMP	24,77	21,18	11,87
GMP	3,78	4,16	4,34
TMP	2,99	5,79	3,17
UMP	38,28	35,96	12,71
XMP	14,16	23,27	18,43
Summe	169,90	153,72	101,83

Bei der Verwendung von 50 % (V/V) MeOH konnte zwar insgesamt ein höherer Gehalt der Nukleotide extrahiert werden, jedoch waren sowohl bei Einsatz von 50 % (V/V) MeOH und 50 % (V/V) ACN die Matrixeffekte größer als bei der Extraktion mit 80 % (V/V) MeOH. Da Matrixeffekte die Genauigkeit der Integration stören, wurde für die Quantifizierung die Extraktion mit 80 % (V/V) MeOH gewählt.

Extraktion von Nukleotiden aus *S. aureus*

Die chromatographische Trennung der Extrakte aus *S. aureus* mittels der im vorigen Abschnitt beschriebenen Methode lieferte den *S. cerevisiae*-Extrakten ähnliche Ergebnisse, so dass sich für *S. aureus* die in Abbildung III-4 schematisch dargestellte Probengewinnung und –aufarbeitung ergab.

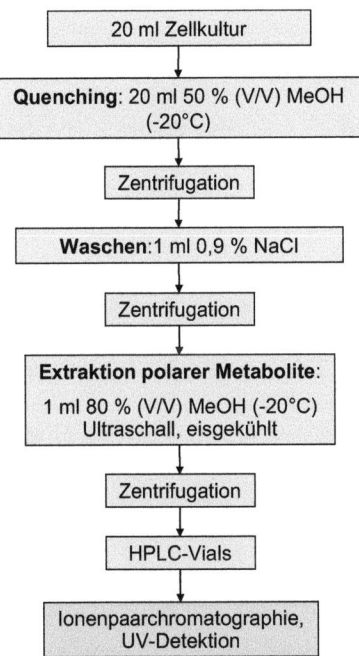

Abbildung III-4: Probengewinnung und Extraktion für *S. aureus*.

1.1.2 Entwicklung und Validierung einer ionenpaarchromatographischen Methode

Die Schwierigkeit der Nukleotidanalytik basiert auf der strukturellen Ähnlichkeit der Analyten und auf der, vor allem durch die Phosphatgruppen vermittelten, hohen Polarität und anionischen Struktur. Hinzu kommen im Fall der Analytik von Nukleotiden in biologischen Proben die großen Konzentrationsunterschiede zwischen den einzelnen Nukleotiden und die Anwesenheit zahlreicher weiterer Metabolite und Zellbestandteile aus der komplexen Matrix [127].

Aufgrund der ausgeprägten Polarität zeigen Nukleotide keine ausreichende Retention an Umkehrphasematerialien. Eine der analytischen Möglichkeiten zur Trennung dieser Analyten ist der Einsatz der Anionenaustauschchromatographie, die jedoch wegen geringer Robustheit gegenüber Schwankungen von pH-Wert, Temperatur und Ionenstärke nur sehr selten Einsatz findet. Darüber hinaus ist die Ionenaustauschchromatographie wegen der in sehr hohen Konzentrationen eingesetzten Salze wie Carbonatsalze oder Hydroxide (z. B. Na_2CO_3, $NaHCO_3$, KOH, NaOH) für eine MS-Detektion nicht geeignet. Als Alternative kann man mit der Ionenpaarchromatographie gute Ergebnisse erzielen. Bei dieser werden der mobilen Phase Ionenpaarreagenzien, wie z. B. Ammoniumsalze (Tetrabutylammoniumhydrogensulfat, Triethylamin, Tetrabutylamin) zugegeben, die als Ionenpaarbildner bzw. Gegenion agieren. Die höhere Retention der Nukleotide an Umkehrphasematerialien kann durch die Bildung von neutralen Ionenpaaren der negativ geladenen Phosphatgruppe der Nukleotide mit dem positiv geladenen Ionenpaarreagenz erklärt werden [139, 140].

Bei Einsatz flüchtiger Ionenpaarreagenzien, wie z. B. Tributylamin, Triethylammoniumacetat oder auch Trifluoressigsäure, ist auch die Kopplung mit MS-Detektoren möglich, die zumeist der UV-Detektion an Sensitivität und Spezifität überlegen sind [127, 141]. Nukleotide sind aufgrund der negativen Ladung der Phosphatgruppe mittels ESI gut im negativen Modus zu erfassen. Bei Einsatz von Ionenpaarreagenz ist jedoch die negative Ladung aufgehoben, so dass die Detektion der Base im positiven Modus sensitiver sein kann [139]. Durch die Probenmatrix kann bei MS-Detektion Ionensuppression auftreten, bei der die Ionisation der zu erfassenden Analyten durch koeluierende Substanzen unterdrückt wird. Die Ionensuppression hat somit negative Effekte auf Robustheit und Reproduzierbarkeit der LC/MS-Methode und erschwert dadurch die Quantifizierung der Analyten [142].

Die Ionenpaarchromatographie bietet viele Möglichkeiten zur Optimierung einer Trennung; Art und Anteil der organischen Phase können ebenso modifiziert werden wie Art und Konzentration des Puffers und des Ionenpaarreagenzes. Für die Trennung von sauer reagierenden Analyten (pK_s-Wert der Phosphatgruppe von Nukleotiden beträgt

Ergebnisse und Diskussion 99

etwa 1) werden meist hydrophobe organische Substanzen wie sekundäre oder tertiäre Amine zur mobilen Phase gegeben. Beispiele hierfür sind Triethylamin, Dibutylamin, Tetramethylammonium, Tetrabutylamin und Dimethylhexylamin [143].

1.1.2.1 Methodenoptimierung

Für die Methodenentwicklung wurde eine Mischung aus 16 Nukleotiden (AMP, ADP, ATP, cAMP, CMP, CTP, FAD, GMP, GDP, cGMP, NAD^+, NADH, NADPH, TMP, UMP und UDP) hergestellt und mittels verschiedener Ionenpaarreagenzien an unterschiedlichen stationären Phasen chromatographisch getrennt. Die Strukturen der verwendeten Nukleotide sind in Abbildung III-5 dargestellt.

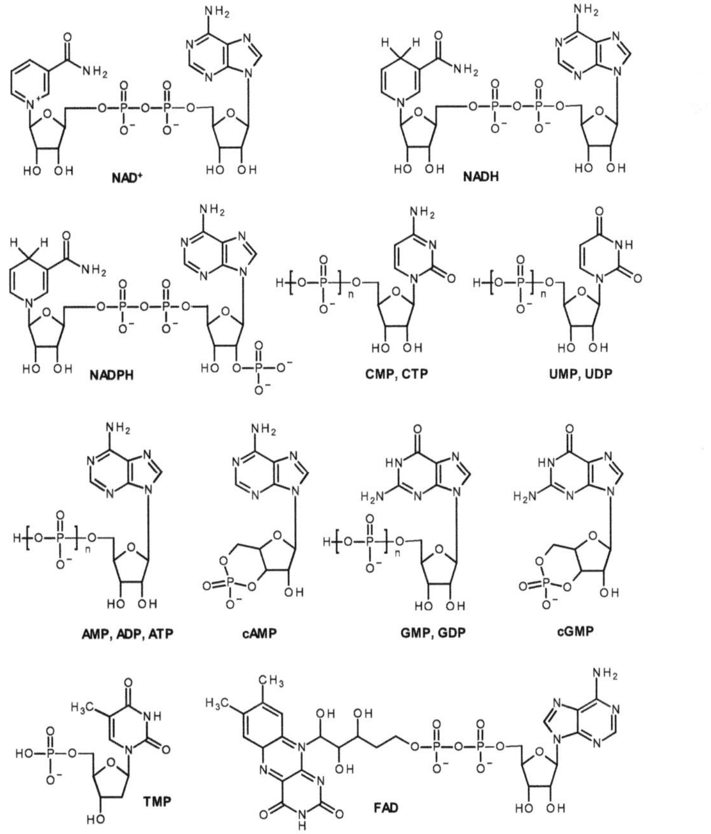

Abbildung III-5: Strukturformeln der für die Methodenentwicklung verwendeten Nukleotide (n = 1: entsprechendes Monophosphat, n = 2: Diphosphat; n = 3: Triphosphat).

Als Ionenpaarreagenzien wurden Amine unterschiedlicher Kettenlänge verwendet: Dibutylamin, sekundäres Dibutylamin, Dihexylamin und Tributylamin (Strukturen siehe Abbildung III-6).

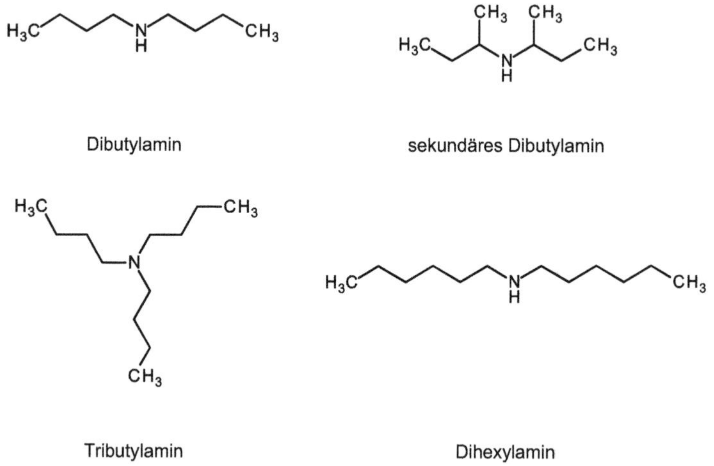

Dibutylamin

sekundäres Dibutylamin

Tributylamin

Dihexylamin

Abbildung III-6: Strukturen der für die Methodenentwicklung verwendeten Ionenpaarreagenzien.

Zunächst wurde eine dicht gepackte C12-Phase (Synergi Max RP) mit jeweils identischen Konzentrationen Ionenpaarreagenz (5 mM) unter Zusatz von jeweils 0,1 % Ameisensäure zur mobilen Phase verwendet. Um eine bessere Vergleichbarkeit zu erzielen, wurde stets der gleiche Gradient verwendet (5 – 50 % B in 15 min). In Abbildung III-7 sind die Chromatogramme dieser Variationen dargestellt. Bei Einsatz von sekundärem Dibutylamin (B) eluierten alle Analyten binnen 10 Minuten ohne Basislinien-Trennung. Dihexylamin (C) retenierte die Nukleotide im Vergleich zu Dibutylamin (A) aufgrund der längeren C-Kette länger an der Säule, jedoch war die Auflösung nicht ausreichend. Bei Verwendung von Tributylamin (D) als Ionenpaarreagenz zeigten die Analyten die beste Selektivität und höchste Retention: innerhalb der 15-minütigen Trennung eluierten acht Nukleotide, die restlichen Nukleotide eluierten während der Spülphase.

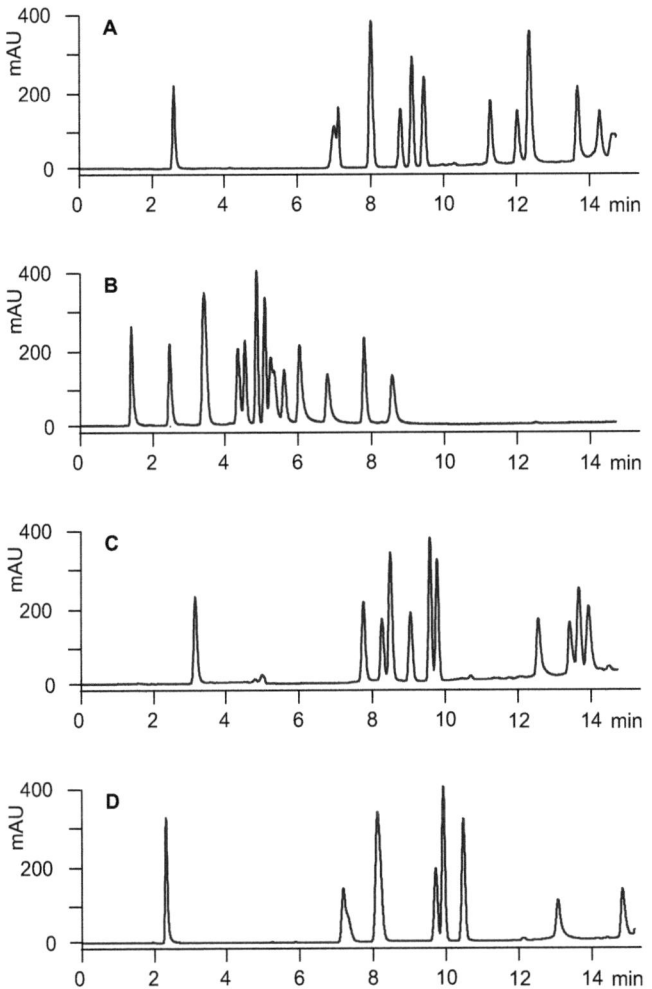

Abbildung III-7: HPLC-Analyse der Nukleotidmischung unter Verwendung der Synergi Max-RP Säule als stationäre Phase und verschiedenen Ionenpaarreagenzien in der mobilen Phase. A: Dibutylamin; B: sekundäres Dibutylamin; C: Dihexylamin; D: Tributylamin.

Da nicht alle Nukleotide innerhalb der angestrebten Analysenzeit von 15 Minuten von der Säule eluierten, wurden anschließend verschiedene Säulenmaterialien in Kombination mit Tributylamin als Ionenpaarreagenz getestet (siehe Abbildung III-8).

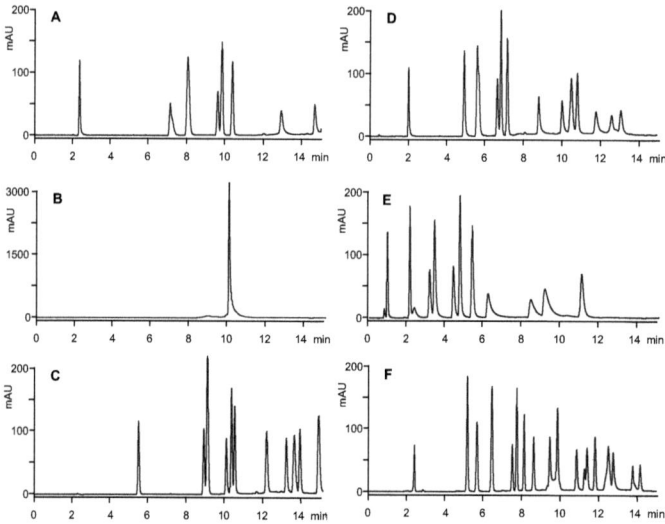

Abbildung III-8: Tributylamin (TBA) als Ionenpaarreagenz bei verschiedenen Säulenmaterialien. Jeweils 5 mM TBA, 0,1 % Ameisensäure in beiden Phasen, Gradient 5-50 % B in 15 min. A: Max-RP, B: Polar-RP, C: Hydro-RP, D, XDB-C18, E: Bonus-RP, F: Fusion-RP.

Mit der Polar-RP, einer Säule mit polarem Endcapping und über Ether verknüpften endständigen Aromaten, konnte aufgrund der hohen Polarität keine Trennung erzielt werden; alle Nukleotide eluierten ohne Trennung nach etwa 10 Minuten (B). Bei Verwendung der im Vergleich zur Polar-RP weniger polaren Säule Hydro-RP (RP18-Säule mit polarem Endcapping) zeigte sich eine deutliche Steigerung der Retention, jedoch waren vor allem im mittleren Retentionszeitbereich von 8-12 Minuten mehrere nicht Basislinien-getrennte Signale zu sehen (C). Wurde eine apolare Phase, wie die XDB-C18, verwendet, zeigten sich bei höherer Retentionszeit Peakverbreiterungen, die vor allem bei Anwesenheit von Matrix für die Quantifizierung problematisch geworden wären (D). Dieser Effekt des Tailings verstärkte sich noch bei der Verwendung einer C-14 Phase mit Amidlinker (Bonus-RP, E). Die höchste Selektivität konnte mit der Fusion-RP-Säule erzielt werden, die in der C18-Kette polare Linker trägt (F), weswegen die

Kombination von Fusion-RP mit Tributylamin als Ionenpaarreagenz den Ausgangspunkt für weitere, davon abgeleitete und meist nur im Gradienten modifizierte Methoden darstellte. Die Methoden wurden für die jeweils zu analysierenden Nukleotide und die organismusspezifische Matrix adaptiert und optimiert. In Abbildung III-9 ist die Trennung des Nukleotidmixes unter Verwendung von Tributylamin und der Fusion-RP als stationäre Phase gezeigt, wobei die Nukleotide den entsprechenden Signalen zugeordnet sind.

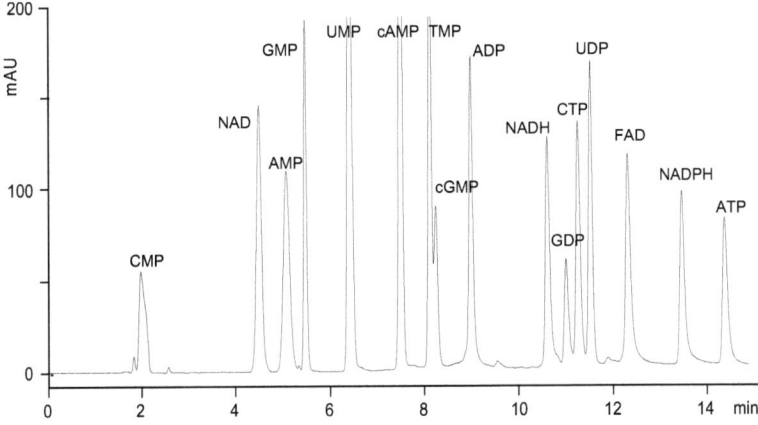

Abbildung III-9: Zuordnung der Nukleotide zu den entsprechenden Signalen. Verwendung von 5 mM Tributylamin, 0,1% Ameisensäure, Wasser (A), 5 mM Tributylamin, 0,1% Ameisensäure, Acetonitril (B), Synergi Fusion-RP als stationäre Phase, Gradient: 5 – 50 % B in 15 min.

Klawitter et al. zeigten 2007, dass mit der Kopplung von Ionenpaarchromatographie und MS-Detektion bei Verwendung flüchtiger Ionenpaarreagenzien für die Nukleotidanalytik gute Ergebnisse erzielt werden können [144]. Da bei der Anwendung des flüchtigen Ionenpaarreagenzes Tributylamin eine MS-Detektion möglich ist, sollte die UV-Methode auf eine Ionenfalle als MS-Detektor übertragen werden, um die Sensitivität zu erhöhen. Die Nukleotide konnten aufgrund des Ionenpaarreagenzes im positiven Modus besser erfasst werden als im negativen Modus, jedoch zeigte sich ein ausgeprägter „Memory"-Effekt von Tributylamin mit Intensitäten im Bereich von 10^6 bis 10^7, der im „Fullscan"-Modus zu starken Empfindlichkeitsverlusten der Analyten führte. Beim „Memory"-Effekt werden durch Ablagerung des Ionenpaarreagenzes in der Ionenfalle im positiven Scan $[M+H]^+$-Signale des Ionenpaarreagenzes erhalten, die so intensiv sind, dass die Analyten nicht mehr in ausreichendem Maß detektiert werden können. Da dieses Gerät auch zur Strukturaufklärung verwendet wird und der „Memory"-Effekt des Ionenpaarreagenzes zu den erwähnten „Störsignalen" führte, fand die weitere Analytik ausschließlich mit UV-Detektion statt. Über diesen „Memory"-Effekt wurde bereits in der Literatur berichtet [141].

Für die Messung der Effekte von GB-AP-143 auf S. aureus sollten die intrazellulären Konzentrationen von AMP, CMP, GMP, IMP, TMP und XMP bestimmt werden. Um eine optimale Trennung dieser Nukleotide zu erzielen, wurde hierfür der Gradient der Ausgangsmethode modifiziert und anschließend eine Validierung durchgeführt. Durch Einführen einer isokratischen Stufe in den ersten 5 Minuten und anschließendem Anstieg auf 20 % B innerhalb von 10 Minuten konnte die Trennung für diese Nukleotide optimiert werden (genaue Parameter siehe Tabelle II-7). In Abbildung III-10 ist die Trennung der Standards dargestellt.

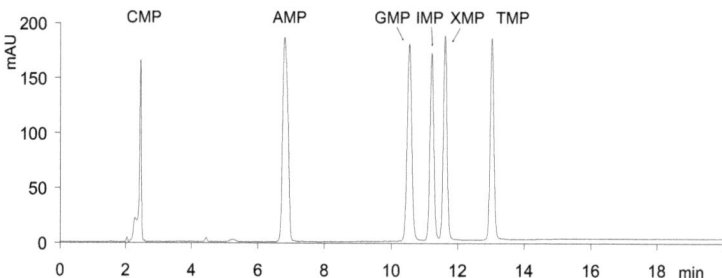

Abbildung III-10: Trennung von AMP, CMP, GMP, IMP, TMP und XMP mittels Ionenpaarchromatographie: 5 mM Tributylamin, 0,1 % Ameisensäure, Acetonitril; Säule: Synergi Fusion-RP.

1.1.2.2 Validierung

1.1.2.2.1 Purin- und Pyrimidinnukleotide

Um die HPLC/UV-Methode zu validieren, wurden Selektivität, Nachweis- und Bestimmungsgrenze, Linearität sowie Instrument- und Methodenpräzision ermittelt. Durch Variation verschiedener Parameter wurde zusätzlich die Robustheit der Methode untersucht.

Die **Selektivität** bezeichnet die Fähigkeit einer Methode, verschiedene Analyten nebeneinander zu erfassen, ohne dass diese sich gegenseitig stören. Wie aus Abbildung III-10 ersichtlich ist, sind die Nukleotide Basislinien-getrennt. Allgemein wird eine Auflösung von $R_s > 1,5$ empfohlen [145]. Tabelle III-5 fasst die Retentionszeiten und Auflösungen (R_s) zusammen und zeigt, dass die Auflösung für jeden Analyten > 1,5 war.

Tabelle III-5: Retentionszeiten (RT) und Auflösungen (R_s) der analysierten Standard-Nukleotidmischung.

	CMP	AMP	GMP	IMP	XMP	TMP
RT [min]	2,35	6,81	10,69	11,36	11,75	13,12
R_s		5,99	14,75	2,94	1,93	6,82

Die **Nachweisgrenze** (Limit of Detection, LOD) ist die geringste Konzentration eines Analyten, bei der vom Detektor ein noch eindeutig erfassbares Signal erhalten wird. Unter der **Bestimmungsgrenze** (Limit of Quantification, LOQ) versteht man die Konzentration, die noch mit ausreichender Präzision zu quantifizieren ist. Beide Parameter können über das Signal-Rausch-Verhältnis (signal-to-noise, S/N) ermittelt werden. Die Nachweisgrenzen für die jeweiligen Nukleotide wurden als S/N von 3 und die Bestimmungsgrenzen als S/N von 10 bestimmt. Die Werte sind in Tabelle III-6 zusammengefasst, wobei die Parameter zum einen als Konzentration angegeben sind und zum anderen eine Umrechnung in die Stoffmenge stattfand, um eine bessere Vergleichbarkeit mit Literaturangaben zu ermöglichen. In einem Übersichtsartikel von Cohen et al. [127] wurden verschiedene HPLC/UV-Methoden, die zur Quantifizierung endogener Nukleotide und Nukleotidanaloga verwendet worden waren, u. a. hinsichtlich der Nachweisgrenzen betrachtet, die meist im Bereich von 10 und 100 pmol lagen. Ein Vergleich mit den Nachweisgrenzen der hier validierten Methode zeigt, dass sich die

Nachweisgrenzen aller Nukleotide unterhalb von 25 pmol bewegten, einige davon, wie z. B. IMP, TMP und XMP lagen sogar unterhalb von 5 pmol.

Tabelle III-6: Nachweis- und Bestimmungsgrenzen der Nukleotide.

	MW [g/mol]	LOD [µg/ml]	LOQ [µg/ml]	LOD [pmol]	LOQ [pmol]
CMP	323,2	0,60	1,37	18,56	42,39
AMP	347,2	0,46	1,21	13,25	34,85
GMP	363,2	0,82	2,14	22,58	58,92
IMP	346,2	0,16	0,42	4,62	12,13
XMP	362,2	0,14	0,29	3,87	8,01
TMP	322,2	0,13	0,33	4,03	10,24

Die **Linearität** bezeichnet die Fähigkeit einer Methode, für einen bestimmten Konzentrationsbereich Ergebnisse zu liefern, die proportional zur Konzentration des Analyten sind [146]. Zur Bestimmung der Linearität wurden sieben Konzentrationen über einen Bereich von 0,5 – 100 µg/ml vermessen. Für jede Konzentration wurden drei unabhängige Standardlösungen verwendet. Die graphische Auswertung erfolgte durch Auftragen der zu den jeweiligen Konzentrationen erhaltenen Flächen (siehe Abbildung III-11). Durch lineare Regression der Daten konnten die Geradengleichungen und die zugehörigen Bestimmtheitsmaße R^2 ermittelt werden. Für Quantifizierungen gilt ein Bestimmtheitsmaß von $R^2 > 0,98$ als ausreichend [145]. Tabelle III-7 fasst die Bestimmtheitsmaße der linearen Regressionsgeraden zusammen und zeigt, dass das Bestimmtheitsmaß für jedes Nukleotid den Anforderungen entsprach (hier $R^2 > 0,9955$).

Tabelle III-7: Bestimmtheitsmaß R^2 der Geradengleichungen.

	CMP	AMP	GMP	IMP	XMP	TMP
R^2	0,9999	0,9955	0,9996	0,9995	0,9996	1,0000

Ergebnisse und Diskussion 107

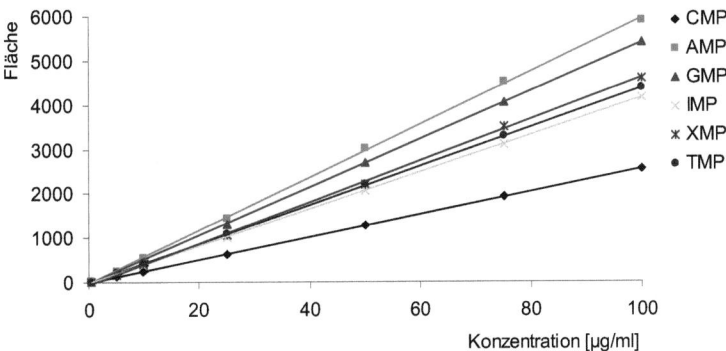

Abbildung III-11: Graphische Darstellung der Peakflächen gegen die Konzentrationen der einzelnen Nukleotide.

Die **Präzision** ist ein Maß für die Streuung von Analysenergebnissen. Hier wurden die Instrumentpräzision, also die Schwankungen, für die das Analysengerät verantwortlich ist, wie beispielsweise Injektion, Trennung, Detektion und Integration und die Methodenpräzision bestimmt. Die Methodenpräzision beinhaltet zusätzlich die probenvorbereitenden Schritte (u. a. Probennahme, Abwiegen, Pipettieren).

Die **Instrumentpräzision** wurde durch sechsmaliges Vermessen einer identischen Probe, die sechs Nukleotide in einer Konzentration von jeweils 0,1 mg/ml enthielt, bestimmt. Tabelle III-8 fasst die Ergebnisse der Messungen zusammen. Die zu akzeptierende relative Standardabweichung liegt für chromatographische Verfahren unterhalb von 1 % [145]. In diesem Fall lagen die Variationskoeffizienten (CV) mit Werten zwischen 0,12 und 0,76 % insgesamt deutlich darunter.

Tabelle III-8: Instrumentpräzision.

	Mittelwert der Peakfläche	sdv	CV [%]
AMP	2071,86	7,90	0,38
CMP	781,51	4,65	0,60
GMP	1725,47	7,78	0,45
IMP	1366,24	10,42	0,76
XMP	1430,89	1,77	0,12
TMP	1399,06	5,74	0,41

Die **Methodenpräzision** wurde bei der gleichen Konzentration durch Vermessen von drei unabhängig voneinander vorbereiteten Proben ermittelt. Die Ergebnisse der Messung sind in Tabelle III-9 zusammengefasst. Die Variationskoeffizienten lagen in einem Bereich von 0,86 und 1,87 % und somit im zulässigen Bereich, der für die Methodenpräzision kleiner als 3 % sein sollte [145].

Tabelle III-9: Methodenpräzision.

	Mittelwert der Peakfläche	sdv	CV [%]
AMP	2089,26	39,00	1,87
CMP	714,59	6,12	0,86
GMP	1731,66	25,74	1,49
IMP	1381,79	12,47	0,90
XMP	1428,66	20,41	1,43
TMP	1406,13	16,76	1,19

Als **Robustheit** wird die Fähigkeit eines Verfahrens bezeichnet, ein Ergebnis zu liefern, das durch Variation der Bedingungen nicht oder nur unwesentlich verfälscht wird. Durch Änderung von Temperatur und Fließmittelzusammensetzung wurde die Robustheit dieser Methode untersucht. Die Variation der Säulentemperatur ausgehend von 25 °C um +/- 2,5 °C ergab, dass die aufgrund der höheren Temperatur geringfügig verkürzten Retentionszeiten immer noch zu einer Basislinien-Trennung der Nukleotide ($R_S > 1,5$) führten (siehe Tabelle III-10).

Tabelle III-10: Einfluss der Säulentemperatur auf Retentionszeit und Auflösung der Nukleotide.

	22,5 °C		25,0 °C		27,5 °C	
	RT [min]	R_S	RT [min]	R_S	RT [min]	R_S
CMP	2,36		2,35		2,35	
AMP	6,81	22,97	6,81	25,99	6,74	22,83
GMP	10,76	14,85	10,69	14,75	10,48	13,88
IMP	11,43	3,00	11,36	2,94	11,17	2,95
XMP	11,83	1,96	11,75	1,93	11,57	1,98
TMP	13,19	6,79	13,12	6,82	13,00	7,16

Inwieweit sich die Änderung der Fließmittelzusammensetzung auf Retentionszeit und Auflösung der Methode auswirkt, wurde dadurch bestimmt, dass ausgehend von der Standardmethode die Zusammensetzung der mobilen Phase zu Beginn und am Ende des Gradienten um jeweils +/- 2 % verändert wurde (siehe Tabelle III-11). Tabelle III-12 zeigt, dass bei jeder Variation der mobilen Phase noch eine ausreichende Auflösung erzielt werden konnte.

Tabelle III-11: Änderung der Fließmittelzusammensetzung zur Überprüfung der Robustheit.

[min]	Fließmittelzusammensetzung [%B]				
	Standard	Variation 1	Variation 2	Variation 3	Variation 4
0	5	3	7	5	5
5	5	3	7	5	5
15	20	20	20	18	22
18	20	20	20	18	22

Tabelle III-12: Einfluss der Fließmittelzusammensetzung auf Retentionszeit und Auflösung der Nukleotide.

	Standard		Variation 1		Variation 2		Variation 3		Variation 4	
	RT [min]	R_S	RT [min]	R_S	RT [min]	R_S	RT [min]	R_S	RT [min]	R_S
CMP	2,35		2,63		2,23		2,36		2,36	
AMP	6,81	5,99	7,53	12,34	5,55	15,42	6,77	22,26	6,75	23,10
GMP	10,69	14,75	13,08	14,28	8,27	13,72	10,72	14,10	10,56	14,82
IMP	11,36	2,94	13,50	2,14	9,22	2,75	11,45	3,05	11,19	2,93
XMP	11,75	1,93	13,85	1,62	9,69	2,27	11,89	2,01	11,56	1,93
TMP	13,12	6,82	14,74	5,23	11,44	8,09	13,40	7,09	12,82	6,70

1.1.2.2.2 Nicotinamidderivate

Zusätzlich sollten neben der Messung der Purin- und Pyrimidinnukleotide auch die intrazellulären Konzentrationen der Nicotinamidderivate NAD^+, NADH, $NADP^+$ und NADPH in *S. aureus* bestimmt werden. Entsprechend der Entwicklung der vorher beschriebenen Methode wurde hier - ausgehend von der entwickelten ionenpaarchromatographischen Methode - der Gradient so modifiziert, dass diese Analyten optimal getrennt werden. Der isokratische Schritt in den ersten 5 Minuten blieb gleich, jedoch wurde der Gradient innerhalb von 15 Minuten auf 50 % B eingestellt (Parameter siehe Tabelle II-7). Analog zur Methode für die Quantifizierung der Purin- und Pyrimidinnukleotide wurde auch hier eine Validierung durchgeführt. In Abbildung III-12 ist die Trennung der Standards dargestellt.

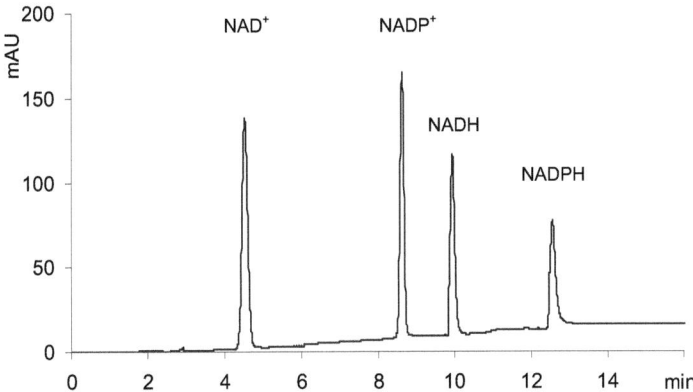

Abbildung III-12: Trennung von NAD^+, $NADP^+$, NADH und NADPH mittels Ionenpaarchromatographie: 5 mM Tributylamin, 0,1 % Ameisensäure, Acetonitril; Säule: Synergi Fusion-RP.

Selektivität: Die Nicotinamidderivate ließen sich mit dieser Methode Basislinien-getrennt analysieren. Die Retentionszeiten und Auflösungen sind in Tabelle III-13 zusammengefasst. Die Auflösungen entsprachen auch hier den Anforderungen ($R_s > 1,5$) [145].

Tabelle III-13: Retentionszeiten und Auflösungen der analysierten Standard-Mischung.

	NAD^+	$NADP^+$	NADH	NADPH
RT [min]	4,53	8,62	9,95	12,55
R_s		16,83	6,53	8,43

Die in Tabelle III-14 aufgeführten **Nachweisgrenzen** lagen hier im Bereich von 7 – 21 pmol und sind somit ebenfalls den Literaturwerten vergleichbar (Cohen et al.: Nachweisgrenzen von 10 bis 100 pmol) [127]. Die **Bestimmungsgrenzen** lagen unterhalb von 30 pmol und somit insgesamt etwas niedriger als die Bestimmungsgrenzen für die Nukleotide (LOQ < 60 pmol).

Tabelle III-14: Nachweis- und Bestimmungsgrenzen der Nicotinamidderivate.

	MW [g/mol]	LOD [µg/ml]	LOQ [µg/ml]	LOD [pmol]	LOQ [pmol]
NAD^+	663,4	0,51	1,34	7,69	20,20
$NADP^+$	743,4	1,02	1,87	13,72	25,15
NADH	665,4	0,84	1,12	12,62	16,83
NADPH	745,4	1,60	2,18	21,46	29,25

Zur Bestimmung der **Linearität** wurden sieben Konzentrationen, die sich über einen Bereich von 0,5 – 100 µg/ml erstreckten, vermessen, wobei für jede Konzentration drei unabhängige Standardlösungen verwendet wurden. Die graphische Auswertung ist in Abbildung III-13 dargestellt. Die Bestimmtheitsmaße der linearen Regression waren insgesamt größer als $R^2 > 0,98$ und entsprachen somit den Anforderungen (siehe Tabelle III-15) [145].

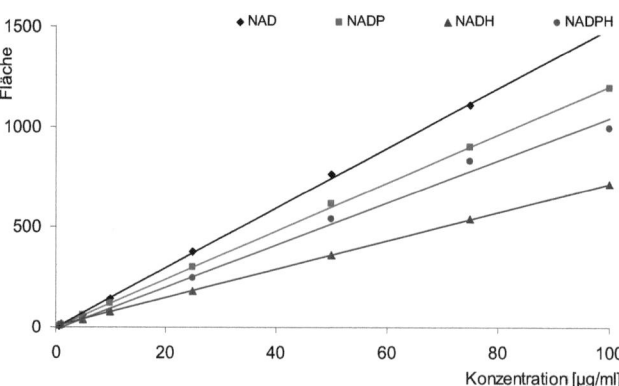

Abbildung III-13: Graphische Darstellung der Peakflächen gegen die Konzentrationen der Nicotinamidderivate.

Tabelle III-15: Bestimmtheitsmaß R^2 der Geradengleichungen.

	NAD⁺	NADP⁺	NADH	NADPH
R^2	0,9993	0,9998	0,9979	0,9971

Die **Instrumentpräzision** wurde durch sechsmaliges Vermessen einer identischen Probe, die die vier Nicotinamidderivate in einer Konzentration von jeweils 0,1 mg/ml enthielt, überprüft. Tabelle III-16 zeigt, dass die Variationskoeffizienten mit Werten zwischen 0,06 und 0,83 % unterhalb der geforderten 1 % lagen [145].

Tabelle III-16: Instrumentpräzision.

	Mittelwert der Peakfläche	sdv	CV [%]
NAD⁺	1425,07	4,18	0,29
NADP⁺	623,75	5,20	0,83
NADH	1192,60	0,76	0,06
NADPH	1076,30	1,18	0,11

Durch Vermessen von drei unabhängig voneinander hergestellten Proben wurde die **Methodenpräzision** bestimmt. Die auf diese Weise ermittelten Variationskoeffizienten lagen unterhalb der geforderten 3 % (siehe Tabelle III-17) und somit war eine ausreichende Präzision für die verwendete Methode gewährleistet.

Tabelle III-17: Methodenpräzision.

	Mittelwert der Peakfläche	sdv	CV [%]
NAD⁺	1529,35	21,80	1,43
NADP⁺	763,97	11,50	1,51
NADH	1213,39	25,47	2,10
NADPH	1053,78	22,49	2,13

1.1.3. Messergebnisse und Diskussion

Daten aus Genexpressionsanalysen, die den Effekt von GB-AP-143 auf das Transkriptom von *S. aureus* untersuchten, zeigten, dass Gene, die für einige Enzyme wichtiger Stoffwechselwege codieren, in ihrer Expression verändert sind. Dies sind zum einen DNA- und RNA-Polymerasen, deren Transkript im Vergleich zu unbehandelten Proben eine deutlich höhere Konzentration (200 %) aufwiesen. Um das 8-fache erhöht war das Transkript, das für den Komplex-III der oxidativen Phosphorylierung codiert. In Ergänzung zu den Genexpressionsanalysen wurden mit der Software YANA square *In-silico*-Änderungen in Stoffwechselwegen berechnet, die durch Zugabe von GB-AP-143 in *S. aureus* hervorgerufen werden. Einen Auszug dieser Daten gemeinsam mit den entsprechenden Genexpressionsdaten zeigt Tabelle III-18.

In Übereinstimmung mit den Genexpressionsdaten war auch bei der *In-silico*-Modellierung eine Verminderung der Enzymaktivitäten im Purinnukleotid-Stoffwechsel zu verzeichnen. Dies weist darauf hin, dass GB-AP-143 möglicherweise in diesen Stoffwechselweg eingreift.

Tabelle III-18: Genexpressionsdaten und *In-silico*-berechnete Aktivitäten verschiedener Enzyme für den Zusatz von GB-AP-143 zu *S. aureus*.

Enzym	Genexpression (*in vitro*)	Enzymaktivität (*in silico*)
DNA/RNA-Polymerasen	Erhöhung um 100 %	Verminderung um 30 %
Purin-Ribonnukleotid-Synthese	Verminderung um 50 %	Verminderung um 80 %
Glyceraldehyd-3-Phosphat-Dehydrogenase	keine Änderung	Verminderung um 20 %
Pyruvatdehydrogenase	keine Änderung	Verminderung um 10 %
oxidative Phosphorylierung: Komplex-I	keine Änderung	Verminderung um 30 %
oxidative Phosphorylierung: Komplex-III	Erhöhung um 800 %	Verminderung um 50 %

Ergebnisse und Diskussion 115

Weitere Hinweise auf einen möglichen Wirkmechanismus von GB-AP-143 ergeben sich aus den *In-silico*-Modellen, die verminderte Enzymaktivitäten im Bereich der oxidativen Phosphorylierung (Komplex-I und -III, Verminderung um 30 % bzw. 50 %) und der Glykolyse (Glyceraldehyd-3-Phosphat-Dehydrogenase und Pyruvatdehydrogenase) errechneten.

1.1.3.1 Biologischer Hintergrund

Der Zelle wird Energie in Form des universellen Energielieferanten ATP zur Verfügung gestellt. In aeroben Organismen wird der Hauptanteil von ATP über die Atmungskette produziert. Die ATP-Bildung ist aber auch über die Glykolyse möglich, bei der jedoch weitaus weniger ATP gebildet wird als bei der oxidativen Phosphorylierung. Da sowohl die Glykolyse als auch die oxidative Phosphorylierung in bioinformatischen Berechnungen als mögliche Angriffsorte für GB-AP-143 bei *S. aureus* identifiziert werden konnten, sollen die potentiellen Zielstrukturen wie die Glyceraldehyd-3-Phosphatdehydrogenase (GAPDH) oder Komplex-I der Atmungskette im Folgenden in ihrem biologischen Kontext dargestellt werden.

1.1.3.1.1 Rolle der Gyceraldehyd-3-Phosphat-Dehydrogenase und der Pyruvatdehydrogenase in der Glykolyse

Bei der Glykolyse wird Glucose über mehrere Schritte zu Pyruvat umgewandelt, wobei eine energiereiche Phosphatbindung aufgebaut wird, die dann auf ADP übertragen wird. Neben dieser ATP-Bildung wird NAD^+ während der Glykolyse in NADH umgewandelt. GAPDH und die Pyruvatdehydrogenase (Pyr-DH) katalysieren jeweils Reaktionen bei denen NADH gewonnen wird. In Abbildung III-14 sind die Schritte der Glykolyse und die durch GAPDH und Pyr-DH katalysierten Reaktionen schematisch dargestellt.

Wie aus der Abbildung ersichtlich, ist die Glykolyse mit weiteren metabolischen Wegen direkt assoziiert. Zum einen wird das in der Glykolyse gebildete Pyruvat zu Acetyl-CoA weiter verstoffwechselt, das dann in den Citrat-Zyklus eingeschleust wird; zum anderen dient das in der Glykolyse, aber auch im Citrat-Zyklus, gebildete NADH als Energielieferant für die Atmungskette in der ATP gebildet wird. NADH wird hierbei im Komplex-I der oxidativen Phosphorylierung wieder zu NAD^+ reoxidiert, das dann wieder für die entsprechenden Stoffwechselwege zur Verfügung steht.

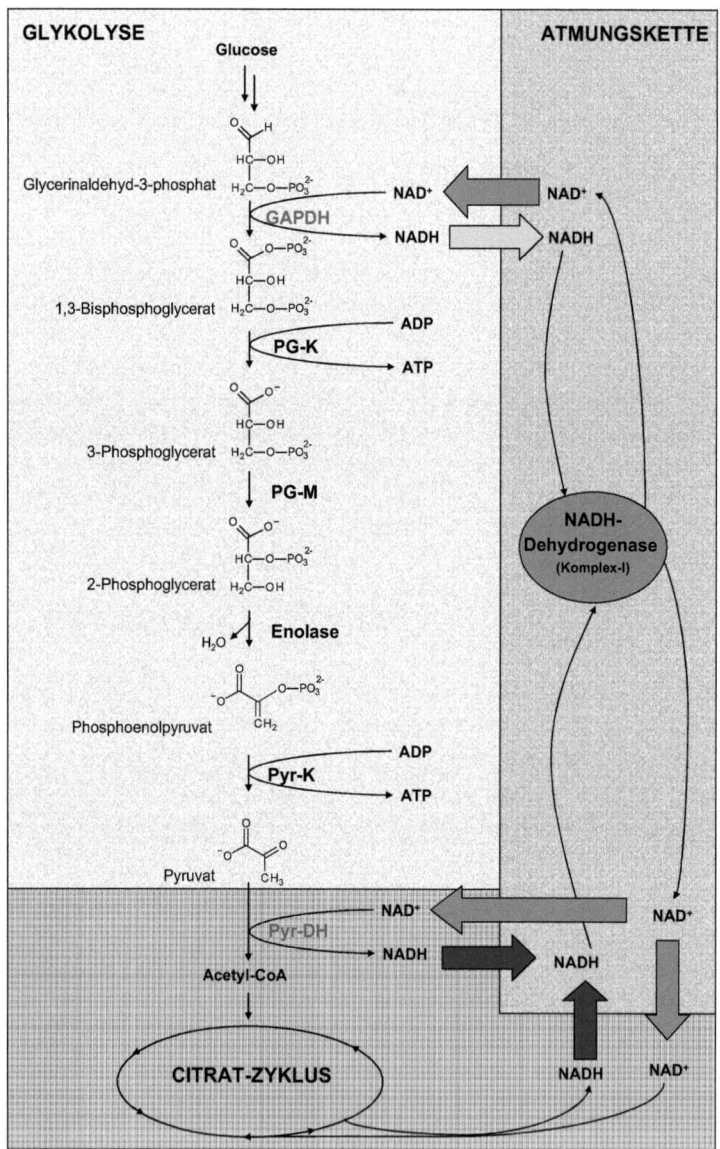

Abbildung III-14: Glykolyse und assoziierte Stoffwechselwege in einem stark vereinfachten Schema (PG-K: Phosphoglycerat-Kinase, PG-M: Phosphoglycerat-Mutase, Pyr-K: Pyruvatkinase).

1.1.3.1.2. Oxidative Phosphorylierung

Bei der oxidativen Phosphorylierung werden Elektronen über bestimmte Elektronentransporter von energiereichen Verbindungen wie NADH und $FADH_2$, die in Citrat-Zyklus, Fettsäuresynthese und Glykolyse gebildet werden, auf Sauerstoff übertragen. Die mitochondriale Atmungskette der Eukaryoten verfügt über Komplexe, die an der inneren Mitochondrienmembran lokalisiert sind. Bei Prokaryoten (verfügen über keine Mitochondrien) findet die Atmungskette an der Zellmembran statt. S. aureus verfügt über die gleichen Komplexe, die auch im Mitochondrium für die oxidative Phosphorylierung genutzt werden:

- Komplex-I: NADH-Dehydrogenase
- Komplex-II: Succinat-Dehydrogenase
- Komplex-III: Cytochrom-c-Oxidoreduktase
- Komplex-IV: Cytochrom-c-Oxidase
- Komplex-V: ATP-Synthase

Energiereiche Moleküle wie NADH und $FADH_2$ tragen jeweils ein freies Elektronenpaar, das ein hohes Übertragungspotential aufweist. Diese freien Elektronen werden in der oxidativen Phosphorylierung zur Reduktion von molekularem Sauerstoff zu Wasser genutzt. Der Elektronenfluss durch die Proteinkomplexe führt dazu, dass Protonen aus dem Mitochondrieninnenraum gepumpt werden; durch die ungleiche Verteilung der Protonen entstehen ein pH-Gradient und ein elektrisches Transmembranpotential. Die oxidative Phosphorylierung selbst findet beim Rückfluss der Protonen durch den Komplex-V statt, hier wird letztlich ATP gebildet (siehe Abbildung III-15) [126, 147].

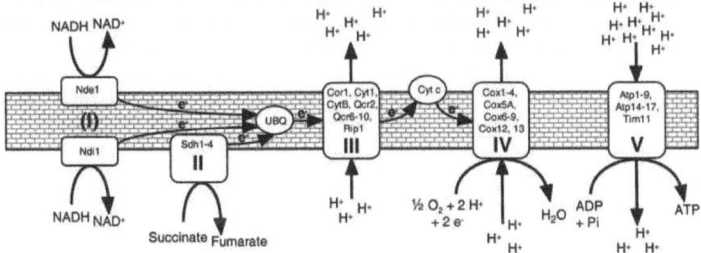

Abbildung III-15: Schema der Atmungskette. UBQ – Ubichinon, Cyt c – Cytochrom c, DHG – Dehydrogenase [148] (Mit freundlicher Genehmigung des J Biol Chem).

Wie aus diesen Darstellungen ersichtlich ist, sind NAD^+ und NADH zentrale Metabolite, die sowohl an der oxidativen Phosphorylierung als auch bei der Glykolyse beteiligt sind. Zur

Ergänzung der Genexpressionsanalysen und bioinformatischen Berechnungen mit *In-vivo*-Daten sollten nun Metabolomanalysen durchgeführt werden, um nähere Hinweise auf die Zielstrukturen der antibiotischen Wirkung von GB-AP-143 zu erhalten. Es sollten die Konzentrationsänderung von Nicotinamidderivaten unter GB-AP-143-Behandlung ermittelt werden. Da sowohl in den Genexpressionsdaten als auch in den *In-silico*-Modellierungen eine Verminderung der Purin-Ribonukleotid-Synthese um 50 % bzw. 80 % gezeigt werden konnte, sollten zusätzlich Nukleotidkonzentrationen erfasst werden.

1.1.3.2 HPLC-Analytik

S. aureus-Kulturen wurden mit zwei Konzentrationen GB-AP-143 (0,16 µM = ¼ der MHK und 1,25 µM = 2 x MHK) inkubiert und in einer spät-logarithmischen Wachstumsphase geerntet. Als Kontrollen dienten Zellkulturansätze ohne GB-AP-143-Gabe. Die Zellextrakte wurden, wie im Protokoll (vgl. Abbildung III-4) beschrieben, aufgearbeitet und mittels IPC/HPLC-UV vermessen. Es wurden 1. die Purin- und Pyrimidinnukleotide und 2. die Nicotinamidderivate NAD und NADP in ihrer oxidierten und reduzierten Form bestimmt. Es wurden jeweils Dreifachbestimmungen durchgeführt, deren Mittelwerte und Standardabweichungen in Tabelle III-19 zusammengefasst sind. Die graphische Darstellung der Ergebnisse findet sich in Abbildung III-16.

Tabelle III-19: Nukleotidkonzentrationen von mit 0,16 µM und 1,25 µM GB-AP-143 inkubierten *S. aureus* Zellkulturen im Vergleich zur Kontrollinkubation ohne Zusatz (± Standardabweichung aus Dreifachbestimmungen).

	Kontrolle	0,16 µM GB-AP-143		1,25 µM GB-AP-143	
	$\bar{x} \pm sdv$ [µg/ml]	$\bar{x} \pm sdv$ [µg/ml]	% Kontrolle	$\bar{x} \pm sdv$ [µg/ml]	% Kontrolle
CMP	21,03 ± 0,96	24,41 ± 0,24	116,07	3,86 ± 0,19	18,35
AMP	0,42 ± 0,06	0,12 ± 0,02	28,57	20,37 ± 0,80	4850,00
GMP	1,51 ± 0,05	1,44 ± 0,05	92,36	3,66 ± 0,21	242,38
XMP	2,62 ± 0,20	3,96 ± 0,16	151,15	3,44 ± 0,11	131,30
TMP	1,61 ± 0,12	1,67 ± 0,11	103,73	8,81 ± 0,24	547,20
NAD$^+$	42,19 ± 2,44	35,68 ± 0,92	84,57	27,89 ± 0,95	66,11
NADH	3,71 ± 0,31	2,63 ± 0,28	70,89	1,95 ± 0,21	52,56
NADP$^+$	3,47 ± 0,06	3,24 ± 0,05	93,37	2,42 ± 0,05	69,74
NADPH	2,87 ± 0,12	2,25 ± 0,02	78,40	5,56 ± 0,22	193,73

Im Pyrimidinstoffwechsel ergab sich ein gegenläufiger Trend: Während die CMP-Konzentration unter der hohen GB-AP-143-Gabe auf 20 % im Vergleich zur Kontrolle abfiel, war bei TMP ein Anstieg um das 5-fache zu verzeichnen. Bei den Purinribonukleotiden stach vor allem der knapp 500-fache Anstieg von AMP hervor. Bei den Nicotinamidderivaten stieg die Konzentration von NADPH um das Doppelte an, während bei den anderen Derivaten ein Rückgang zu verzeichnen war.

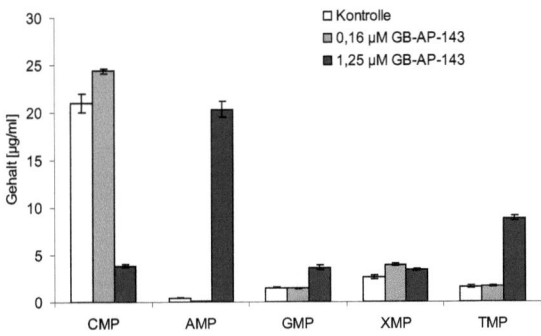

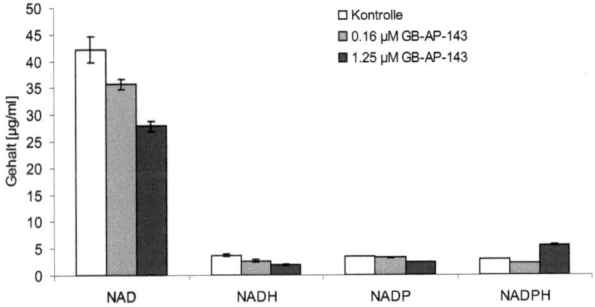

Abbildung III-16: Graphische Darstellung der mit 0,16 und 1,25 µM GB-AP-143 behandelten S. aureus-Zellkulturen im Vergleich zur unbehandelten S. aureus Kontrolle (± Standardabweichung aus Dreifachbestimmungen).

1.1.3.3 Interpretation der Ergebnisse

Aus diesen Daten ergeben sich zwei mögliche Erklärungsansätze für den potentiellen Wirkmechanismus von GB-AP-143:

1. Inhibition der NADH-Bildung: Enzyme der Glykolyse und des Citrat-Zyklus benötigen für ihre Reaktionen NAD^+, wie z. B. die Glyceraldehyd-3-phosphat-Dehydrogenase. Dieses Enzym ist unter GB-AP-143-Gabe ebenfalls in seiner Aktivität vermindert, weswegen weniger NAD^+ verbraucht und daher weniger NADH gebildet wird. Das in der Atmungskette benötigte NADH steht nicht mehr in ausreichender Menge zur Verfügung, was wiederum den Aktivitätsverlust von Komplex-I und -III erklären könnte.

2. GB-AP-143 wirkt als NADH-Analogon und konkurriert mit NADH um Bindungsstellen an NADH-abhängigen Enzymen.

Wie die Daten aus der Targetanalyse zeigen, sinken bei der hohen Dosis GB-AP-143 sowohl NAD^+ als auch NADH um die Hälfte im Vergleich zur Konzentration der Kontrolle, einzig NADPH ist in der Konzentration verdoppelt.

Würde nun die Glyceraldehyd-3-phosphat-Dehydrogenase durch GB-AP-143 gehemmt werden, könnte man steigende Konzentrationen von NAD^+ und gleichzeitig einen Konzentrationsabfall bei NADH erwarten. Da aber beide Metabolite sinken, kann der Wirkmechanismus von GB-AP-143 nicht (bzw. nicht ausschließlich) über eine Inhibition dieses Enzyms erfolgen. Bei Hemmung des Komplex-I der Atmungskette würde der NADH-Verbrauch sinken und weniger NAD^+ wäre verfügbar, was sich mit den Metabolommessungen decken würde. Mit Hilfe der Modellingdaten konnte gezeigt werden, dass bei geringer NAD^+-Konzentration die NADPH-Produktion steigt, was sich ebenfalls mit den Messdaten, insbesondere dem 2-fachen Anstieg der NADPH-Konzentration, deckt.

Wie bereits beschrieben, dient die Atmungskette letztlich der ATP-Synthese. Wird nun weniger ATP gebildet (aufgrund der Komplex-I-Inhibition), könnten die Vorstufen wie ADP und AMP akkumulieren. Dies wäre ein möglicher Erklärungsansatz für den starken Anstieg der intrazellulären AMP-Konzentration unter GB-AP-143-Gabe und würde die Hypothese, dass GB-AP-143 seinen Angriffspunkt in der Atmungskette hat, untermauern.

Somit konnte durch die Kombination von bioinformatischen Modellen und der hier etablierten HPLC-Targetanalytik die Klärung des möglichen Wirkmechanismus von GB-AP-143 als potentieller Inhibitor des Komplex-I der oxidativen Phosphorylierung unterstützt werden.

1.2 Metabolomanalytik von *C. albicans*

Um zu überprüfen, inwieweit die Daten aus Metabolommessungen in die bioinformatischen Modellierungen integriert werden können, wurde als erste Anwendung der entwickelten HPLC- und GC-Methoden die Wirkung von Flucytosin auf *C. albicans* untersucht. Da der Wirkmechanismus von Flucytosin bekannt ist, konnten auf diese Weise die bioinformatischen Modelle überprüft werden.

Es sollte nicht nur der Effekt von GB-AP-143 auf den *C. albicans*-Wildtyp auf Metabolitebene untersucht werden, sondern zusätzlich auch der Effekt der Substanz auf die Fluconazol-resistente Mutante MRR1. Darüber hinaus wurden auch Metabolitmessungen an zwei anderen Fluconazol-resistenten Mutanten (TAC und UPC) durchgeführt, um zu untersuchen, wie sich deren Stoffwechsel von dem des Wildtypen bereits ohne Inkubation mit einem potentiellen Inhibitor unterscheidet.

1.2.1 Probengewinnung und Extraktion

Bei der Probenvorbereitung war es wichtig, möglichst aus einer einzigen Probe alle Messungen durchführen zu können. So sollte sowohl die Targetanalytik mittels HPLC, die sich wie auch schon für *S. aureus* aufgrund bioinformatischer Modellrechnungen auf die Nukleotide konzentrierte, als auch die Targetanalytik von Aminosäuren und organischen Säuren (z. B. Bernsteinsäure, Fumarsäure) und ebenso die Fingerprintanalyse aus einem Extrakt gemessen werden. Wichtig war daher, dass möglichst alle polaren Metabolite in hohen Ausbeuten aus dem Zellpellet extrahiert wurden.

In Arbeiten von Winder et al. und Maharjan et al. wurde gezeigt, dass bei Extraktionen mit Methanol und Ethanol in umfassenden Metabolomanalysen die größte Anzahl an detektierten Peaks erhalten werden kann und dass die Anzahl der Signale sinkt, sobald Methanol-Chloroform-Mischungen zur Extraktion verwendet werden, um auch lipophilere Metabolite zu extrahieren. Extraktionen mit Methanol-Chloroform-Mischungen sind technisch und zeitlich aufwändiger, dadurch auch schlechter zu automatisieren und folglich anfälliger für experimentelle Fehler. So sind Methanol-Chloroform-Extrakte für umfassende Hochdurchsatz-Analysen, mit Ausnahme der Fettsäureanalytik, nicht geeignet. Hochpolare Analyten, wie Nukleotide und Aminosäuren, sind darüber hinaus in einem relativ apolaren Methanol-Chloroform-Gemisch weniger löslich als in reinen Methanol-Wasser-Mischungen. Bei Verwendung kalter Methanol-Wasser-Mischungen können im Gegensatz zu Extraktionen, die im alkalischen oder sauren Milieu ausgeführt werden, bis zu 20-fach höhere Metabolitkonzentrationen erreicht werden [132, 134]. Aus diesen Gründen wurden für die Optimierung der Probengewinnung unterschiedliche Konzentrationen von Methanol-Wasser-Mischungen eingesetzt.

Die Probenvorbereitung sollte prinzipiell ähnlich der von S. aureus durchgeführt werden. Da es sich aber bei C. albicans um einen Hefepilz mit einer sehr widerstandsfähigen Zellwand handelt, war eine Extraktion unter alleinigem Einsatz eines Ultraschallbades nicht erfolgreich. Auch die Zugabe von Glaskugeln zur zusätzlichen mechanischen Destruktion im Ultraschallbad zeigte keinen Erfolg. Daher wurde für die Extraktion der intrazellulären Metabolite aus C. albicans eine Kugelmühle zum Zellaufschluss verwendet. Quenching- und Extraktionsmethoden wurden durch Messung von acht unabhängigen Proben unbehandelter C. albicans-Wildtypen mittels der GC-Methode, die in Kapitel 1.2.3. (Ergebnisse und Diskussion) näher erläutert wird, evaluiert.

Quenching

C. albicans-Wildtyp wurde bis zu einer einheitlichen OD kultiviert. 20 ml der Zellkultur wurden durch Einbringen in die gleiche Menge -20 °C-kalter Methanol/Wasser-Mischungen unterschiedlicher Konzentrationen gequencht. Nach Abtrennung des Überstandes wurde das Zellpellet in 1 ml 80 % MeOH (V/V) aufgenommen und die intrazellulären Metabolite daraus extrahiert. Da eine Kugelmühle zum Zellaufschluss verwendet werden musste, wurden zum Zellextrakt noch 1 g Glaskugeln gegeben, bevor die BeadMill® eingesetzt wurde. Nach Trocknung und Derivatisierung (siehe Kapitel 4.1 in Material und Methoden und Kapitel 1.2.3 in Ergebnisse und Diskussion) wurden die Extrakte mittels GC-MS vermessen. Die Ergebnisse sind in Tabelle III-20 dargestellt. Zur besseren Übersicht und Erleichterung der Vergleichbarkeit wurde ein Mittelwert aus allen gemessenen Metabolitkonzentrationen gebildet. Bei der Verwendung von 50 % MeOH (V/V) wurden im Mittel geringere Mengen an Metaboliten extrahiert als bei Quenching mit 60 % bzw. 80 % MeOH (V/V), jedoch sind auch die Standardabweichungen mit 45,35 µg/ml im Mittel um fast die Hälfte geringer als bei Quenching mit 80 % MeOH (V/V) (mittlere Standardabweichung: 88,65 µg/ml). Ein sehr großer Unterschied lag beispielsweise bei den beiden Aminosäuren Asparagin und Valin vor: mit 50 % MeOH (V/V) als Quenchinglösung konnte weniger als 1/10 Asparagin und etwa nur die Hälfte Valin gemessen werden im Vergleich zu den höheren Methanolkonzentrationen. Jedoch konnten bei Einsatz von 50 % MeOH (V/V) als Quenchingmedium zusätzlich zwei Metabolite im Extrakt detektiert werden, die bei den anderen Medien unterhalb des LOD lagen: Uridin und Guanin. Beides sind Metabolite, die Vorläuferstrukturen der entsprechenden Purin- bzw. Pyrimidinmononukleotide darstellen und deren Konzentrationen somit auch interessant für die bioinformatischen Modelle des Nukleotidstoffwechsels sind.

Die Verwendung von 50 % Methanol (V/V) zeigte sich für das Quenchen insgesamt als vorteilhaft. Im nächsten Schritt wurden nun die Methanolkonzentrationen für die sich anschließende Extraktion untersucht.

Ergänzend sei erwähnt, dass die Quenchingmethodik als probenvorbereitender Schritt neben der schnellen Abstoppung des Zellmetabolismus die Möglichkeit bietet, nach Abtrennung des Zellpellets, extrazelluläre Metabolite aus dem Überstand zu untersuchen, was eine umfassendere Analyse des Metaboloms ermöglicht. Das Exometabolom war jedoch nicht Gegenstand dieser Arbeit.

Tabelle III-20: Unterschiedliche für das Quenching verwendete Konzentrationen von Methanol/Wasser-Mischungen. Angegeben sind jeweils die Mittelwerte (n = 8) mit Standardabweichung [µg/ml]. (n. b.: nicht bestimmbar, da Konzentration < LOD; alpha-KG = alpha-Ketoglutarat).

	Quenching 50 % MeOH (V/V)	Quenching 60 % MeOH (V/V)	Quenching 80 % MeOH (V/V)
Phenylpyruvat	169,95 ± 13,02	161,26 ± 15,56	105,29 ± 20,40
Alanin	278,46 ± 39,75	285,90 ± 13,88	330,82 ± 7,41
Asparagin	115,93 ± 8,71	1730,34 ± 901,75	2094,20 ± 236,37
Prolin	22,12 ± 4,41	19,34 ± 3,07	19,05 ± 5,36
Valin	1884,61 ± 16,06	3902,72 ± 108,13	3885,88 ± 203,57
Bernsteinsäure	278,82 ± 10,69	264,64 ± 8,54	271,33 ± 22,31
Histidin	1019,89 ± 42,42	873,47 ± 76,93	848,08 ± 118,17
Cytosin	1275,06 ± 80,39	1278,72 ± 52,70	1322,37 ± 78,22
Leucin	346,75 ± 10,25	339,08 ± 13,15	340,46 ± 16,69
Isoleucin	281,62 ± 19,47	277,12 ± 12,03	269,42 ± 19,07
Glycin	240,82 ± 5,62	236,09 ± 3,29	241,78 ± 10,66
Methionin	447,67 ± 64,89	416,64 ± 28,17	373,31 ± 55,00
Phenylalanin	97,48 ± 22,69	89,53 ± 54,55	211,46 ± 123,78

Fortsetzung Tabelle III-20.

	Quenching 50 % MeOH (V/V)	Quenching 60 % MeOH (V/V)	Quenching 80 % MeOH (V/V)
Tryptophan	2498,22 ± 101,21	2443,56 ± 87,31	2222,92 ± 227,93
Serin	412,76 ± 16,11	403,81 ± 13,44	390,21 ± 13,14
Fructose	211,70 ± 45,87	177,53 ± 26,81	200,54 ± 58,95
Tyrosin	112,53 ± 30,89	110,84 ± 14,68	99,86 ± 22,82
Threonin	976,13 ± 20,45	924,76 ± 14,94	860,38 ± 62,93
Adenosin	117,36 ± 1,94	99,73 ± 16,59	112,73 ± 20,84
Aspartat	485,90 ± 46,94	433,52 ± 32,42	412,42 ± 54,25
Uracil	9,58 ± 5,10	10,80 ± 2,02	16,96 ± 3,32
Uridin	19,33 ± 2,14	n. b.	n. b.
Maleinsäure	19,67 ± 23,91	28,32 ± 11,00	42,33 ± 15,56
Fumarsäure	36,28 ± 10,57	28,96 ± 4,76	39,12 ± 7,45
Glutamin	939,22 ± 44,73	995,21 ± 101,21	992,64 ± 76,25
Thymin	9,00 ± 0,83	8,55 ± 1,90	9,13 ± 1,48
Adenin	27,97 ± 10,35	29,62 ± 4,81	42,69 ± 6,84
Hypoxanthin	45,26 ± 18,10	42,65 ± 1,61	23,83 ± 10,70
Citrat	228,76 ± 85,58	203,59 ± 29,33	224,14 ± 50,92
Pyridoxin	23,67 ± 7,99	26,08 ± 2,79	22,75 ± 6,69
alpha-KG	64,29 ± 2,35	74,94 ± 20,80	142,59 ± 51,06
Glucose	2530,10 ± 306,50	2197,23 ± 282,37	2516,83 ± 646,28
Guanosin	56,38 ± 6,96	46,19 ± 6,22	47,40 ± 10,34

Fortsetzung Tabelle III-20.

	Quenching 50 % MeOH (V/V)	Quenching 60 % MeOH (V/V)	Quenching 80 % MeOH (V/V)
Äpfelsäure	29,07 ± 1,21	24,45 ± 4,12	18,19 ± 4,44
Guanin	6,35 ± 1,45	n. b.	n. b.
Lysin	3925,45 ± 502,87	3427,77 ± 318,24	3767,86 ± 745,03
Mittelwert	534,56 ± 45,35	635,68 ± 67,33	662,32 ± 88,65

Extraktion

Für die Optimierung der Extraktion wurden nach Quenching mit 50 % MeOH (V/V) und Verwerfen des Überstandes unterschiedliche Methanolkonzentrationen (50, 60 und 80 %) gleichen Volumens zum Zellpellet gegeben. Nach Zuwiegen der Glaskugeln und Aufschluss in der Kugelmühle mussten die Extrakte erst getrocknet und derivatisiert werden (siehe Material und Methoden Kapitel 4.1 und Ergebnisse und Diskussion Kapitel 1.2.3), bevor sie mittels der GC-MS-Methode analysiert werden konnten. Tabelle V-1 im Anhang listet die auf diese Weise erhaltenen Metabolitkonzentrationen auf. Exemplarisch sind die Konzentrationen einiger Metabolite in Abhängigkeit vom Extraktionsmedium graphisch dargestellt (siehe Abbildung III-17).

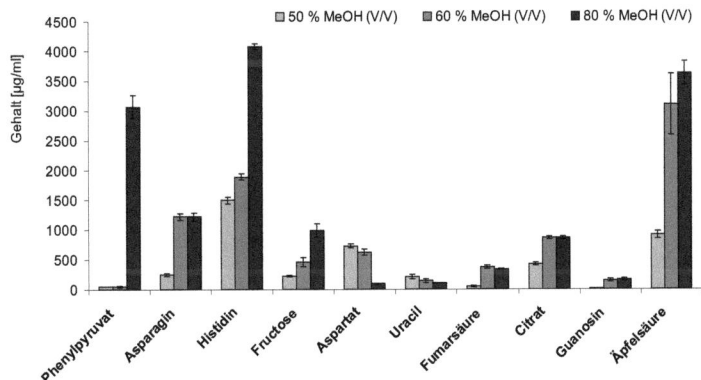

Abbildung III-17: Metabolitkonzentrationen bei Verwendung unterschiedlicher Methanolkonzentrationen zur Extraktion (± Standardabweichung aus Achtfachbestimmungen).

Bei Verwendung von 80 % MeOH (V/V) konnten überwiegend höhere Metabolitkonzentrationen erzielt werden. So wurden teilweise bis zu 3- bis 60-fach höhere Konzentrationen als mit 50 % MeOH (V/V) als Extraktionsmedium erhalten, wie z. B. bei den Metaboliten Phenylpyruvat, Histidin, Fructose und auch Äpfelsäure (siehe Abbildung III-17). Eine geringere Konzentration im Vergleich zur Extraktion mit 50 % MeOH (V/V) konnte dagegen nur bei zwei Metaboliten, Aspartat und Uracil, erzielt werden. Da die Standardabweichungen im Mittel bei der Extraktion mit 80 % MeOH (V/V) (Standardabweichung 39,31 µg/ml, CV: 3,16 %) geringer waren als bei Verwendung von 60 % MeOH (V/V) (60,56 µg/ml, 5,60 %) und die relative Standardabweichung ebenfalls geringer war als bei 50 % MeOH (V/V) (34,31 µg/ml, 4,36 %), wurde 80 % MeOH (V/V) als Extraktionsmedium für die Metabolomanalyse von C. albicans ausgewählt.

1.2.2 Optimierung und Validierung der IP-HPLC/UV-Methode für C. albicans

Die für S. aureus entwickelte HPLC-Methode wurde für die Target-Nukleotidanalytik von C. albicans-Extrakten im Gradienten leicht modifiziert (siehe Abbildung III-18). Die beiden isokratischen Stufen konnten aufgrund anderer Matrixzusammensetzung durch einen einfachen Gradienten von 5 auf 30 % organische Phase B innerhalb von 15 Minuten ersetzt werden. Nach 2 Minuten isokratischer Fließmittelzusammensetzung wurde die Säule für 3 Minuten gespült und anschließend reequilibriert (Parameter siehe Tabelle II-7).

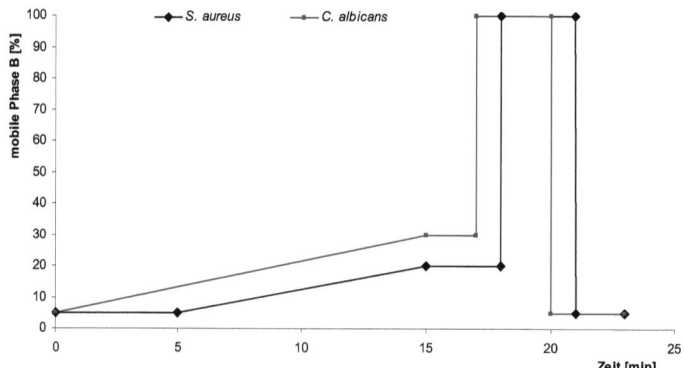

Abbildung III-18: Vergleich der Gradienten der für die Quantifizierung von Purin- bzw. Pyrimidinnukleotiden verwendeten HPLC-Methoden für S. aureus- und C. albicans-Extrakte.

Analog zur Methode für die Quantifizierung der Purin- und Pyrimidinnukleotide aus S. aureus-Extrakten wurde auch hier eine Validierung durchgeführt.

Die zu messenden Purin- und Pyrimidinnukleotide ließen sich mit dieser Methode Basislinien-getrennt analysieren. Die Retentionszeiten und **Auflösungen** sind in Tabelle III-21 zusammengefasst. Die erhaltenen Auflösungen entsprachen alle den Anforderungen ($R_s > 1,5$) [145].

Tabelle III-21: Retentionszeiten und Auflösungen der analysierten Standard-Mischung.

	CMP	AMP	GMP	XMP	TMP	cAMP	cGMP	ADP	GDP	CTP
RT [min]	2,12	5,43	8,03	8,84	9,23	9,84	10,44	12,56	13,23	14,42
R_s		4,89	7,15	2,12	2,88	1,89	2,01	4,36	1,79	2,91

Die in Tabelle III-22 aufgeführten **Nachweisgrenzen** lagen im Bereich von 0,5 – 2,23 µM, die entsprechenden **Bestimmungsgrenzen** zwischen 1,43 und 5,82 µM.

Tabelle III-22: Nachweis- und Bestimmungsgrenzen der Nukleotide.

	MW [g/mol]	LOD [µg/ml]	LOQ [µg/ml]	LOD [µM]	LOQ [µM]
CMP	323,2	0,72	1,88	2,23	5,82
AMP	347,2	0,51	1,42	1,47	4,09
GMP	363,2	0,78	1,43	2,15	3,94
XMP	362,2	0,21	0,89	0,58	2,46
TMP	322,2	0,16	0,62	0,50	1,92
cAMP	329,2	0,23	0,83	0,70	2,52
cGMP	345,2	0,38	1,02	1,10	2,95
ADP	427,2	0,22	0,61	0,51	1,43
GDP	443,2	0,31	0,79	0,70	1,78
CTP	483,1	0,38	1,58	0,79	3,27

Zur Bestimmung der **Linearität** wurden sieben Konzentrationen über einen Bereich von 0,5 - 100 µg/ml vermessen, wobei für jede Konzentration drei unabhängige Standardlösungen verwendet wurden. Abbildung III-19 zeigt die graphische Auswertung, bei der die erhaltenen Flächen gegen die Konzentrationen aufgetragen werden. Die Bestimmtheitsmaße der linearen Regression waren für alle Nukleotide größer als $R^2 > 0,99$ und entsprachen somit den Anforderungen (siehe Tabelle III-23) [145].

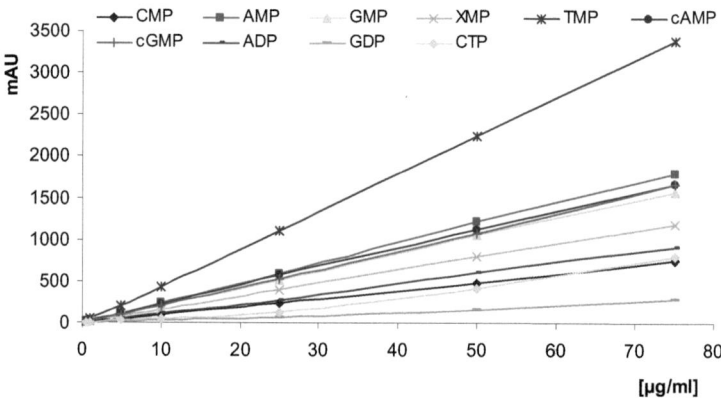

Abbildung III-19: Graphische Darstellung der Peakflächen gegen die Konzentrationen der einzelnen Nukleotide.

Tabelle III-23: Bestimmtheitsmaß R^2 der Geradengleichungen.

	CMP	AMP	GMP	XMP	TMP	cAMP	cGMP	ADP	GDP	CTP
R^2	0,9995	0,9999	0,9998	0,9999	1,0000	0,9999	0,9998	0,9984	0,9966	0,9952

Die **Instrumentpräzision** wurde durch sechsmaliges Vermessen einer identischen Probe, die die Nukleotide in einer Konzentration von jeweils 0,05 mg/ml enthielt, bestimmt. Tabelle III-24 zeigt, dass die Variationskoeffizienten der einzelnen Analyten mit Werten um 0,02 % weit unterhalb der geforderten 1 % lagen [145].

Tabelle III-24: Instrumentpräzision.

	Mittelwert der Peakfläche	sdv	CV [%]
CMP	482,51	1,18	0,00
AMP	1162,59	19,69	0,02
GMP	1001,19	14,28	0,01
XMP	776,51	10,04	0,01
TMP	2167,47	15,52	0,01
cAMP	1076,27	14,48	0,01
cGMP	1059,13	15,08	0,01
ADP	575,92	7,14	0,01
GDP	157,56	2,91	0,02
CTP	378,11	6,76	0,02

Durch Vermessen von drei unabhängig voneinander hergestellten Proben wurde die **Methodenpräzision** ermittelt. Die auf diese Weise bestimmten Variationskoeffizienten lagen unterhalb der geforderten 3 % (siehe Tabelle III-25). Dies zeigt, dass eine ausreichende Präzision für die verwendete Methode gewährleistet war.

Tabelle III-25: Methodenpräzision.

	Mittelwert der Peakfläche	sdv	CV [%]
CMP	459,47	45,93	0,10
AMP	1157,51	25,45	0,02
GMP	1012,00	20,76	0,02
XMP	776,65	14,80	0,02
TMP	2170,50	29,80	0,01
cAMP	1081,55	21,49	0,02
cGMP	1046,73	22,33	0,02
ADP	571,67	18,78	0,03
GDP	169,00	11,23	0,07
CTP	400,67	27,60	0,07

Für die Quantifizierung der Nicotinamidderivate NAD^+, NADH, $NADP^+$ und NADPH aus *C. albicans*-Extrakten wurde die gleiche ionenpaarchromatographische Methode verwendet, die auch für die Bestimmung dieser Metabolite aus *S. aureus* eingesetzt wurde. Die genauen Parameter finden sich in Tabelle II-7 (Material und Methoden); die Validierung der Methode ist in Kapitel 1.1.2 (Ergebnisse und Diskussion) beschrieben.

1.2.3 Entwicklung und Validierung einer gaschromatographischen Methode

Im Folgenden werden Entwicklung und Validierung der entwickelten GC/MS-Methode für die Target- und Fingerprintanalytik von *C. albicans* beschrieben. Dieses Kapitel gliedert sich in probenvorbereitende Schritte (Wahl der internen Standards und die Derivatisierung) und in die Etablierung bzw. Validierung der GC/MS-Methode. Abschließend wird die Vorgehensweise für die Auswertung der Targetanalytik und der Fingerprintanalytik beschrieben.

Der Ablauf der Metabolomanalyse von *C. albicans* von der Probengewinnung bis hin zur Datenauswertung kann wie folgt skizziert werden:

- Kultivierung von *C. albicans*-Zellkulturen bis zu bestimmter Wachstumsphase (OD)
- Probennahme aus der *C. albicans*-Zellkultur direkt in die Quenchinglösung stoppt den Zellmetabolismus sofort ab
- Zentrifugation zur Trennung von Endometabolom (Zellpellet) und Exometabolom (Überstand)
- Extraktion des Zellpellets (Endometabolom)
- Trocknung des Extrakts
- Derivatisierung des getrockneten Zellextrakts
- GC/MS-Analytik
- Datenauswertung für Target- und Fingerprintanalytik

Einen vollständigen, schematisierten Überblick zeigt Abbildung III-20.

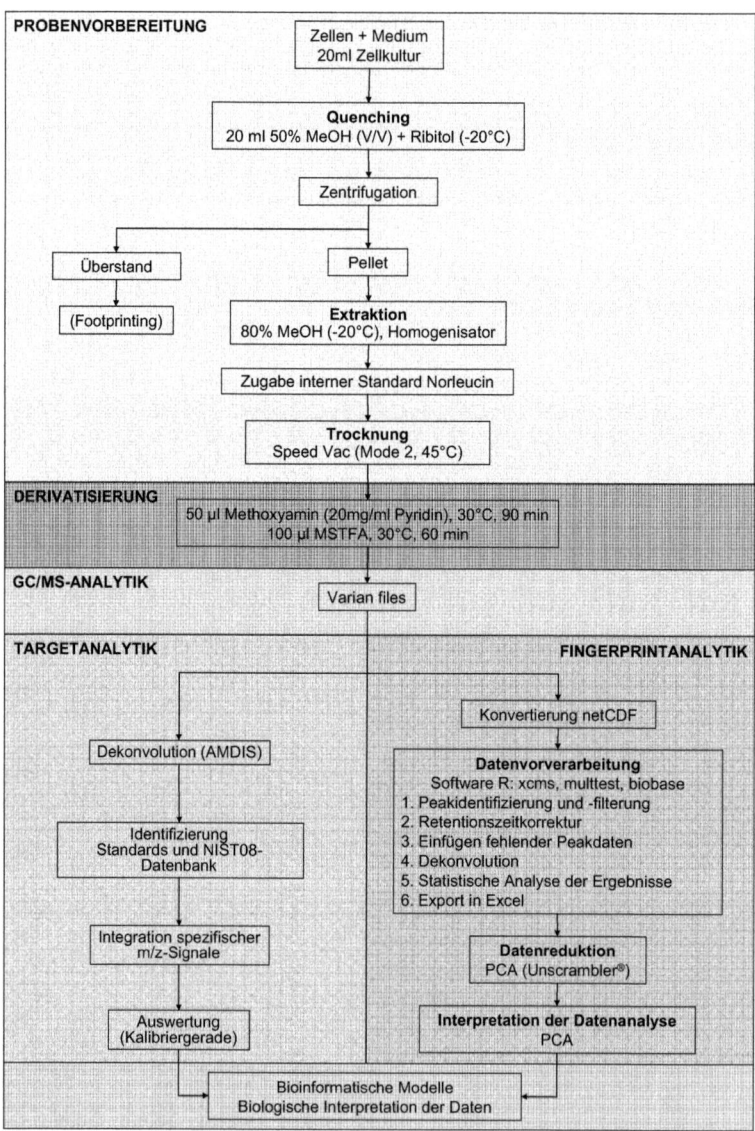

Abbildung III-20: Übersicht über alle Schritte der C. albicans-Metabolomanalyse mittels GC/MS inklusive unterschiedlicher Datenauswertung für Target- bzw. Fingerprintanalytik.

1.2.3.1 Interne Standards

Interne Standards sind wichtig, um die während der Probenvorbereitung und der Analytik auftretenden Fehler zu erkennen und zu korrigieren. Auf diese Weise bieten interne Standards eine gute Möglichkeit, um die Präzision und Richtigkeit einer Analysenmethode zu gewährleisten. Da von der Probengewinnung bis zur eigentlichen Messung von Metaboliten aus Zellextrakten viele einzelne Schritte nötig sind, ist der Einsatz interner Standards bei der Metabolomanalyse unerlässlich.

Die Auswahl der internen Standards richtete sich nach folgenden Kriterien:

Die Standards

- dürfen kein Metabolit von *C. albicans* und auch nicht im Zellkulturmedium enthalten sein
- dürfen nicht mit den Metaboliten von *C. albicans* reagieren
- sollen einzelne Metabolitklassen strukturell repräsentieren
- müssen unter den Analysenbedingungen stabil und mit der gleichen Methode derivatisierbar sein.

Nach Abgleich mit den für *C. albicans* bekannten Metaboliten und Mediumbestandteilen und unter Berücksichtigung der weiteren angeführten Kriterien wurden Ribitol und L-Norleucin als interne Standards ausgewählt. Allopurinol und Uridin-2-monophosphat wurden gemeinsam mit Ribitol und L-Norleucin als Standards für die Untersuchung der Derivatisierungsbedingungen verwendet. Die Strukturformeln der vier Verbindungen zeigt Abbildung III-21.

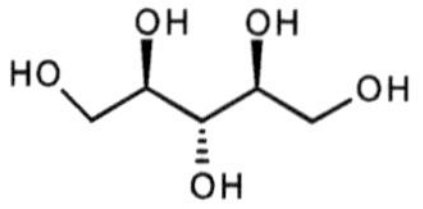

Ribitol

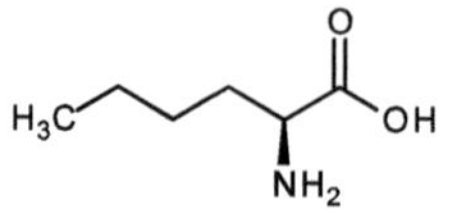

L-Norleucin

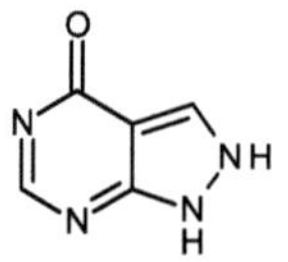

Allopurinol

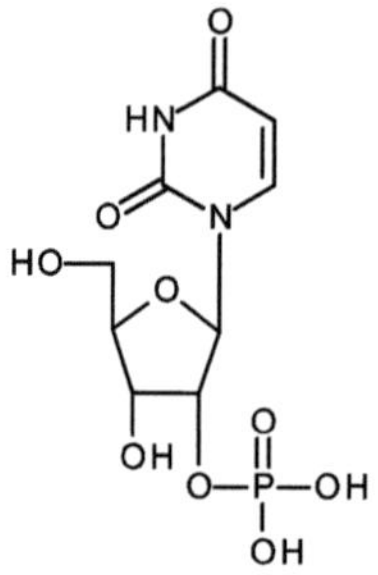

Uridin-2-monophosphat (U2P)

Abbildung III-21: Strukturen der verwendeten internen Standards.

Ribitol wurde direkt zur Quenchinglösung gegeben und diente somit als interner Standard für das Exometabolom, dessen Analytik nicht Gegenstand dieser Arbeit war. Jedoch sollte die Probenvorbereitung so erfolgen, dass die Analyse des Exometaboloms in späteren Messungen keine Änderungen in der Vorgehensweise der Probengewinnung erfordert.

L-Norleucin als nichtproteinogene Aminosäure ist als interner Standard für das Endometabolom sehr gut geeignet, da es eine hohe strukturelle Ähnlichkeit mit den bei der Targetanalytik im Fokus stehenden organischen Säuren aufweist und auch kein Bestandteil des Metaboloms von *C. albicans* ist. Diese Verbindung wurde zum entnommenen Volumen des Zellextrakts gegeben, bevor dieser im Vakuumkonzentrator getrocknet wurde. Auf diese Weise wurde verhindert, dass durch Zugabe des internen Standards Volumenveränderungen verursacht wurden, die Konzentrationsunterschiede zwischen den Proben hervorrufen könnten.

Für jede Messreihe wurde eine Mischung aller vier Standards mit aufgearbeitet, um den Derivatisierungsschritt und die nachstehende GC/MS-Analytik auf Konsistenz zu überprüfen.

1.2.3.2 Trocknung und Derivatisierung

Bei den im Zellextrakt vorkommenden Metaboliten handelt es sich aufgrund des polaren Charakters des eingesetzten Extraktionsmediums überwiegend um polare Analyte. Wegen ihres polaren Charakters sind diese meist nicht flüchtig und somit ist eine chemische Derivatisierung nötig, um sie in leicht flüchtige Derivate zu überführen und anschließend mittels GC analysieren zu können.

Als Derivatisierung wird das Einführen einer funktionellen Gruppe oder eines ganzen Moleküls an eine Verbindung bezeichnet mit dem allgemeinen Ziel, die Detektionsempfindlichkeit und die Stabilität zu erhöhen und die Trennung zu verbessern. Im speziellen Fall der Gaschromatographie werden Derivatisierungsmethoden im Wesentlichen dazu genutzt, die Flüchtigkeit der Analyten zu verbessern [149].

Wichtig bei der Derivatisierung ist, dass eine möglichst vollständige Umsetzung aller relevanten Metabolite erfolgt und zugleich die quantitativen und qualitativen Informationen einer biologischen Probe erhalten bleiben. Gleichzeitig soll die Derivatisierung möglichst simultan auf eine große Probenzahl angewendet werden können, um den für Metabolomanalysen hohen Probendurchsatz zu ermöglichen.

So orientiert sich die Wahl der Derivatisierungsmethode an folgenden Überlegungen:

- Vorliegen derivatisierbarer funktioneller Gruppen, die nach Möglichkeit bei allen zu analysierenden Verbindungen vorhanden sind
- vollständige (95-100 %) Umsetzung der Analyten mit dem Derivatisierungsreagenz
- Bildung stabiler Derivate
- die Derivatisierung führt nicht zu Änderungen der Analytkonzentrationen
- das Derivat ist mit der analytischen Methode detektierbar und interagiert nicht mit dem Säulenmaterial
- die Derivatisierung ist ohne großen apparativen und zeitlichen Aufwand möglich

Entscheidender Vorteil der Verwendung von Silylierungsreagenzien bei Metabolomanalysen ist, dass in Datenbanken, wie die in dieser Arbeit verwendete NIST-Datenbank, eine Vielzahl von TMS-Derivaten aufgeführt sind, was die Identifizierung der Metabolite entscheidend erleichtert [84, 150].

Methoximierung

Bei einer Methoximierung werden Ketogruppen in stabilere und weniger polare Oximether überführt. Die allgemeine Formel für diese Reaktion lautet:

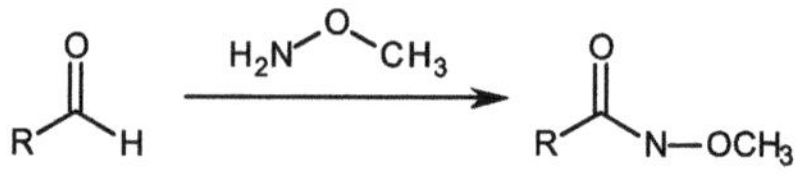

$$R-CHO + H_2N-O-CH_3 \longrightarrow R-CH=N-OCH_3$$

Eine alleinige Silylierung Keto- und Aldehydgruppen-tragender Analyten würde zu sehr instabilen Derivaten führen, was bereits 1973 von Harvey und Horning für Zuckerphosphate gezeigt werden konnte [151]. Bei Zuckern liegen beide Anomere der Pyranose- bzw. der Furanoseform vor. Würden die Zucker nun direkt silyliert werden, ergäbe das bis zu vier Peaks pro Substanz. Durch Oximierung von Aldeyhd- oder Ketofunktionen wird die Cyclisierung gehemmt und es werden zwei stabile Oximether, das syn (E)- und anti (Z)- Isomer, gebildet (siehe Abbildung III-22).

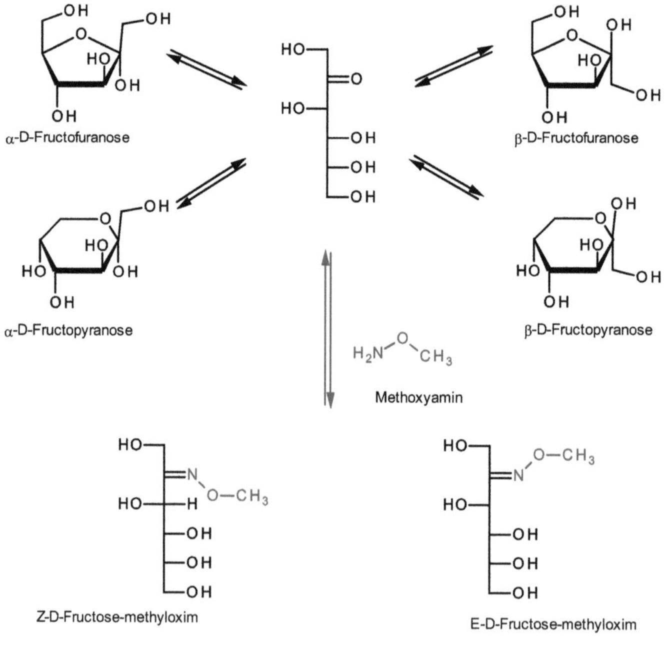

Abbildung III-22: Isomere der D-Fructose und Isomere nach Methoxymierung (nach [152]).

Diese beiden Isomere lassen sich chromatographisch gut trennen, meist jedoch überwiegt eine Form und die andere ist nur als kleines Signal im Chromatogramm sichtbar. Darüber hinaus werden durch die Oximierungsreaktion auch α-Ketosäuren vor Decarboxylierung geschützt und sämtliche Keto-Enol-Tautomerien durch Fixierung der Ketofunktion verhindert, was eine Identifizierung der Metabolite erleichtert. Die Oximierung verbessert die Flüchtigkeit Carbonyl-haltiger Verbindungen und durch zusätzliche Derivatisierung der OH-Gruppen zu TMS-Ethern werden die Verbindungen der GC-Analytik zugänglich.

Methoxyamin ist ein für Oximierungsreaktionen bei Metabolomanalysen häufig eingesetztes Reagenz. Es wird meist in Konzentrationen von 20 – 25 mg/ml in Pyridin gelöst und die Derivatisierung findet für mindestens 60 Minuten bei höheren Temperaturen statt [84, 93, 150, 151, 153-156].

Silylierung

Für eine Silylierung muss die Probe wasserfrei sein. Wasser führt zu einem Mehrverbrauch an Derivatisierungsreagenz und durch Hydrolyse des gebildeten Derivats kann es zu artifiziellen Konzentrationsänderungen kommen. Die Trocknung des Zellextrakts erfolgte hier direkt im Derivatisierungsgefäß durch Einsatz eines Vakuumkonzentrators. Diese Methode erfordert weder einen zusätzlichen Gefrierschritt (wie bei Lyophilisation) noch eine thermische Belastung des Extrakts (wie z. B. bei Abblasen über N_2).

Durch eine Silylierung werden nahezu alle funktionellen Gruppen, die bei einer gaschromatographischen Trennung problematisch sind, derivatisiert. Tabelle III-26 führt die derivatisierbaren funktionellen Gruppen und die entsprechenden TMS-Derivate auf.

Es ist eine Vielzahl von Silylierungsreagenzien erhältlich, die sich nach ihrer Stärke der Silylgruppenübertragung ordnen lassen (in absteigender Reihenfolge):

N-(Trimethylsilyl)-imidazol (TMSI)

N,O-Bis-(trimethylsilyl)trifluoroacetamid (BSTFA)

N,O-Bis(trimethylsilyl)acetamid (BSA)

N-Methyl-N-(trimethylsilyl)trifluoroacetamid (MSTFA)

N-(Trimethylsilyl)dimethylamin (TMSDMA)

Tabelle III-26: Durch MSTFA silylierte funktionelle Gruppen und die dabei entstehenden Derivate.

funktionelle Gruppe	⟶ MSTFA ⟶	TMS-Derivat
- OH		- O-Si(CH$_3$)$_3$
- COOH		- COO-Si(CH$_3$)$_3$
- NH$_2$		- NH-Si(CH$_3$)$_3$, - N-[Si(CH$_3$)$_3$]$_2$
= NH		= N-Si(CH$_3$)$_3$
- SH		- S-Si(CH$_3$)$_3$
- SOH		- S-O-Si(CH$_3$)$_3$
- POH		- P-O-Si(CH$_3$)$_3$

Meistens wird nur ein Derivat erhalten, jedoch kann es bei einigen Verbindungen während der Derivatisierung zu Artefaktbildung kommen. Diese führt zur Entstehung mehrerer Signale für die gleiche Verbindung, durch beispielsweise unvollständige Reaktion bzw. auch zu unerwarteten Verbindungen, wenn z. B. das Derivatisierungsreagenz mit sich selbst oder auch dem organischen Lösungsmittel reagiert. Zur Vermeidung von Artefaktbildung hat es sich als vorteilhaft erwiesen, ein schwächeres Silylierungsreagenz zu verwenden [155]. MSTFA, dessen Struktur in Abbildung III-23 gezeigt wird, ist das für Metabolomanalysen am häufigsten verwendete Silylierungsreagenz, weswegen es auch für die Derivatisierung der *C. albicans*-Extrakte verwendet wurde.

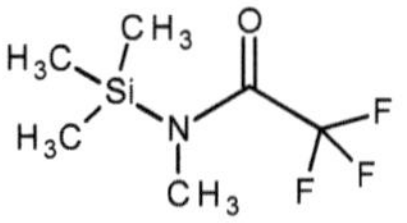

MSTFA
(*N*-Methyl-*N*-(trimethylsilyl)trifluoroacetamid)

Abbildung III-23: Struktur des Silylierungsreagenzes MSTFA.

Um die genauen Parameter für die Silylierungsreaktion festzulegen, wurde die aus Ribitol, L-Norleucin, Allopurinol und Uridin-2-monophosphat bestehende Standardmischung unter verschiedenen Bedingungen derivatisiert. Die TMS-Derivate der Standards zeigt Abbildung III-24.

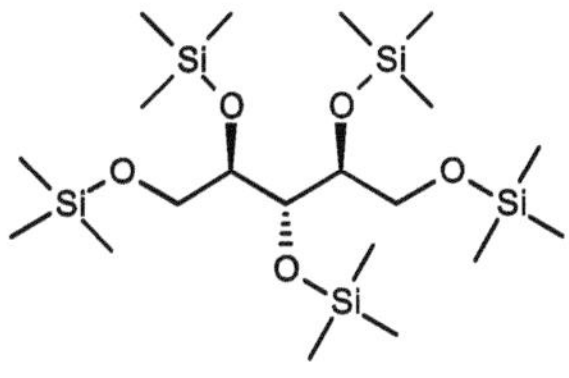

Ribitol-TMS-Derivat 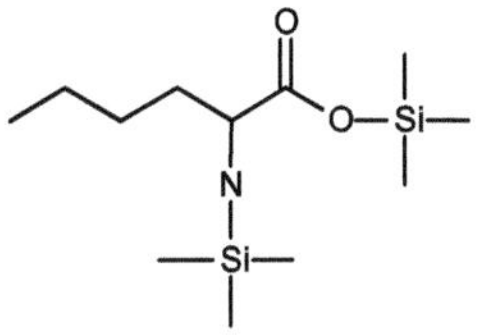   L-Norleucin-TMS-Derivat

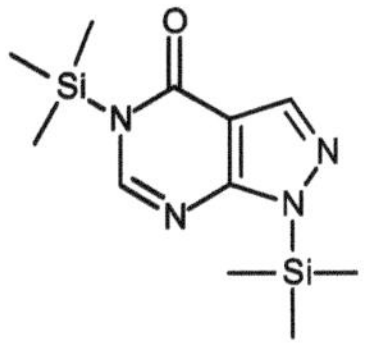

Allopurinol-TMS-Derivat 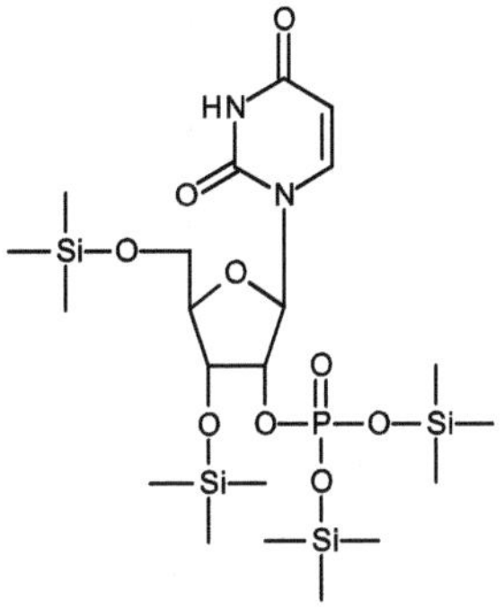   Uridin-2-monophosphat-TMS-Derivat

Abbildung III-24: Strukturen der TMS-Derivate der für die Optimierung der Derivatisierungsbedingungen verwendeten Standards.

Nach einem einheitlich durchgeführten Methoximierungsschritt (50 µl Methoxyamin, 20 µg/ml Pyridin, 40 °C, für 90 Minuten) wurden die zugegebene Menge von MSTFA (75, 100 und 125 µl), die Dauer (30, 45 und 60 Minuten) und die Temperatur, bei der die Derivatisierung stattfand (30, 40 und 50 °C), variiert. Nach GC/MS-Analyse der unterschiedlich derivatisierten Standards wurden die erhaltenen Flächen miteinander verglichen. Wie aus Abbildung III-25 ersichtlich ist, konnten für die Verwendung von 100 µl MSTFA, bei 40 °C für 60 Minuten für alle vier Standards die höchsten Ausbeuten erreicht werden. Bei niedriger Temperatur bzw. Verwendung von weniger MSTFA, kann von einer unvollständigen Derivatisierung ausgegangen werden, wohingegen die

Derivatisierung bei 50 °C zu der erwähnten Artefaktbildung führen könnte. So konnten bei einer Derivatisierung bei 30 °C im Vergleich zur Derivatisierung bei 50 °C höhere Ausbeuten an TMS-Derivaten ermittelt werden. Für alle weiteren Messungen wurde die Silylierung mit 100 μl MSTFA für 60 Minuten durchgeführt.

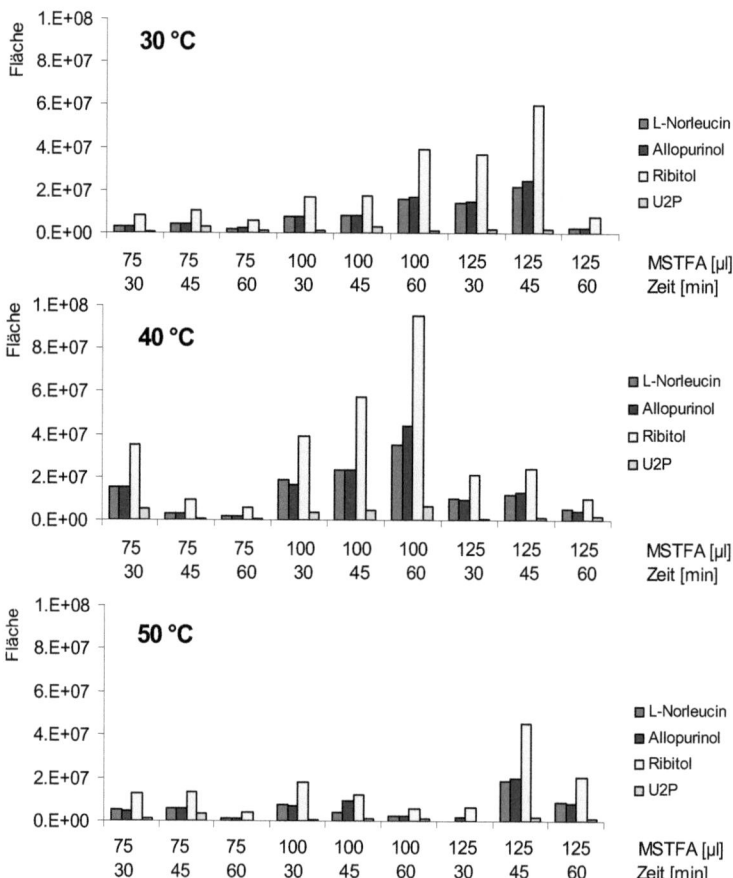

Abbildung III-25: Derivatisierung der vier verwendeten Standards. Nach jeweils identischem Methoximierungsschritt wurde mit verschiedenen Mengen MSTFA unterschiedlich lang bei drei verschiedenen Temperaturen (30 °C, 40 °C und 50 °C) silyliert.

Die Messungen einer Probenserie erstreckten sich jeweils über einen Zeitraum von mehr als 24 Stunden. Aus diesem Grund wurde zusätzlich die Stabilität der derivatisierten Analyten über einen längeren Zeitraum untersucht. Hierfür wurden jeweils drei Modellmischungen der Target-Analyten hergestellt, bei 30 bzw. 40 °C derivatisiert und 1, 12 und 24 Stunden nach Derivatisierung vermessen. Dabei sollte sich die detektierte Analytenkonzentration über diese Zeitspanne so wenig wie möglich ändern. Zur Auswertung wurden die Mittelwerte aller zu einer Derivatisierungstemperatur gehörenden Messungen herangezogen und die relativen Standardabweichungen betrachtet (siehe Tabelle V-2). Der Mittelwert der Variationskoeffizienten für die Derivatisierung bei 30 °C beträgt 24 % (CV_{min} = 2,4, CV_{max} = 81,0) und ist bei der Derivatisierung bei 40 °C mit 12 % um die Hälfte geringer (CV_{min} = 0,3 und CV_{max} = 40,4). Somit konnte die Auswahl einer Derivatisierung bei 40 °C bestätigt werden und die Parameter für die Silylierungsreaktion aller Metabolommessungen von *C. albicans* wurden folgendermaßen festgelegt: 100 µl MSTFA, 40 °C, 60 Minuten.

1.2.3.3 GC/MS-Methode

GC/MS wird als Methode der Wahl für umfassende Metabolomanalysen erachtet. Die sehr hohe Trennleistung, Robustheit, Präzision und die Möglichkeit, nach einer Derivatisierung einen sehr großen Bereich des Metaboloms abzudecken, sprechen für die GC/MS-Analytik. Ein weiterer entscheidender Vorteil sind die umfangreichen Metabolitdatenbanken, wie z. B. die NIST-Datenbank, die eine Metabolitidentifizierung über die entsprechenden EI-Spektren erleichtern [84, 132].

Qualitätskontrolle

Bei einer reinen Targetanalytik ist es möglich, durch Zugabe interner Standards, die häufig die deuterierte Form des Analyten sind, die Reproduzierbarkeit der Methode zu kontrollieren. Für umfangreiche Metabolommessungen ist das nicht möglich, da Proben oft mehrere hundert bis über eintausend Komponenten enthalten, die sich wiederum über einen großen Konzentrationsbereich erstrecken, strukturell sehr unterschiedlich sind und oftmals noch nicht identifiziert sind. In dieser Arbeit sollte eine GC/MS-Methode etabliert werden, bei der aus einer Messung sowohl die Quantifizierung ausgewählter Targetanalyten als auch die Analyse des Fingerprintbereichs möglich ist. Eine praktikable Strategie, um die Gleichförmigkeit von Metabolommessungen zu kontrollieren, ist der Gebrauch von Qualitätskontrollen (QC). Diese werden aus einem Aliquot jeder Probe hergestellt. Die so vereinigte Probe wird geteilt und zu Beginn, am Ende und jeweils nach zehn Proben vermessen. Nach der Analyse kann durch Prüfung der Qualitätsstandard-Daten ein schneller Überblick über die Homogenität der Läufe gewonnen werden. Die QCs werden auch in die Hauptkomponentenanalyse miteinbezogen und lassen dort ebenfalls erkennen, ob zeitbezogene Trends auftreten. Bei der GC-Analytik ist außerdem bekannt, dass die ersten Läufe am variabelsten sind. Die Ursache dafür ist unklar [157]. Um zu verhindern, dass dies Einfluss auf die Daten nimmt, werden anfangs keine Proben, sondern mehrere der gepoolten Proben gemessen werden. Diese Messungen fließen nicht in die eigentlichen Daten zur Erfassung der Qualitätskontrolle ein.

Quantifizierung über das Standardadditionsverfahren

Die Signale einer Standardlösung, die in reinem Lösungsmittel vorliegt und einer Standardlösung, die zu einer Probenmatrix zugegeben wurde, unterscheiden sich stark voneinander. Grund hierfür sind Matrixeffekte, die wiederum von Art und Konzentration der Analyten aber auch der Matrix selbst abhängen. Die Response bei einer GC/MS-Methode wird maßgeblich von der Probenmatrix beeinflusst. Akkumulieren nicht-flüchtige Matrixbestandteile im GC-System und werden zu neuen aktiven Bindungsstellen für die Analyten, verringern sich Auflösung und Response der Analyten. Zusätzlich verschlechtert sich die Empfindlichkeit über die Analysenzeit. Die Quantifizierung von Analyten aus komplex zusammengesetzten biologischen Proben ist darüber hinaus fehleranfällig gegen Matrixeffekte. Diese werden durch Metabolite, die in sehr hohen Konzentrationen in der Probe vorhanden sind (Glutamat, Alanin), oder auch durch Verbindungen, die aus dem Zellkulturmedium stammen (z. B. Glucose, Salze), hervorgerufen.

Es gibt verschiedene Ansätze, den Einfluss der Matrix zu verringern. So könnte beispielsweise die Probe von der Matrix befreit werden, was im Fall von Metabolomanalysen einen sehr zeitaufwändigen Schritt darstellen würde, der zusätzlich Metabolitverluste unbekannter Größenordnung und auch Konzentrationsänderungen aufgrund von Instabilitäten zur Folge haben könnte. Durch Einsatz einer geeigneten Kalibrierung kann der Einfluss von Matrixeffekten minimiert werden. Wird die Kalibrierung in der Matrix durchgeführt, können isotopenmarkierte Standards verwendet werden, die jedoch nicht für alle Metabolite verfügbar und auch sehr kostspielig sind. Alternativ können Standards der Targetmoleküle in bestimmten Konzentrationen zur Probe selbst gegeben werden (Standardadditionsmethode) [158]. Bei der Standardaddition werden bekannte Konzentrationen von Referenzstandards zur Probe gegeben. Um eine Verdünnung der Probe durch Zugabe der Standards zu vermeiden, werden diese erst zugegeben, nachdem ein definiertes Probenvolumen aus dem Zellextrakt entnommen wurde. Durch den sich anschließenden Trocknungsschritt sind Verdünnungseffekte bei dieser Vorgehensweise nicht vorhanden. Die unbekannte Konzentration der Analyten in der Probe wird dann über die Kalibriergerade ermittelt. Da sich der Konzentrationsbereich der Proben erheblich unterscheiden kann, wird hier darauf verzichtet, eine einfache Standardaddition zur Quantifizierung durchzuführen.

Bei einer einfachen Standardaddition wird jede Probe gesplittet und zur einen Hälfte wird eine definierte Menge an Standards gegeben, während die andere Hälfte unverändert bleibt. Nach Messung der beiden Proben wird mittels Extrapolation auf die unbekannte Metabolitkonzentration in der Probe geschlossen. Dieses Verfahren ist nur für Einzelmessungen geeignet und nicht für einen hohen Probendurchsatz, da für jede Probe ein separater Standard vermessen wird. Zum anderen wird von einer Ein-Punkt-Messung auf die Konzentration in der Probe geschlossen, was bei dieser Methodik ein bestimmtes Vorwissen über die ungefähr auftretenden Konzentrationsverhältnisse voraussetzt.

Stattdessen werden mehrere gepoolte Proben mit unterschiedlichen Konzentrationen zu analysierender Targetmoleküle versetzt und auf diese Weise eine Kalibriergerade ermittelt, die die Matrixeffekte berücksichtigt und gleichzeitig eine genauere Quantifizierung ermöglicht als eine „Ein-Punkt-Kalibrierung" mittels Standardaddition. Theoretisch wäre es am genauesten, würde für jeden Zellextrakt einzeln eine Kalibriergerade erstellt werden. Dies ist aus Gründen des Probendurchsatzes jedoch nicht möglich. Würde man eine Acht-Punkt-Kalibriergerade für jede zu messende Probe zugrunde legen, käme man auf einen unverhältnismäßig hohen Probenumfang von nahezu 1000 Messungen für 100 Proben. Daher wurden hier alle Proben gepoolt und dieser vereinigten Matrix, die so alle Proben einer Messserie repräsentierte, wurden die Standards in unterschiedlichen Konzentrationen zugegeben. Diese Standards wurden dreifach vermessen und in die Messreihenfolge integriert, um so auch Empfindlichkeitsverluste über die Zeit auszugleichen.

Nachweis- und Bestimmungsgrenze

Zur Bestimmung von LOD und LOQ wurden Kalibriergeraden mit den Referenzsubstanzen vermessen. Die Ermittlung der Parameter fand durch Verwendung der Varian-Workstation-Software statt, die das S/N-Verhältnis den Berechnungen zu Grunde legte. Tabelle III-27 listet die auf diese Weise erhaltenen Nachweis- und Bestimmungsgrenzen als Absolutangabe auf. In der Literatur sind LOD und LOQ meist auf On-column-Mengen bezogen, weswegen zur besseren Vergleichbarkeit eine

Umrechnung auf On-column-Bestimmungs- und Nachweisgrenze stattfand. Die On-column-Nachweisgrenze bewegt sich in einem Bereich zwischen 0,46 und 250 pg. Die Bestimmungsgrenze liegt im Mittel bei 102,41 pg (geringster Wert: 2,98 pg, höchster Wert 438,6 pg), was den Literaturwerten entspricht. So berichten Koek et al. bei der von ihnen verwendeten GC/MS-Methode von Bestimmungsgrenzen (On-column) zwischen 40 und 500 pg on column [84].

Tabelle III-27: Nachweis- und Bestimmungsgrenze der GC/MS-Methode, berechnet als absolute Mengen in der Probe und als On-column-Mengen (alpha-KG = alpha-Ketoglutarat).

Metabolit	LOD [µg/ml]	LOQ [µg/ml]	On-column	
			LOD [pg]	LOQ [pg]
Phenylpyruvat	0,86	1,50	142,86	250,50
Alanin	0,03	0,15	5,68	24,39
Asparagin	0,79	1,88	131,58	313,28
Prolin	0,00	0,02	0,46	2,98
Valin	0,01	0,06	1,56	9,80
Bernsteinsäure	0,30	1,00	50,00	166,67
Histidin	1,25	1,85	208,33	308,64
Cytosin	0,23	1,00	38,46	166,67
Leucin	0,01	0,05	1,39	8,33
Isoleucin	0,02	0,10	3,57	16,67
Norleucin	0,03	0,04	4,17	6,72
Glycin	0,01	0,02	1,85	3,79
Methionin	0,09	0,53	14,71	87,72
Phenylalanin	0,18	0,35	29,41	57,87
Inosin	0,82	2,63	137,36	438,60

Fortsetzung Tabelle III-27.

Metabolit	LOD [µg/ml]	LOQ [µg/ml]	On-column	
			LOD [pg]	LOQ [pg]
Tryptophan	0,17	0,33	27,78	54,83
Serin	0,07	0,33	11,91	55,56
Fructose	0,06	0,15	9,26	25,25
Tyrosin	0,05	0,06	8,80	10,09
Threonin	0,06	0,36	10,42	59,52
Adenosin	0,30	0,44	50,00	73,10
Aspartat	0,19	0,44	31,25	72,46
Uracil	0,03	0,19	5,32	30,86
Uridin	0,19	0,77	31,25	128,21
Maleinsäure	0,33	1,25	55,56	208,33
Fumarsäure	0,08	0,30	12,50	50,51
Glutamin	0,17	0,56	27,78	92,59
Thymin	0,05	0,26	8,62	43,86
Adenin	0,05	0,10	7,53	16,37
Hypoxanthin	0,21	0,50	35,71	83,33
Citrat	0,14	0,44	24,04	73,10
Pyridoxin	0,05	0,35	8,93	57,47
alpha-KG	1,50	1,61	250,00	268,82
Glucose	0,07	0,40	10,87	66,67
Guanosin	0,09	0,32	15,17	53,11

Fortsetzung Tabelle III-27.

Metabolit	LOD [µg/ml]	LOQ [µg/ml]	On-column	
			LOD [pg]	LOQ [pg]
Äpfelsäure	0,40	0,78	65,79	130,21
Guanin	0,16	0,33	27,17	54,11
Lysin	0,58	1,92	96,15	320,51
Mittelwert	0,25	0,62	42,19	102,41

Richtigkeit

Um die Richtigkeit der GC/MS-Methode für die Targetanalytik zu ermitteln, wurden zu einem C. albicans-Zellextrakt 10 µg, und zu einem weiteren Extrakt 25 µg der Referenzsubstanzen gegeben. Dargestellt sind in Tabelle III-28 die ermittelten Differenzen zwischen den beiden Proben, die theoretisch immer 15 µg betragen sollten. Im Mittel wurde eine Differenz von 16,66 µg bestimmt. Die absolute Abweichung betrug somit im Durchschnitt 1,66 µg. Durch einen Mittelwert-t-Test wurde überprüft, ob der Sollwert mit einer Wahrscheinlichkeit P von 95 % innerhalb des Vertrauensbereichs des Analysenergebnisses liegt. Es wurde ein t-Wert von 1,143 errechnet und mit Hilfe tabellierter Vergleichswerte (t-Wert: 2,365; P = 95 %, f = n − 1) konnte gezeigt werden, dass der erhaltene Mittelwert innerhalb des Vertrauensbereichs lag. Somit konnte die Richtigkeit der Messungen belegt werden.

Tabelle III-28: Richtigkeit der Methode.

Metabolit	ermittelte Differenz [µg]	Abweichung [µg]	Abweichung [%]
Phenylpyruvat	18,68	3,68	19,70
Alanin	13,92	-1,08	-7,76
Asparagin	14,96	-0,04	-0,27

Fortsetzung Tabelle III-28.

Metabolit	ermittelte Differenz [µg]	Abweichung [µg]	Abweichung [%]
Prolin	14,87	-0,13	-0,87
Valin	13,65	-1,35	-9,89
Bernsteinsäure	18,27	3,27	17,90
Histidin	13,67	-1,33	-9,73
Cytosin	13,17	-1,83	-13,90
Leucin	16,81	1,81	10,77
Isoleucin	14,68	-0,32	-2,18
Glycin	14,35	-0,65	-4,53
Methionin	16,99	1,99	11,71
Phenylalanin	18,34	3,34	18,21
Inosin	18,59	3,59	19,31
Tryptophan	18,78	3,78	20,13
Serin	17,60	2,60	14,77
Fructose	18,52	3,52	19,01
Tyrosin	15,20	0,20	1,32
Threonin	24,81	9,81	39,54
Adenosin	20,91	5,91	28,26
Aspartat	9,27	-5,73	-61,81
Uracil	16,98	1,98	11,66

Fortsetzung Tabelle III-28.

Metabolit	ermittelte Differenz [µg]	Abweichung [µg]	Abweichung [%]
Maleinsäure	22,48	7,48	33,27
Fumarsäure	14,12	-0,88	-6,23
Glutamin	21,72	6,72	30,94
Thymin	6,65	-8,35	-125,56
Adenin	21,65	6,65	30,72
Hypoxanthin	10,75	-4,25	-39,53
Citrat	18,66	3,66	19,61
Pyridoxin	20,96	5,96	28,44
alpha-KG	13,50	-1,50	-11,11
Glucose	19,69	4,69	23,82
Guanosin	11,99	-3,01	-25,10
Äpfelsäure	20,46	5,46	26,69
Guanin	11,17	-3,83	-34,29
Lysin	23,00	8,00	34,78
Mittelwert	16,66	1,66	

Instrument- und Methodenpräzision

Zur Bestimmung der Instrumentpräzision wurde ein *C. albicans*-Extrakt 6-mal vermessen. Die Messung von sechs derivatisierten Extrakten diente der Analyse der Methodenpräzision. Die Daten selbst sind im Anhang in Tabelle V-3 gezeigt. Für die Instrumentpräzision ergaben sich relative Standardabweichungen von 1,1 bis 10,35 % (Mittelwert = 5 %). Die Methodenpräzision mit Werten von 2,19 bis 13,07 % und einem Mittelwert von 8 % lag, wie zu erwarten, über der Instrumentpräzision. In der Literatur finden sich Angaben der relativen Standardabweichungen für die Instrumentpräzision in Zellextrakten von 6-7 % und für die Methodenpräzision zwischen 8 und 14 %. In einigen Arbeiten liegen die Instrument- und Methodenpräzision mit Werten von 12,49 % bzw. 14,81 % noch etwas höher [84, 159]. Der Vergleich mit der Literatur zeigt, dass die Instrument- und Methodenpräzision der hier verwendeten Methode anderen leicht überlegen war.

Analytische und biologische Varianz

Da hier biologische Proben untersucht werden sollten, war es weiterhin wichtig, zu bestimmen, in welcher Größenordnung sich die biologische Variabilität bewegt. Eine hohe Varianz innerhalb der Proben ist zum einen durch physiologische Unterschiede bedingt, wie z. B. Wachstumsphase, und zum anderen durch die analytische Variabilität. Letztere kann durch Änderungen bei der Probennahme, Probenvorbereitung, Derivatisierung und Analyse entstehen. Die analytische Varianz ist eine der größten Beschränkungen für Messungen mit derart hoher Datendichte und Hochdurchsatz-Charakter, wie es bei Metabolomanalysen der Fall ist. Das Problem ist besonders dann relevant, wenn die unterschiedlichen biologischen Proben sich nicht durch einzelne Substanzen unterscheiden, sondern nur durch sehr kleine Konzentrationsunterschiede vieler Metabolite [157, 160]. Daher sollte die analytische Variabilität in jedem Fall geringer als die biologische sein und idealerweise unterhalb von 10 % liegen [161]. Für die Bestimmung der analytischen und biologischen Variabilität wurden jeweils 10 Extrakte, die aus der gleichen *C. albicans*-Zellkultur stammten, vermessen (analytische Varianz) und mit den Varianzen von 10 Extrakten, die aus unabhängig voneinander kultivierten *C. albicans*-Zellkulturen stammten (biologische Varianz), verglichen. Die erhaltenen Daten sind in Tabelle V-4 im Anhang aufgeführt und zeigen, dass die analytische Varianz mit einem durchschnittlichen Variationskoeffizienten CV von 7 % (CV_{min} = 1,74, CV_{max} = 12,10) unterhalb der biologischen Varianz von im Mittel 9 % (CV_{min} = 2,23, CV_{max} = 16,14) lag. Somit genügt die Methode den von van den Berg et al. gesetzten Anforderungen:

CV < 10 % [161]. In einer Arbeit von Strelkov et al. liegt die biologische Variabilität bei etwa 20 % [162]. Fiehn et al. gehen davon aus, dass ein Fehler von etwa 20 – 30 % der biologischen Heterogenität zugeschrieben werden kann [161-163]. Um bei den Messungen eindeutig zwischen analytischer und biologischer Variabilität unterscheiden zu können, ist es wichtig, eine ausreichende Anzahl an Proben zu messen. Aus diesem Grund wurde die Probenanzahl für alle Messungen mittels GC/MS auf 8 Proben je Gruppe, also z. B. Kontrollen, DMSO-Kontrollen und mit GB-AP-143 inkubierte C. albicans-Zellkultur, festgesetzt.

1.2.3.4 Auswertung der Targetanalytik

Zur Identifizierung der einzelnen Targets aus einem sehr komplexen GC/MS-Lauf wurde zunächst die Dekonvolutions-Software AMDIS (Automated Mass Spectral Deconvolution And Identification System) benutzt. Diese Software ist direkt an die NIST-Datenbank gekoppelt, so dass es möglich ist, einen Spektrenabgleich der gemessenen Probe mit in der NIST-Datenbank gelisteten Spektren durchzuführen. Bei einem typischen C. albicans-Chromatogramm wurden im Schnitt rund 4000 Signale von AMDIS identifiziert. Das Metabolom von C. albicans umfasst etwa 450 bekannte Metabolite, wobei jedoch die Tatsache berücksichtigt werden muss, dass der untersuchte C. albicans-Extrakt nur die polaren Metabolite enthielt. Können bestimmte Metabolite, die über Genomannotation vorhergesagt werden, nicht aus dem Zellextrakt detektiert werden, gibt es nach Strelkov et al. vier Gründe dafür:

- Das TMS-Derivat der Substanz ist nicht in der verwendeten NIST-Datenbank gelistet und somit gehört der Metabolit zu den nicht-identifizierten, aber detektierten Verbindungen. Falls der Metabolit als Standard erhältlich ist bzw. synthetisiert werden kann, könnte auf diese Weise das Signal für den entsprechenden Metaboliten in der Probe identifiziert werden.

- Der Metabolit ist aufgrund von Instabilität oder fehlender Flüchtigkeit mit der eingesetzten Methode nicht detektierbar.

- Der Metabolit liegt in zu geringen Konzentrationen in der Probe vor.

- Der Metabolit tritt evtl. nur unter bestimmten Bedingungen, z. B. abhängig von der Wachstumsphase auf [162].

Die NIST-Datenbanksuche ergibt für die in dieser Arbeit vermessenen C. albicans-Extrakte im Durchschnitt 120 Treffer. Nach manuellem Spektrenabgleich und Überprüfung der Plausibilität sind i. d. R. 60 - 80 Metabolite korrekt zugeordnet. Aus der auf diese Weise erstellten Metabolitenliste wurden nun die Metaboliten herausgesucht, die für die bioinformatischen Modelle wichtig waren und die gleichzeitig als Referenzsubstanzen erworben werden konnten. Für bioinformatische Modellierungen ist es ausreichend, relative Konzentrationsänderungen erfassen zu können, aber um die Methodik, mit der an sich „nur" relative Änderungen gemessen werden, zu validieren, ist es notwendig, Referenzsubstanzen der jeweiligen Metabolite vermessen zu können. Die Targetanalyten können den Tabellen der Validierung entnommen werden.

Problematisch bei der Quantifizierung von Metaboliten ist, dass intrazelluläre Metabolitkonzentrationen teilweise um das 5-fache variieren, d. h. dass einige Metabolite im Zellextrakt in sehr hohen, andere in sehr niedrigen Konzentrationen vorliegen. Ziel ist es, neben den hohen Konzentrationen auch den Gehalt der nur in geringer Konzentration vorliegenden Metabolite zu bestimmen [162, 164]. Eine Möglichkeit wäre das Injizieren unterschiedlicher Volumina bzw. beim hier verwendeten Splitinjektor wäre theoretisch auch eine Änderung des Splitverhältnisses möglich. So könnte eine Probe einmal bei einem geringen Splitverhältnis vermessen werden, um auch die in nur sehr geringen Konzentrationen vorliegenden Metabolite zu quantifizieren, und ein weiteres Mal könnte man die Probe dann mit einem hohen Splitverhältnis injizieren, um die Metabolite hoher Konzentration verdünnter auf die Säule zu bringen. Dieses Verfahren hat den Nachteil, dass neben einer Zweifachmessung für jede Probe, bei einem niedrigen Splitverhältnis „Liner", Ionenquelle und Säule der GC/MS stark überladen und die Matrixeffekte zusätzlich zu einer Belastung dieser Bauteile führen würden. Somit würden sich auch die Chromatographie und Empfindlichkeit verschlechtern. So gilt es, beim Splitverhältnis einen Kompromiss zwischen einer ausreichenden Empfindlichkeit, die die Quantifizierung von in geringen Konzentrationen vorkommenden Metaboliten ermöglicht, und einer Überladung des GC/MS-Systems durch Matrixeffekte und hoch konzentrierten Metaboliten zu finden. In dieser Arbeit wurden für die Methodenentwicklung Splitverhältnisse von 1:100, 1:50, 1:40 und 1:20 untersucht. Dabei erwies sich ein Splitverhältnis von 1:40 als geeignet.

Wie im vorangegangen Kapitel bereits beschrieben erfolgte die Quantifizierung der Targetanalyten über das Standardadditionsverfahren, mit dessen Hilfe eine Kalibriergerade erstellt wurde. Bei der gaschromatographischen Trennung eines Zellextrakts kommt es jedoch aufgrund der zahlreichen derivatisierten Analyten und auch wegen Nebenprodukten aus der Derivatisierung zu Koelutionen und stark verrauschten Spektren, weswegen die Flächen des Totalen Ionenstroms (TIC – *total ion current*) für Quantifizierungen nicht integriert werden können. Stattdessen wurden einzelne

Ionenspuren, die für die betreffenden Analyten spezifisch sind, integriert, wodurch die Empfindlichkeit deutlich gesteigert wird. Um dies zu verdeutlichen sind in Abbildung III-26 beispielhaft einige zur Quantifizierung der Targetanalyten verwendeten extrahierten Ionenspuren (EIC – *extracted ion current*) und der dazugehörige TIC einer *C. albicans*-Messung dargestellt.

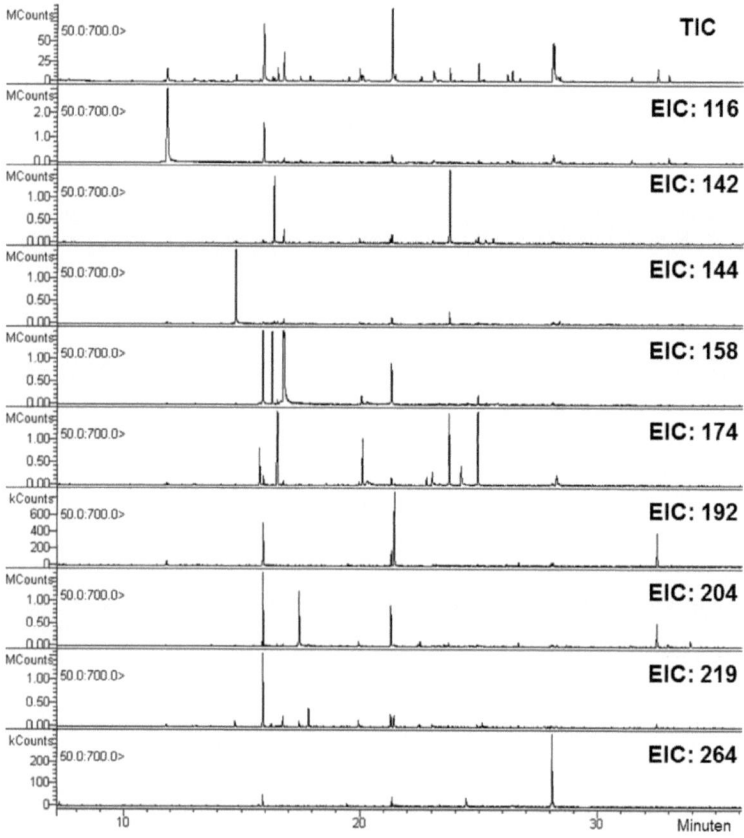

Abbildung III-26: Totales Ionenchromatogramm (TIC) einer *C. albicans*-Messung und einige daraus extrahierte Ionenspuren (EIC), die zur Quantifizierung der Targetmetabolite verwendet wurden.

Für die Auswahl der EIC ist es wichtig zu berücksichtigen, dass bei der massenspektrometrischen Detektion im EI-Modus einige Fragment-Ionen auftreten, die nicht in Zusammenhang mit Analyten zu bringen sind, sondern die für die verwendete

Ergebnisse und Diskussion 153

Derivatisierungsmethode charakteristisch sind. Im Fall der hier eingesetzten Methoximierung und anschließenden Silylierung mit MSTFA können dies für TMS-Derivate typische Fragmente sein, die in Abbildung III-27 dargestellt sind. Diese Ionen tragen wenig bis gar nicht zur Strukturinformation bei [165].

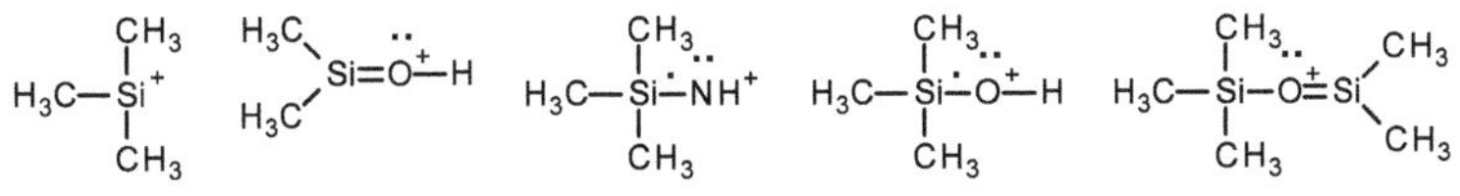

$$H_3C-\underset{\underset{CH_3}{|}}{\overset{CH_3}{\underset{|}{Si^+}}} \quad \underset{H_3C}{\overset{H_3C}{\diagdown}}Si\overset{+}{=}\overset{..}{O}-H \quad H_3C-\underset{\underset{CH_3}{|}}{\overset{CH_3}{\underset{|}{Si}}}-\overset{..}{N}H^+ \quad H_3C-\underset{\underset{CH_3}{|}}{\overset{CH_3}{\underset{|}{Si}}}-\overset{..}{\overset{+}{O}}-H \quad H_3C-\underset{\underset{CH_3}{|}}{\overset{CH_3}{\underset{|}{Si}}}-\overset{..}{O}\overset{+}{=}Si\overset{CH_3}{\diagdown}_{CH_3}$$

m/z 73   m/z 75   m/z 88   m/z 90   m/z 147

Abbildung III-27: Für TMS-Derivate charakteristische Fragmente.

Bei Anwesenheit phosphorylierter Metabolite, wie z. B. Nukleotiden oder Coenzymen kann es zu typischen Fragment-Ionen kommen, die ebenfalls nicht als EIC für Targetanalyten verwendet werden sollten. Einige Beispiele zeigt Abbildung III-28.

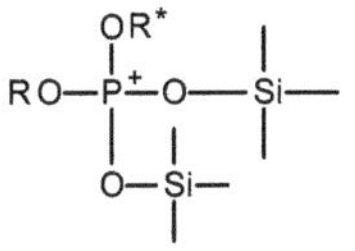

R = R* = H : m/z 243
R = R* = Si(CH$_3$)$_3$: m/z 387
R = H, R* = Si(CH$_3$)$_3$: m/z 315

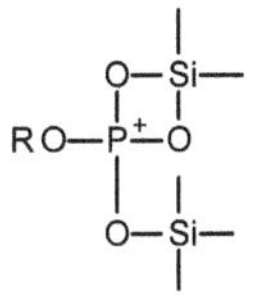

R = H : m/z 227
R = Si(CH$_3$)$_3$: m/z 299

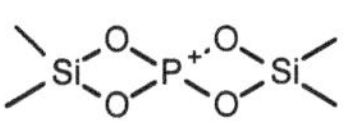

m/z 211 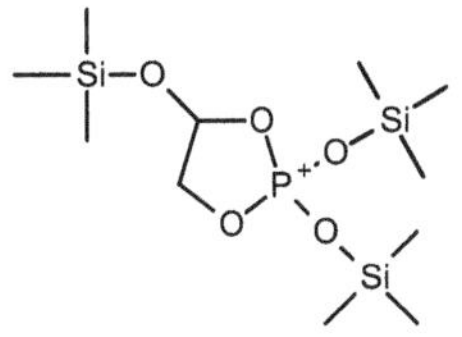   m/z 357

Abbildung III-28: Bei EI charakteristisch auftretende Fragment-Ionen phosphorylierter Verbindungen nach Methoximierung und Silylierung (nach [151]).

Ionen, die generell bei Fragmentierung von TMS-derivatisierten Aminosäuren auftreten und daher ebenfalls nicht zur Strukturaufklärung beitragen, sind in Tabelle III-29 aufgeführt.

Tabelle III-29: Allgemeine Fragment-Ionen für TMS-derivatisierte Aminosäuren. Fett gedruckt sind jeweils die am häufigsten auftretenden Fragment-Ionen.

Fragment	Herkunft
M – 15	**M – CH_3**
M – 29	M – (CH_3 + CH_2)
M – 43	M – (CH_3 + CO)
M – 72	M – (CH_3)$_3$ Si – H
M – 73	**M – (CH_3)$_3$Si**
M – 87	M – CH_3((CH_3)$_3$ Si – H)
M – 89	M – (CH_3)$_3$ SiO
M – 90	M – (CH_3)$_3$ SiOH
M – 102	M – (CH_3)$_3$ Si – CH_3 – CH_2
M – 104	M – CH_3 – (CH_3)$_3$SiO
M – 105	M – CH_3 – (CH_3)$_3$SiOH
M – 117	**M – (CH_3)$_3$SiCOOH**
M – 133	M – CH_3CO – (CH_3)$_3$SiOH
M – 162	M – (CH_3)$_3$Si-(CH_3)$_3$-SiO

Unter Berücksichtigung der gezeigten typischen Fragment-Ionen, die allein auf die Derivatisierung zurückzuführen bzw. kennzeichnend für ganze Metabolitklassen sind, wurden EIC ausgewählt, die möglichst charakteristisch für den Targetanalyten sind. So wurde darauf geachtet, dass die Ionenspur im Spektrum des Analyten möglichst intensiv ist, um die Empfindlichkeit zusätzlich zu verbessern. Um die Ionenspur eindeutig dem betreffenden Analyten zuordnen zu können und Retentionszeitveränderungen mit einzuplanen, sollte außerdem in einem ausreichend großen Retentionszeitfenster kein weiteres Signal mit dem gleichen m/z-Wert auftreten.

Die Integration der spezifischen EIC fand unter Verwendung der Varian-Workstation-Software statt. Eine Automatisierung der Integration war zwar möglich, da es jedoch zu fehlerhaften Integrationen gerade im unteren Konzentrationsbereich kam, wurde die Integration für jedes Signal kontrolliert und bei Bedarf manuell korrigiert.

1.2.3.5 Auswertung der Fingerprintanalytik

Die aus Metabolomanalysen erhaltene Datenmatrix muss für die Anwendung von statistischen Analysen vorbereitet werden bzw. die Messungen müssen bereits in geeigneter Weise durchgeführt worden sein. So ist es vorteilhaft, die Injektionssequenz zu randomisieren, damit die nachfolgenden statistischen Verfahren nicht aufgrund von zeitabhängigen Effekten verfälscht werden. Des Weiteren wurden alle Chromatogramme auf grobe Ausreißer und fehlende Messwerte geprüft und bei Bedarf wurde die Statistik ohne diese durchgeführt. Da bei multivariaten Verfahren Analyten über viele Messungen hinweg und nicht innerhalb einiger weniger Läufe miteinander verglichen werden, müssen Retentionszeiten und m/z-Signale über die zu vergleichenden Messungen in sich konsistent sein. Die Chromatographie ist an sich ein sehr stabiles Verfahren mit hoher Reproduzierbarkeit, jedoch treten Retentionszeitverschiebungen über die Zeit hinweg auf und auch bei den m/z-Signalen können leichte Veränderungen festgestellt werden, weswegen die Daten vor der eigentlichen multivariaten Datenanalyse angepasst werden müssen.

Datenvorverarbeitende Schritte, wie Signalidentifizierung, Retentionszeitkorrektur, Dekonvolution, aber auch Normalisierung und Datentransformation, wurden durch Einsatz geeigneter Software durchgeführt. Programme wie MZmine [166], metAlign [167, 168], MarkerLynx [169] und XCMS [170, 171] finden häufig Einsatz für die Daten(vor)verarbeitung von Metabolomanalysen. Arbeiten von Katajamaa, Lange et al. geben einen sehr guten Überblick über die derzeit erhältliche Software für diesen Zweck [100, 172]. In einer vergleichenden Analyse konnte gezeigt werden, dass XCMS den anderen getesteten Programmen (msInspect, MZmine, OpenMS, SpecArray, XAlign) im Hinblick auf die erhaltene Datenqualität und den dafür nötigen Zeitbedarf überlegen ist [172]. Aufgrund des kostenfreien Zugangs und der hohen Datenqualität wurde diese Software für die Signalidentifizierung und das „Alignment" verwendet. Das XCMS-Package ist in der freien Programmiersprache „R" geschrieben. XCMS ist für die Verarbeitung von LC und GC/MS-Daten geeignet.

Im ersten Schritt werden sog. „Features", die als m/z-Werte pro Retentionszeit definiert sind, miteinander abgeglichen. Die Anpassung („Matching") erfolgt über eine Gruppierung aller „Features" mit ähnlichen m/z-Positionen. Über eine Kerndichteschätzung wird die Verteilung der „Features" kalkuliert und Gruppen, die „Features" mit unterschiedlichen Retentionszeiten aufweisen, werden in engere Subgruppen unterteilt. Um die Retentionszeitverschiebung zu korrigieren, wird der Median der Retentionszeit und die Abweichung jedes „Features" vom Median für jede Gruppe berechnet. Eine lokal gewichtete Regressionsfunktion, das LOESS (locally weighted regression)

Glättungsverfahren, benutzt die Abweichungen der Retentionszeiten, um innerhalb jeder Gruppe eine nicht-lineare Transformation zu berechnen. Durch die beim LOESS-Verfahren eingesetzte quadratische Gewichtung der Regressionsfunktion wird erreicht, dass vom Median weiter entfernte Punkte weniger Einfluss auf den am Ende erhaltenen geglätteten Wert haben. Bei dieser nichtlinearen Retentionszeitkorrektur dienen einzelne Signale, die ursprünglich bereits gut gruppiert waren, als Referenzen. Diese Funktion wird zur Retentionszeitkorrektur aller „Features" innerhalb einer Gruppe verwendet. Danach erfolgt ein erneutes „Matching". „Matching" und „Alignment" können zur Erhöhung der Präzision des Endergebnisses iterativ wiederholt werden [170-173].

Zunächst wurden die im xms-Format vorliegenden GC/MS-Daten in das plattformunabhängige netCDF-Format konvertiert. Alle zu einer Messreihe gehörenden Läufe wurden in separate Ordner abgelegt und in XCMS eingelesen. Für die Prozessierung wurden für alle Schritte die „Default"-Einstellungen verwendet („family" = s, „plottype" = m , „bw" = 10). Die Ergebnisse von XCMS lassen sich als Textdatei auslesen, die wiederum in Excel importiert wurde. Jede Variable wird von XCMS über den m/z-Wert (M) und die Retentionszeit (T) definiert, was zu M(Zahl)T(Zahl)-Paaren führt. In Excel selbst wurden die Daten auf fehlende Messpunkte überprüft. Falls für eine Variable einer Messreihe (8-fach-Bestimmung) mehr als vier Messpunkte fehlten, wurde die ganze Variable aus dem Datensatz gelöscht. Ebenfalls wurden MT-Paare, die eindeutig TMS-Fragmenten zuzuordnen waren, die für die Derivatisierung charakteristisch sind, aber nicht mit einem Metabolitderivat in Verbindung gebracht werden können, aus der Datenmatrix entfernt (vgl. hierfür vorangegangenes Kapitel). Des Weiteren wurde in Excel eine Normalisierung auf den internen Standard Norleucin und die optische Dichte durchgeführt. Die so bearbeitete Datenmatrix wurde in den Unscrambler®, eine Software für multivariate Datenanalyse, eingelesen. Nach Transponieren der Daten wurden die Variablen für die nachfolgende Hauptkomponentenanalyse (PCA) Mitten-zentriert und auf die Standardabweichung skaliert. Variablen, die zur Trennung von unbehandelten Kontrollen, DMSO-Kontrollen und mit GB-AP-143 inkubierten *C. albicans*-Proben beitrugen, wurden im „Correlation-Loadings-Plot" identifiziert und aus der Berechnung für die nächste PCA genommen. So konnten MT-Paare, die in den drei Gruppen stark unterschiedlich waren, identifiziert werden. Die Listen der entsprechenden MT-Paare wurden aus dem „Loadings-Plot" als Text-Datei ausgelesen und die entsprechenden Signale im ursprünglichen Chromatogramm identifiziert. Einige dieser Signale konnten mit Hilfe der NIST-Datenbank identifiziert werden.

1.2.4 Inkubationen von *C. albicans* mit Flucytosin

1.2.4.1 Biologischer Hintergrund

Bevor die Effekte der im Mittelpunkt dieser Arbeit stehenden Isochinolinalkaloide auf *C. albicans* untersucht wurden, sollte mit den entwickelten analytischen Methoden der Effekt von Flucytosin auf *C. albicans* untersucht werden, um diese mit den umfangreichen publizierten Daten zum Wirkmechanismus zu vergleichen.

In der KEGG-Datenbank können verschiedene Stoffwechselwege organismusspezifisch geladen werden. Abbildung III-29 zeigt den Pyrimidinstoffwechsel von *C. albicans*. Flucytosin hemmt, wie erwähnt, die Thymidylatsynthase, die in der Karte mit ihrer EC-Nummer E.C. 2.1.1.45 dargestellt ist (vgl. Abbildung I-7). Zu erwarten wäre in den Metabolomanalysen also ein verringerter Gehalt von TMP. Bei CMP wäre aufgrund des geringeren „Verbrauchs" für die Bildung von TMP mit höheren Konzentrationen im Vergleich zur Kontrolle zu rechnen. Gleichzeitig vermittelt diese Abbildung allerdings auch, wie komplex allein der Pyrimidinstoffwechsel aufgebaut ist und dass Konzentrationsunterschiede über viele Gegenregulationsmechanismen ausgeglichen werden können. Insgesamt ist der Stoffwechsel ein untereinander stark vernetztes und reguliertes Netzwerk, so dass einzelne Stoffwechselwege nie isoliert betrachtet werden sollten.

Mit Hilfe der gewonnenen Daten sollten auch die bioinformatischen Modelle überprüft werden. Zusätzlich dienten diese Messungen dazu, das „Probensetting" zu überprüfen und ggf. noch Anpassungen vorzunehmen, bevor die eigentlichen Messungen mit GB-AP-143 stattfinden würden.

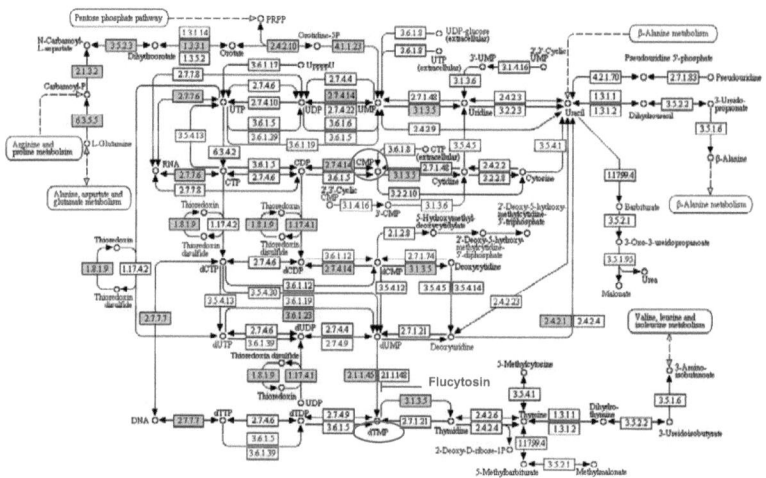

Abbildung III-29: Pyrimidinstoffwechsel von C. albicans mit Angriffspunkt von Flucytosin: die Hemmung der Thymidylatsynthase (E.C. 2.1.1.45). Grün hinterlegt sind die Enzyme, die bereits für C. albicans experimentell oder durch Vorhersage bestimmt wurden. Mit freundlicher Genehmigung der KEGG Database / Kanehisa Laboratory (Quelle: http://www.genome.ad.jp/kegg/kegg1.html).

Zunächst wurden Wachstumskurven von C. albicans erstellt, um die Zeitpunkte für die Probennahmen in der lag-, log- und stationären Phase festzusetzen. In Abbildung III-30 ist exemplarisch eine dieser Wachstumskurven dargestellt und die Zeitpunkte der Probenentnahme sind markiert.

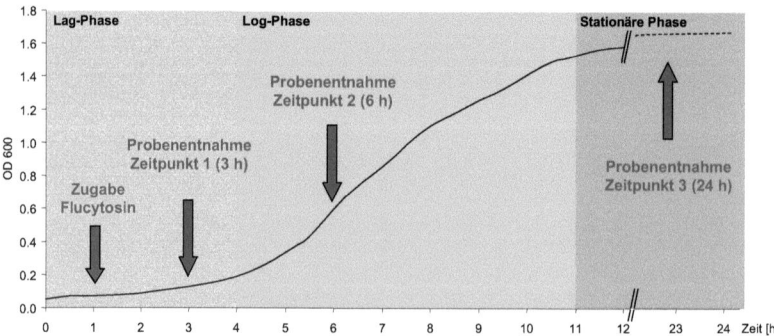

Abbildung III-30: Zeitpunkte von Flucytosinzugabe und Probenentnahme entlang der Wachstumskurve von C. albicans.

Der Versuchsaufbau orientierte sich an den bereits aus der Validierung zur Verfügung stehenden Daten. So wurden jeweils acht identische Proben zu den drei gewählten

Der Versuchsaufbau orientierte sich an den bereits aus der Validierung zur Verfügung stehenden Daten. So wurden jeweils acht identische Proben zu den drei gewählten Zeitpunkten entnommen, um die Variabilität innerhalb der Kultur zu erfassen. Als Bezugspunkt dienten zum einen Kontrollen, die einer unbehandelten *C. albicans*-Zellkultur entstammten und zum anderen DMSO-Kontrollen. Für die DMSO-Kontrollen wurde eine *C. albicans*-Kultur mit der identischen Menge an Lösungsmittel wie bei Flucytosin-Behandlung versetzt. Diese Kontrolle ist wichtig, um zu überprüfen, inwieweit Effekte allein auf das Lösungsmittel, in dem der Arzneistoff gelöst wurde, zurückzuführen sind.

Um eine möglichst hohe Homogenität der Zellkulturen zu gewährleisten, wurden die Zellen jeweils parallel kultiviert. So wurden gleichzeitig drei *C. albicans*-Zellkulturen, die der gleichen Übernachtkultur entstammten, angezüchtet: eine unbehandelte Zellkultur, der die Kontrollen entnommen wurden, während den anderen beiden nach jeweils 1 Stunde DMSO bzw. Flucytosinlösung zugegeben worden war. Die Probennahme erfolgte zu drei Zeitpunkten, die sich jeweils in den unterschiedlichen Wachstumsphasen befanden, um gegebenenfalls auch wachstumsabhängige Effekte detektieren zu können. Nach 3, 6 bzw. 24 Stunden wurden jeweils acht Proben aus den drei Zellkulturen genommen, gequencht und extrahiert. Für die Analytik der Pyrimidinnukleotide zur Bestimmung der Änderung nach Flucytosin-Behandlung wurde die HPLC-UV-Methode verwendet, um ihre Konzentrationsänderung zu bestimmen. Die GC/MS-Methode wurde eingesetzt, um a) etwaige Änderungen im Aminosäurestoffwechsel zu erfassen (Targetanalytik) und b) mittels multivariater Datenanalyse Gruppen zu erkennen und evtl. dafür verantwortliche Variablen zu identifizieren (Fingerprintanalytik).

1.2.4.2 HPLC-Messung

Eine graphische Darstellung der HPLC-Messergebnisse zeigt Abbildung III-31. Die dazugehörenden Einzelwerte der Messungen finden sich in Tabelle V-5 im Anhang.

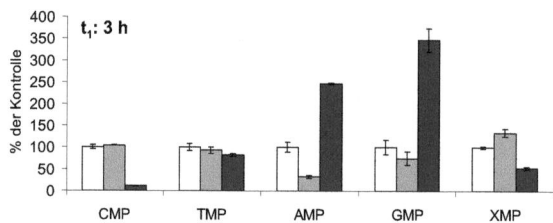

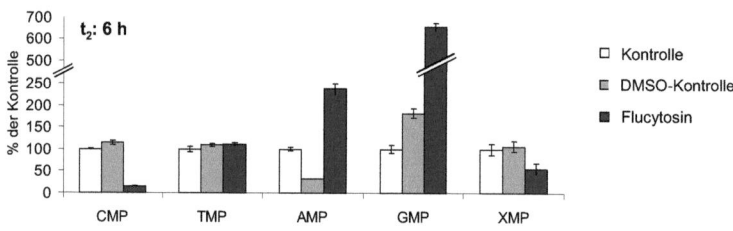

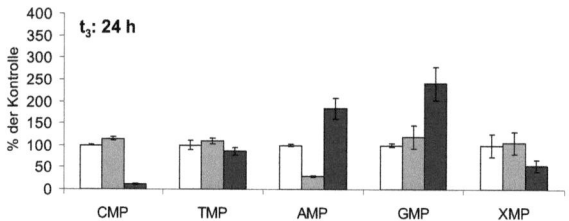

Abbildung III-31: Nukleotidgehalt von Kontroll-, DMSO- und Flucytosininkubationen. Dargestellt sind die Werte bezogen auf die Kontrolle. Die Proben wurden zu drei unterschiedlichen Zeitpunkten t entnommen: t_1: 3 h, t_2: 6 h, t_3: 24 h (± Standardabweichung aus Dreifachbestimmungen).

Die auffallend stark reduzierten CMP-Spiegel der Flucytosin-behandelten Kulturen zu allen drei Entnahmezeitpunkten im Vergleich zu den Kontrollen legen den Schluss nahe, dass der Hemmung der Thymidylatsynthase durch Flucytosin metabolisch gegenreguliert wird. So könnte beispielsweise vermehrt CMP zum direkten Vorläufermolekül dUMP konvertiert werden und die erniedrigten Konzentrationen erklären. CMP kann jedoch auch zu CTP, das wiederum in die RNA eingebaut wird, umgewandelt werden (vgl. Abbildung III-29). Eine Möglichkeit, dies zu verifizieren, wäre z. B. die Messung der Aktivitäten der in diesem Stoffwechselweg aktiven Enzyme.

Markant war des Weiteren der starke Anstieg von GMP um das 7-fache vor allem nach 6 h. AMP scheint zu akkumulieren bzw. nicht mehr in gleichem Maße verbraucht zu werden. Dies zeigt, dass die Interpretation von Daten aus Metabolommessungen sehr komplex ist, weswegen diese idealerweise durch Genom- und Proteomdaten ergänzt werden sollten, um fundierte Schlüsse zu ermöglichen.

Der Zeitpunkt der Probenentnahme spielt eine entscheidende Rolle. Die Nukleotidkonzentrationen nahmen in allen gemessenen Proben über die Zeit hinweg stetig ab, was biologisch dadurch erklärt werden kann, dass durch die starke Vermehrung in der log-Phase DNA und RNA gebildet werden muss und demzufolge auch die entsprechenden Bausteine verbraucht werden. Abbildung III-32 stellt die abnehmenden Nukleotidkonzentrationen der Kontrollen zu den verschiedenen Entnahmezeitpunkten dar, die gleichen Zeiteffekte treten jedoch auch bei den DMSO-Kontrollen und Flucytosin-Inkubationen auf.

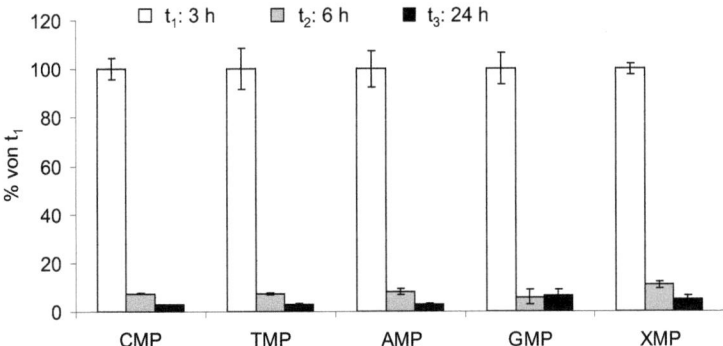

Abbildung III-32: Änderungen der Nukleotidkonzentrationen im Zeitverlauf. Dargestellt sind zu drei verschiedenen Zeitpunkten (t_1, t_2 und t_3) entnommene Kontrollen (± Standardabweichung aus Dreifachbestimmungen).

1.2.4.3 Targetanalytik (GC/MS)

Tabellen IV-6 bis IV-8 im Anhang enthalten die vollständigen Daten der Targetmessungen. Die Ergebnisse lassen sich am sinnvollsten nach den verschiedenen Entnahmezeitpunkten gliedern.

1. Entnahmezeitpunkt t_1 nach 3 h (lag-Phase):

Abbildung III-33 stellt eine Auswahl der Targetanalyten dar.

- Cytosin stieg unter Flucytosin-Behandlung auf 143 % bezogen auf die Kontrolle, die DMSO-Kontrolle blieb unverändert.

- Die Glycin-Konzentration der Flucytosin-behandelten Zellextrakte dagegen fiel auf 71 % der Kontrolle und war auch in der DMSO-Kontrolle leicht vermindert (89 %).

- Die Konzentrationen der restlichen gemessenen Targetanalyten waren unverändert.

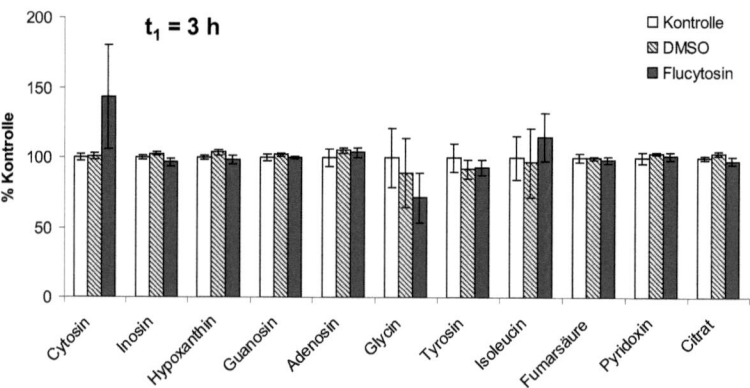

Abbildung III-33: Konzentrationen verschiedener Targetanalyten aus Kontrollen, DMSO-Kontrollen und mit Flucytosin behandelten *C. albicans* zum Entnahmezeitpunkt t_1 = 3 h (± Standardabweichung aus Achtfachbestimmungen).

2. Entnahmezeitpunkt t_2 nach 6 h (log-Phase):

- Inosin, Hypoxanthin und Guanosin, die bei Zeitpunkt t_1 quantifiziert werden konnten (vgl. Abbildung III-33), lagen hier für alle Proben unterhalb des LOQ und sind deswegen nicht dargestellt (siehe Abbildung III-34).

- Bei den DMSO-Kontrollen zeigten sich sehr ausgeprägte und teilweise auch gegenläufige Effekte:
  - Metabolitkonzentrationen von Glycin, Tyrosin und Isoleucin stiegen stark an (Glycin auf die 10-fache, Tyrosin auf die 6-fache und Isoleucin auf die 16-fache Menge der Kontrolle).
  - Metabolitgehalte von Adenosin (6 %), Fumarsäure (3 %), Pyridoxin (6 %) und Citrat (9 %) waren stark vermindert.
- Bei den Flucytosin-behandelten Proben waren die Konzentrationsänderungen insgesamt nicht so stark ausgeprägt wie bei der DMSO-Kontrolle. Tyrosin (249 %) und Isoleucin (25 %) zeigten hier die größten Veränderungen gegenüber der Kontrolle. Die restlichen Targetanalyten waren im Vergleich zur Kontrolle nicht verändert.

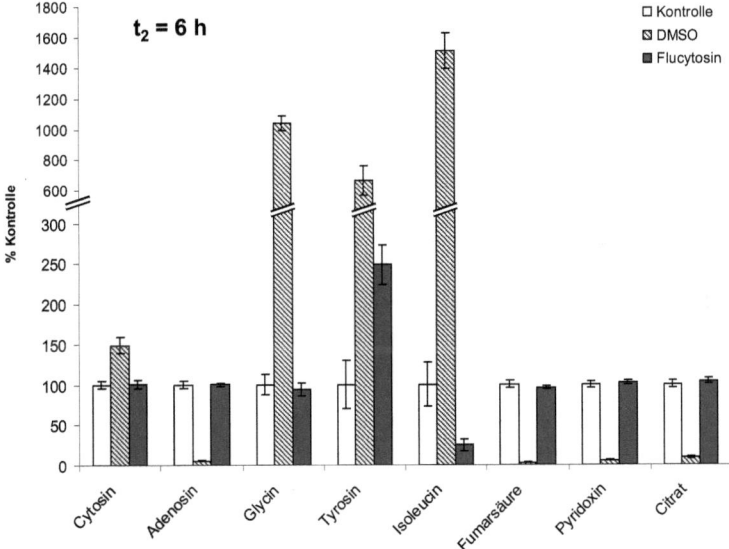

Abbildung III-34: Konzentrationen verschiedener Targetanalyten aus Kontrollen, DMSO-Kontrollen und mit Flucytosin behandelten C. albicans zum Entnahmezeitpunkt t_2 = 6 h (± Standardabweichung aus Achtfachbestimmungen).

3. *Entnahmezeitpunkt t_3 nach 24 h (stationäre Phase):*

- Die drastischen Änderungen, die bei in der log-Phase entnommenen Proben erfasst werden konnten, waren nun in der stationären Phase nicht mehr so stark ausgeprägt. Die Konzentrationen schienen sich weitgehend wieder angeglichen zu haben (siehe Abbildung III-35).

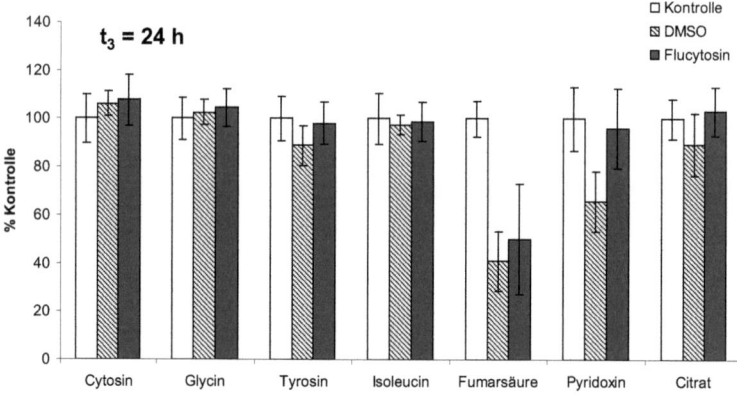

Abbildung III-35: Konzentrationen verschiedener Targetanalyten aus Kontrollen, DMSO-Kontrollen und mit Flucytosin behandelten *C. albicans* zum Entnahmezeitpunkt t_3 = 24 h (± Standardabweichung aus Achtfachbestimmungen).

- analog zu Entnahmezeitpunkt t_2 lagen auch hier die Konzentrationen von Inosin, Hypoxanthin und Guanosin unterhalb des LOQ. Zusätzlich war auch Adenosin nicht mehr in quantifizierbaren Mengen vorhanden.

Die Nukleoside sind Vorläufermoleküle für Nukleotide. Wie durch die HPLC-Messungen bestätigt werden konnte, sind die Nukleotide in der log-Phase aufgrund des gesteigerten Wachstums und der damit verbundenen RNA- und DNA-Bildung nur noch in weitaus geringeren Konzentrationen vorhanden als in der lag-Phase. Folgerichtig sind die Nukleosidkonzentrationen in der log-Phase und stationären Phase stark reduziert. Abbildung III-36 zeigt diese Konzentrationsänderung an einigen ausgewählten Nukleosiden und Nukleotiden.

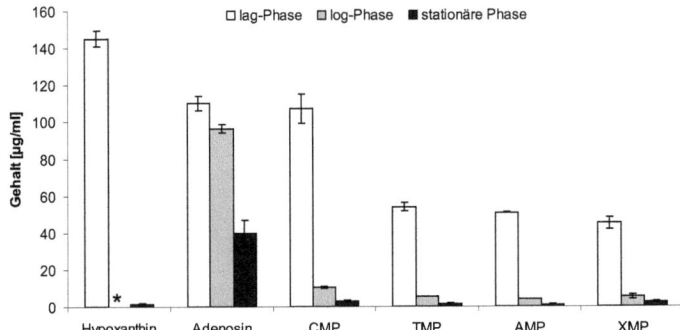

Abbildung III-36: Konzentrationen ausgewählter Nukleoside und Nukleotide aus mit Flucytosin behandelten C. albicans in verschiedenen Wachstumsphasen (µg/ml ± Standardabweichung). Hypoxanthin *: nicht bestimmbar, da der Gehalt kleiner als die LOD ist.

1.2.4.4 Fingerprintanalytik (GC/MS)

In Abbildung III-37 sind exemplarisch jeweils die Totalen Ionenströme von Kontrolle (K), DMSO-Kontrolle (D) und Flucytosin-behandelten Proben (F) der drei verschiedenen Entnahmezeitpunkte gezeigt. Bereits visuell unterscheiden sich diese Läufe deutlich voneinander. Besonders hervorstechend sind die Unterschiede zwischen den verschiedenen Zeitpunkten (siehe Balken in Abbildung III-37). Mit Hilfe der MVDA können auch Unterschiede, die rein optisch nicht erfassbar sind, deutlich gemacht werden.

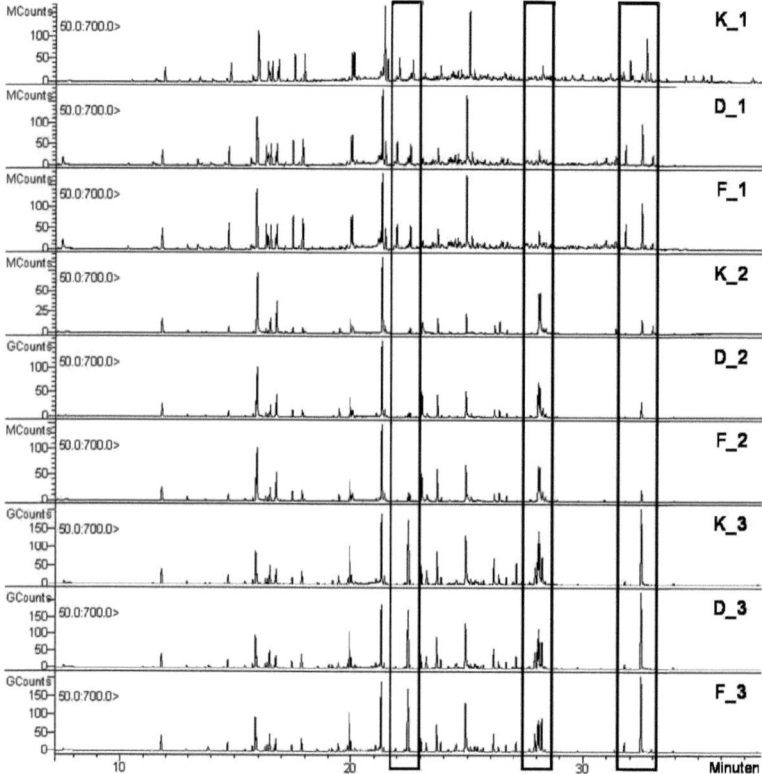

Abbildung III-37: Fingerprint von Kontroll- (K), DMSO- (D) und Flucytosinproben (F), die zu drei verschiedenen Zeitpunkten (_1: t_1 = 3 h, _2: t_2 = 6 h, _3: t_3 = 24 h) entnommen wurden (Darstellung als TIC).

Abbildung III-38 zeigt den „Scores-Plot" aus einer PCA, die mit dem kompletten Datensatz ausgeführt wurde, in unterschiedlichen Darstellungsweisen. Bei der oberen Abbildung sind die einzelnen Proben farblich entsprechend ihrer Behandlung (Kontrollen, DMSO-Kontrollen und Flucytosin) unterschieden. Es lassen sich keine Gruppen erkennen, was zeigt, dass sich die Proben nicht allein aufgrund der unterschiedlichen Behandlung differenzieren lassen. Erst bei der zweiten Darstellungsweise, bei der die Proben entsprechend ihrem Entnahmezeitpunkt markiert worden sind, wird deutlich, dass sich die Gruppen eindeutig durch den Entnahmezeitpunkt unterscheiden lassen.

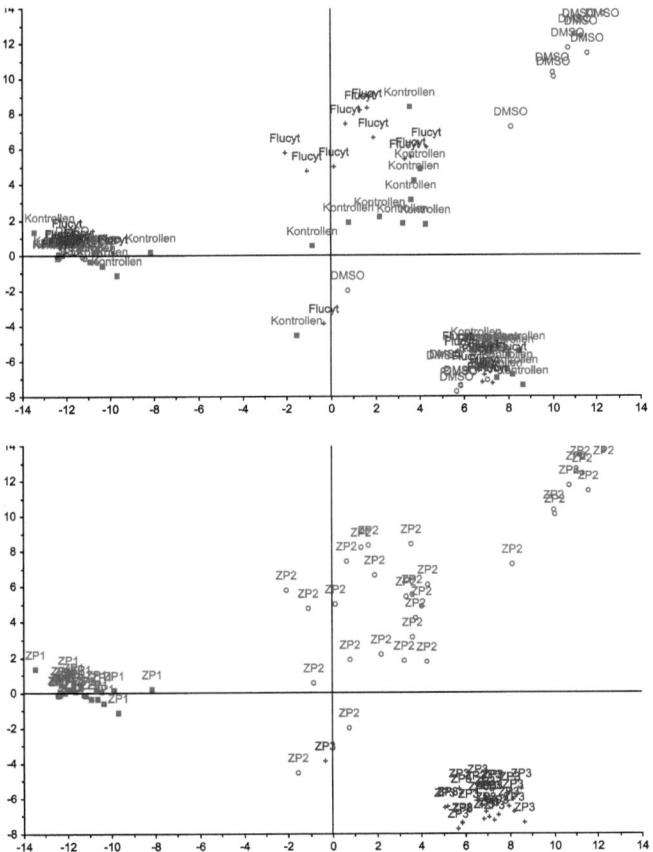

Abbildung III-38: „Scores-Plot" einer PCA mit unterschiedlich gewählten Kategorien.

Diese Darstellung lässt auch erkennen, dass die zum Zeitpunkt t_2 entnommenen Proben (in der Abbildung ZP2) untereinander sehr verschieden waren und so ganz im Gegensatz zu den beiden anderen Zeitpunkten standen, deren Proben in sich homogener waren. Dies deutet darauf hin, dass DMSO bzw. Flucytosin hauptsächlich in der log-Wachstumsphase von *C. albicans* Veränderungen im Metabolom verursachten. Diese Beobachtung bestätigt die Ergebnisse der Targetanalytik:

- in der lag-Phase waren die Konzentrationsunterschiede der Metabolite gering

- die größten Konzentrationsänderungen der gemessenen Metabolite waren in der log-Phase zu verzeichnen

- in der stationären Phase haben sich die Metabolitkonzentrationen überwiegend wieder angeglichen.

Um nun die Unterschiede innerhalb der Zeitgruppen zu erfassen, müssen diese getrennt analysiert werden. So wurde für jeden Entnahmezeitpunkt separat eine PCA ausgeführt. Exemplarisch soll dies hier für den Zeitpunkt t_2 gezeigt werden (siehe Abbildung III-39). Die Daten für die beiden anderen Zeitpunkte finden sich im Anhang (siehe Abbildung IV-1 und IV-2).

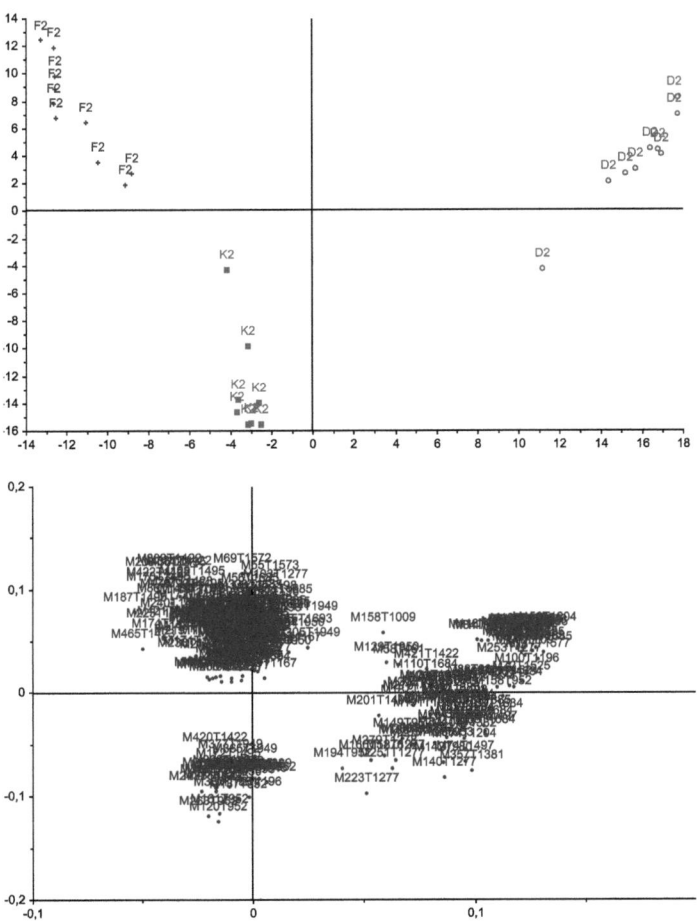

Abbildung III-39: „Scores"- (oben) und „Loadings-Plot" (unten) mit Flucytosin behandelter C. albicans-Kulturen (F), DMSO-Kontrollen (D) und Kontrollen (K) zum Entnahmezeitpunkt t_2.

Im „Scores-Plot" lassen sich drei Gruppen erkennen, die den jeweiligen Behandlungsgruppen Kontrolle, DMSO und Flucytosin, entsprechen (siehe Abbildung III-39). Im zugehörigen „Loadings-Plot" sind die für die Trennung verwendeten Variablen dargestellt. Diese sind als MT-Paar (M: m/z-Wert, T: Retentionszeit) jeweils eindeutig gekennzeichnet. Variablen, die beispielsweise auf der ersten Hauptkomponente weit rechts liegen, sind überdurchschnittlich in den DMSO-Kontrollen und unterdurchschnittlich in den Flucytosin-behandelten Proben und den Kontrollen vertreten.

Die im „Loadings-Plot" dargestellten Variablen wurden nun in Excel exportiert und durch einen NIST-Datenbankabgleich wurde versucht, den jeweiligen MT-Paaren Metabolite zuzuordnen. In Tabelle III-30 sind für alle drei Entnahmezeitpunkte jeweils die 10 Variablen mit den höchsten Faktorenladungen, d. h. dem größten Einfluss, dargestellt (Daten mit Faktorenladungen siehe Tabelle V-9). Die Variable mit der größten Faktorenladung für Zeitpunkt t_2 konnte als Glycin identifiziert werden. Dies zeigte sich auch bei den aus der Targetanalytik erhaltenen Daten: Im Vergleich zur Kontroll- bzw. Flucytosin-behandelten Probe war Glycin bei der DMSO-Kontrolle in einer 10-fach höheren Konzentration enthalten.

Tabelle III-30: Die 10 wichtigsten Variablen (höchste Faktorenladungen), die auf der ersten und zweiten PC zur Unterscheidung zwischen Flucytosin-behandelten C. albicans-Kulturen, DMSO-Kontrollen und Kontrollen beitragen. Angegeben sind jeweils die MT-Paare bzw. wenn möglich der identifizierte Metabolit und die Faktorenladung für PC1 und PC2.

Zeitpunkt t_1	Zeitpunkt t_2	Zeitpunkt t_3
Metabolit	Metabolit	Metabolit
Methionin	Glycin	M75T1576
M79T168	M69T1685	Fructose
M82T1684	M55T1685	Alanin
M107T1684	Pipecolinsäure	M183T1949
M69T1685	M75T1576	M276T990
M124T1684	M93T1685	Methionin
M173T1687	M73T1688	M241T1949
M86T877	Bernsteinsäure	M292T1949
M160T1278	M154T1500	M257T1949
M183T1496	M95T1684	M273T1949

Entgegen der ursprünglichen Annahme, dass durch Behandlung mit Flucytosin die Konzentration an CMP zunimmt und die von TMP abnimmt, konnte experimentell das Gegenteil gezeigt werden: die CMP-Konzentration nahm ab und die TMP-Konzentration blieb weitestgehend auf dem Niveau der Kontrolle. Diese Befunde werden zukünftig in die bioinformatischen Modelle aufgenommen werden und machen an einem konkreten Beispiel deutlich, wie die experimentellen Arbeiten dazu beitragen, diese vorhandenen Modellsysteme zu optimieren.

1.2.5 Inkubationen von *C. albicans* mit GB-AP-143

1.2.5.1 Biologischer Hintergrund

GB-AP-143 ist ein gegen multiresistente *C. albicans*-Stämme aktives Isochinolinalkaloid. Die Versuchsdurchführung zur Metabolomuntersuchung entsprach der im vorigen Kapitel für Flucytosin beschriebenen Methode. So wurden acht Proben jeweils aus der lag-, log- und stationären Wachstumsphase gezogen. Zusätzlich zu Kontrollen und DMSO-Kontrollen wurde hier mit Dequaliniumchlorid (DEQ) inkubiert, um untersuchen zu können, ob sich die antiinfektive Wirkung von GB-AP-143 ähnlich der von DEQ verhält. DEQ trägt wie GB-AP-143 zwei quaternäre Stickstoffatome, die allerdings über eine C10-Kette (GB-AP-143: 8 C-Atome) miteinander verbunden sind (siehe Abbildung III-40). DEQ hat antiseptische und desinfizierende Wirkung und wirkt topisch angewandt bakteriostatisch. In Deutschland wird DEQ z. B. bei bakteriellen und mykotischen Hautinfektionen, superinfizierten Mykosen und Vaginalfloor eingesetzt.

Für eine bessere Vergleichbarkeit wurden für DEQ die gleichen Konzentrationen, die für GB-AP-143 eingesetzt wurden, verwendet: 0,16 µM und 1,25 µM. Die Wahl der Konzentrationen richtete sich zum einen nach der MHK, die für *C. albicans* 1,25 µM beträgt. Zum anderen sollten noch die Effekte auf das Metabolom bei einer niedrigeren Konzentration getestet werden. Hierfür wurde eine Konzentration von 0,16 µM eingesetzt, die bereits bei den Untersuchungen zu *S. aureus* verwendet wurde (50 %ige Biofilmhemmung bei *S. aureus*).

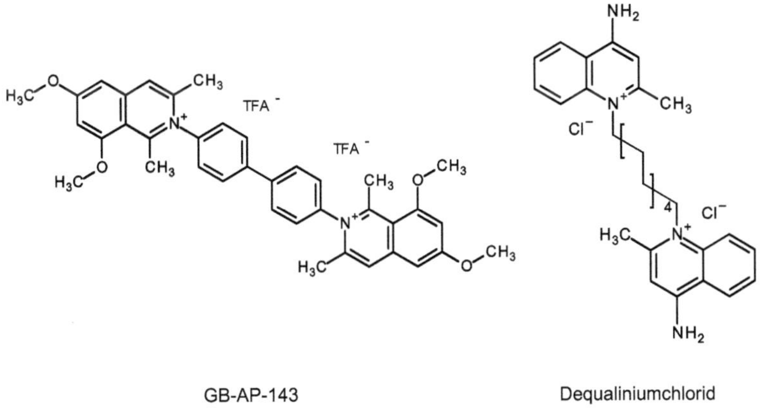

GB-AP-143　　　　　　　　　Dequaliniumchlorid

Abbildung III-40: Strukturen von GB-AP-143 und Dequaliniumchlorid.

1.2.5.2 HPLC-Analytik

Entnahmezeitpunkt t_1 nach 3 h (lag-Wachstumsphase)

Abbildung III-41 zeigt die gemessenen Nukleotidkonzentrationen der *C. albicans*-Kulturen, die mit 0,16 µM und 1,25 µM GB-AP-143 bzw. DEQ behandelt wurden (Einzelwerte sind im Anhang in Tabellen IV-10 und IV-11 zu finden):

- Die NAD$^+$-Konzentration war unter der niedrigen und hohen GB-AP-143-Konzentration auf etwa 150 % im Vergleich zur Kontrolle erhöht, dagegen zeigte sich die Konzentrationserhöhung unter DEQ –Behandlung erst bei 1,25 µM.

- Die Änderungen der Konzentrationen für CMP, TMP, cAMP und sehr deutlich für cGMP waren bei den unterschiedlichen Konzentrationen von GB-AP-143 und DEQ jeweils ähnlich ausgeprägt. So war cGMP bei der Behandlung mit 0,16 µM jeweils stark vermindert (für GB-AP-143 12 %, für DEQ 9 %), zeigte aber bei den hohen Konzentrationen eine Konzentrationssteigerung.

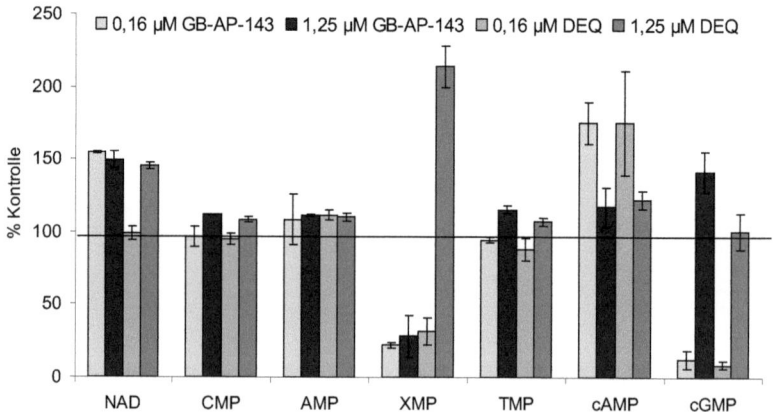

Abbildung III-41: Nukleotidkonzentrationen von mit 0,16 und 1,25 µM GB-AP-143 bzw. DEQ behandelten *C. albicans*-Extrakten, jeweils bezogen auf die Kontrollinkubation. Entnahme der Proben erfolgte zum Zeitpunkt t_1 (± Standardabweichung aus Dreifachbestimmungen).

Dass die ausgeprägten Konzentrationsänderungen von cGMP evtl. nicht ausschließlich auf GB-AP-143 bzw. DEQ beruhen, wird bei Betrachtung der DMSO-Kontrollen deutlich (siehe Abbildung III-42):

- So zeigte die DMSO-Kontrolle für 0,16 µM ebenfalls einen deutlich verminderten cGMP-Gehalt (nur 7 % der Kontrolle), was darauf weist, dass der Effekt, den die geringe Dosis GB-AP-143 bzw. DEQ für cGMP zeigten, auf das Lösungsmittel zurückzuführen sein könnte.

- Anders stellte sich die Situation bei der höheren Konzentration dar: Die cGMP-Konzentration der DMSO-Kontrolle war im Vergleich zur Kontrolle um fast die Hälfte vermindert (55 %), dagegen blieb der cGMP-Gehalt unter 1,25 µM DEQ nahezu unverändert (101 %). Allein bei der Inkubation mit 1,25 µM GB-AP-143 stieg die Konzentration von cGMP auf 142 % an.

Dies unterstreicht die Bedeutung der Bestimmung des Lösungsmitteleffekts, um diesen von der Wirkung der zu untersuchenden Substanz abzugrenzen.

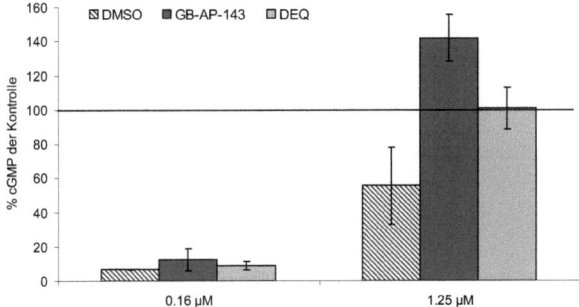

Abbildung III-42: cGMP-Konzentrationen von mit 0,16 und 1,25 µM GB-AP-143 bzw. DEQ behandelten *C. albicans*-Extrakten und die entsprechenden DMSO-Kontrollen, jeweils bezogen auf die Kontrollinkubation. Entnahme der Proben zum Zeitpunkt t_1 nach 3 h (± Standardabweichung aus Dreifachbestimmungen).

Entnahmezeitpunkt t_2 nach 6 h (log-Wachstumsphase), siehe Abbildung III-43:

- Nukleotidkonzentrationen von NAD^+, CMP, AMP und cAMP stiegen unter 1,25 µM GB-AP-143 auf durchschnittlich das 4-fache bezogen auf die Kontrolle an (NAD^+: 394 %, CMP: 386 %, AMP: 390 %, cAMP 426 %). DEQ zeigte diesen Effekt nicht.

- Abfall von XMP sowohl bei geringer und hoher Konzentration GB-AP-143 bzw. DEQ

- starker Konzentrationsanstieg von TMP: für 1,25 µM GB-AP-143 6 800 %, für 1,25 µM DEQ 2 900 % bezogen auf die Kontrolle

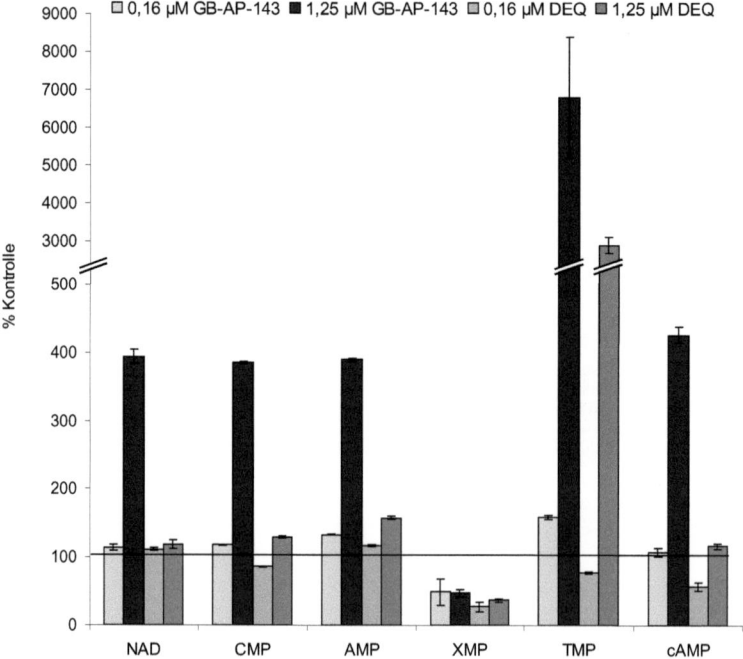

Abbildung III-43: Nukleotidkonzentrationen von mit 0,16 und 1,25 µM GB-AP-143 bzw. DEQ behandelten *C. albicans*-Extrakten, jeweils bezogen auf die Kontrollinkubation. Entnahme der Proben erfolgte zum Zeitpunkt t_2 nach 6 h (± Standardabweichung aus Dreifachbestimmungen).

Der ausgeprägte Konzentrationsanstieg von TMP ist in Abbildung III-44 detailliert dargestellt. Die alleinige Zugabe von DMSO führte zu deutlichen Konzentrationsänderungen. Die Erhöhungen nach Behandlung mit GB-AP-143 waren jedoch deutlich ausgeprägter. Dagegen verursachte DEQ vergleichbare Änderungen wie DMSO.

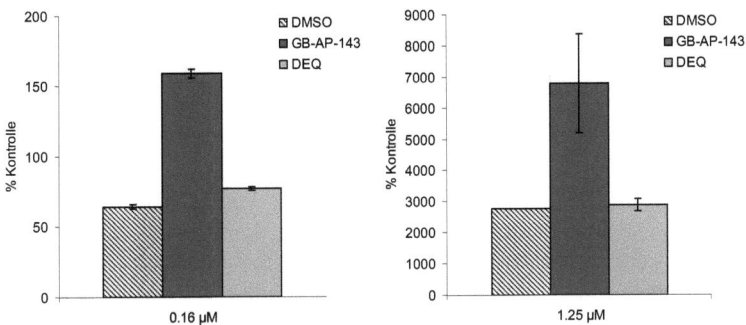

Abbildung III-44: TMP-Konzentrationen von mit 0,16 und 1,25 µM GB-AP-143 bzw. DEQ behandelten *C. albicans*-Extrakten und die entsprechenden DMSO-Kontrollen, jeweils bezogen auf die Kontrollinkubation. Entnahme der Proben zum Zeitpunkt t_2 nach 6 h (± Standardabweichung aus Dreifachbestimmungen).

Während beim Entnahmezeitpunkt t_1 die Nukleotidkonzentrationen der mit DEQ und GB-AP-143 behandelten Proben weitgehend ähnlich waren, zeigten sich für die Nukleotide, die in der log-Phase aus *C. albicans* extrahiert wurden, insgesamt ausgeprägtere und z. T. auch zwischen GB-AP-143 und DEQ stark unterschiedliche Konzentrationsänderungen. Dies macht deutlich, dass die Effekte, die die getesteten Substanzen auf das Metabolom von *C. albicans* haben, von der Wachstumsphase abhängig sind.

1.2.5.3 Targetanalytik (GC/MS)

Die vollständigen Daten der Targetanalytik sind im Anhang in den Tabellen IV-12 bis IV-16 zusammengefasst.

Inkubation mit 0,16 µM GB-AP-143 bzw. DEQ

Hier ließen sich nur für den Entnahmezeitpunkt t_3 nach 24 h (stationäre Wachstumsphase) auffälligere Änderungen nachweisen. Eine Auswahl der Targetanalyten zeigt Abbildung III-45:

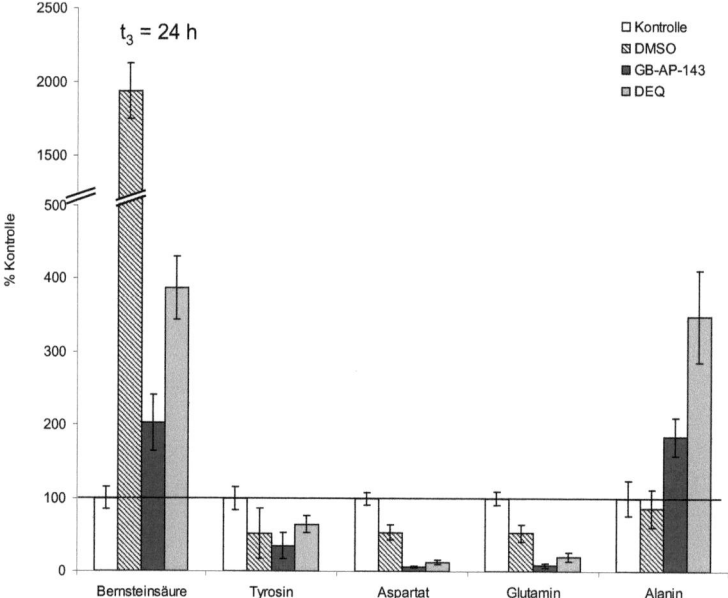

Abbildung III-45: Konzentrationen ausgewählter Targetanalyten, die aus Kontroll-, DMSO-, GB-AP-143-behandelten und DEQ-behandelten C. albicans-Zellkulturen extrahiert wurden. Entnahme der Proben zum Zeitpunkt t_3 nach 24 h (± Standardabweichung aus Achtfachbestimmungen).

- Die Bernsteinsäure zeigte unter DMSO die größten Konzentrationssteigerungen (20-fach höhere Konzentration). Die Konzentrationszunahme war unter DEQ schwächer ausgeprägt (4-fach höher) und am schwächsten für GB-AP-143 (Verdopplung). Dies spricht dafür, dass die Konzentrationsänderungen der Bernsteinsäure zwar zum Teil durch das Lösungsmittel hervorgerufen worden sein könnten, jedoch dass unter DEQ bzw. GB-AP-143 der Effekt des Lösungsmittels

- entweder abgeschwächt wurde oder Gegenregulationsmechanismen im Stoffwechsel stattfanden.

- Da sich der Konzentrationsabfall von Tyrosin in DMSO-Kontrolle und bei mit GB-AP-143 und DEQ behandelten Proben ähnlich ausgeprägt zeigte, ist dies wahrscheinlich auf das Lösungsmittel DMSO zurückzuführen.

- Aspartat und Glutamin sanken bei der DMSO-Kontrolle beide auf etwa 50 %, bei DEQ auf 13 % bzw. 20 % und noch stärker bei GB-AP-143 (Aspartat 7 %, Glutamin 8 %). Die bereits durch das Lösungsmittel verursachte Konzentrationsänderung wurde durch die Zugabe der Substanzen noch verstärkt.

- Insgesamt betrachtet waren die Konzentrationszunahmen bei DEQ am stärksten ausgeprägt (4-fache der Kontrolle). Exemplarisch sind in Abbildung III-45 die Konzentrationsänderungen von Alanin in Abhängigkeit von der Behandlung dargestellt. Jedoch zeigten sich ähnliche Trends auch für neun weitere Metabolite: Prolin, Valin, Histidin, Leucin, Isoleucin, Glycin, Fructose, Threonin und Adenin.

Inkubation mit 1,25 µM GB-AP-143 bzw. DEQ

Entnahmezeitpunkt t_1 nach 3 h (lag-Wachstumsphase)

Abbildung III-46 zeigt eine Auswahl der gemessenen Targetanalyten.

- Im Vergleich zur Kontrolle lagen alle Targetmetabolite in höheren Konzentrationen vor (hier gezeigt am Beispiel von Valin, Adenosin, Glutamin und Glucose)

- Auffallend war, dass sich die DMSO-Kontrollen ebenso verhielten: Die Metabolitkonzentrationen bei den DMSO-behandelten Proben stiegen im Mittel auf 211 %. Für GB-AP-143 und DEQ-Inkubation waren es 276 und 290 %. Dies zeigt, dass die Effekte für die Behandlungen mit den Substanzen im Vergleich zu DMSO zwar ausgeprägter waren, dass jedoch ein beträchtlicher Anteil auch allein auf das Lösungsmittel zurückzuführen sein könnte.

- Phenylalanin war der einzige Targetanalyt, der einen Abfall auf Konzentrationen unterhalb von 10 % zeigte (DMSO-Kontrolle: 5 %, GB-AP-143: 7 %, DEQ: 9 %).

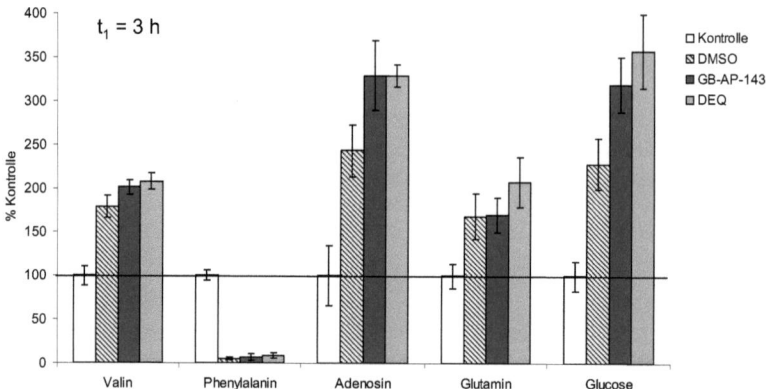

Abbildung III-46: Konzentrationen ausgewählter Targetanalyten, die aus Kontroll-, DMSO-, GB-AP-143-behandelten und DEQ-behandelten *C. albicans*-Zellkulturen extrahiert wurden. Entnahme der Proben zum Zeitpunkt t_1 nach 3 h (± Standardabweichung aus Achtfachbestimmungen).

Entnahmezeitpunkt t_2 nach 6 h (log-Wachstumsphase), siehe Abbildung III-47

- Bei den DMSO-Kontrollen war nur noch ein leichter Anstieg der Metabolitkonzentrationen von ca. 140 % zu verzeichnen

- Die GB-AP-143-Proben zeigten für fast alle Metabolite Konzentrationssteigerungen auf fast das 4-fache (im Durchschnitt 369 %). Einzige Ausnahme bildete Fructose mit einem leichten Abfall auf 88 % der Kontrolle (siehe Anhang Tabelle V-15).

- Unter DEQ-Behandlung stellte sich ein noch komplexeres Bild heraus: einige Metabolite wie Valin und Glutamin stiegen auf etwa das Doppelte an, während andere Metabolite (Phenylalanin, Adenosin, Glucose) auf etwa die Hälfte der Kontrollkonzentration sanken.

Ergebnisse und Diskussion 179

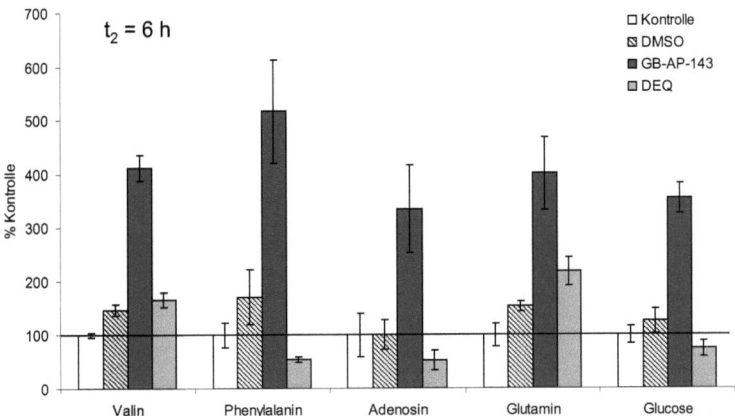

Abbildung III-47: Konzentrationen ausgewählter Targetanalyten, die aus Kontroll-, DMSO-, GB-AP-143-behandelten und DEQ-behandelten *C. albicans*-Zellkulturen extrahiert wurden. Entnahme der Proben zum Zeitpunkt t_2 nach 6 h (± Standardabweichung aus Achtfachbestimmungen).

Dies zeigt, dass die Effekte, die GB-AP-143 auf die Targetmetabolite ausübt, sich in der log-Wachstumsphase deutlich von den durch DEQ verursachten Konzentrationsänderungen unterscheiden, was den Schluss zulässt, dass die antiinfektive Wirkung von GB-AP-143 auf *C. albicans* nicht (ausschließlich) auf dem gleichen Mechanismus beruht wie die DEQ-Wirkung.

Zeitpunkt t_3 nach 24 h (stationäre Wachstumsphase)

Hier zeigten sich die drastischsten Veränderungen im Vergleich zur Kontrolle (siehe Abbildung III-48):

- Für DMSO-Kontrollen und mit GB-AP-143 und DEQ inkubierten Proben konnten Metabolitkonzentrationen, die um etwa 23 000 % höher waren als bei der Kontrolle, gemessen werden.

- Gleichzeitig konnten einige Metabolite, die zu Entnahmezeitpunkten t_1 und t_2 bestimmt wurden, aufgrund zu geringer Konzentrationen in allen Proben nicht mehr quantifiziert werden. Dies waren z. B. Thymin, Pyridoxin und α-Ketoglutarat.

Diese beiden ausgeprägten Effekte der starken Konzentrationszunahme und -abnahme weisen darauf hin, dass der Stoffwechsel unabhängig von einer Behandlung in der stationären Phase extremen Schwankungen unterworfen sein kann.

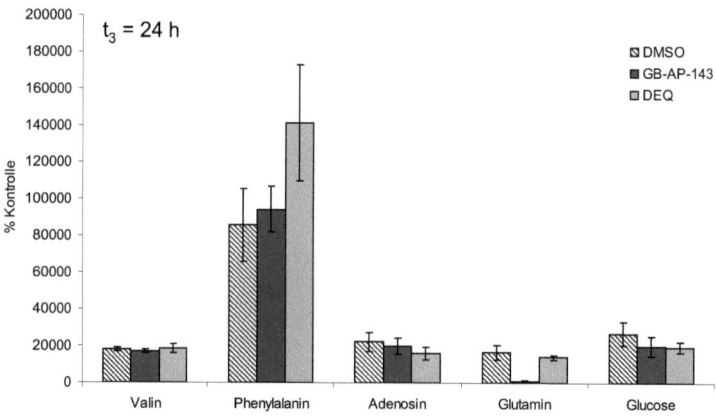

Abbildung III-48: Konzentrationen ausgewählter Targetanalyten, die aus Kontroll-, DMSO-, GB-AP-143-behandelten und DEQ-behandelten C. albicans-Zellkulturen extrahiert wurden. Entnahme der Proben zum Zeitpunkt t_3 nach 24 h (± Standardabweichung aus Achtfachbestimmungen).

Insgesamt zeigte die Targetanalyse, dass die beiden getesteten Verbindungen GB-AP-143 und DEQ z. T. sehr starke Einflüsse auf die Stoffwechselwege haben, die in Abhängigkeit vom Zeitpunkt der Probennahme (lag-, log oder stationäre Phase) unterschiedlich stark ausgeprägt sind. Aufgrund der komplexen und zum Teil gegenläufigen Konzentrationsänderungen lassen sich die biologischen Hintergründe dieser Daten ohne weitere Untersuchungen nicht schlüssig interpretieren. Dass die Untersuchung des Lösungsmittels bei derartigen Messungen von großer Bedeutung ist, zeigte vor allem die starke Änderung für 1,25 µM (Zeitpunkt t_3). Ohne Betrachtung der DMSO-Kontrolle wäre es nicht möglich gewesen, die Veränderungen sinnvoll zu interpretieren. Ob allerdings die Konzentrationsänderungen ausschließlich auf das Lösungsmittel zurückzuführen sind, muss Gegenstand zukünftiger Untersuchungen bleiben, die idealerweise durch weitere Proteomdaten und bioinformatische Modelle diese Messungen untermauern könnten und eine schlüssige Interpretation der Daten ermöglichen werden.

Ergebnisse und Diskussion 181

1.2.5.4 Fingerprintanalytik (GC/MS)

In Ergänzung zur Targetanalytik sollten auch diese Messungen mittels Fingerprintanalytik und anschließender multivariater Datenanalyse näher betrachtet werden. Die Abbildungen der erhaltenen „Scores"- und „Loadings-Plots" sind im Anhang dargestellt (Abbildung IV-3 bis IV-5).

Mittels Hauptkomponentenanalyse (PCA) konnte die beste Trennung aller Gruppen für den Entnahmezeitpunkt t_2 nach 6 h erzielt werden (siehe Abbildung III-49). Auf der 1. Hauptkomponente (PC) kam eine deutliche Trennung der mit 1,25 µM DEQ-behandelten Proben (Q) von den restlichen Proben zustande. Mit der 3. PC ließen sich dann GB-AP-143-behandelte Kulturen (G) von den beiden Kontrollen (K und D) abtrennen. Bei den für die Trennung eingesetzten Variablen unterschieden sich also die DEQ-inkubierten Proben am deutlichsten von den restlichen Proben, eine Trennung der GB-AP-143-behandelten Proben kam erst auf der 3. PC zu Stande.

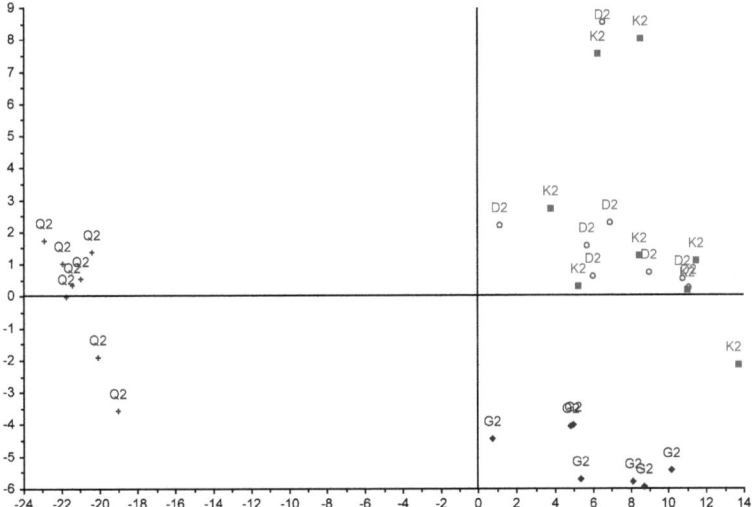

Abbildung III-49: „Scores-Plot" von mit 1,25 µM GB-AP-143 (G) und DEQ (Q) behandelten C. albicans-Kulturen für den Entnahmezeitpunkt t_2. Im Vergleich dazu Kontrollen (K) und DMSO-Kontrollen (D).

Alle Variablen, die bei der PCA für die Trennung eingesetzt worden waren, wurden in Excel ausgelesen. Tabelle III-31 zeigt jeweils die 10 Variablen mit den höchsten Faktorenladungen bei den zur Trennung verwendeten Hauptkomponenten. Tabelle V-18 im Anhang enthält die entsprechenden Faktorenladungen. Der komplette Datensatz der Variablen und deren Faktorenladungen wird für den Aufbau einer bioinformatischen Datenbank genutzt. Die dort hinterlegten Variablen können bei weiteren Fingerprintanalysen neuer Substanzen oder Derivaten miteinander verglichen werden, um auf diese Weise genauere Hinweise auf die am Wirkmechanismus beteiligten Stoffwechselwege zu liefern. Ein ähnliches Variablenmuster würde einen ähnlichen Wirkmechanismus bedeuten. So könnten durch Fingerprintanalyse beispielsweise von Antiinfektiva mit bereits aufgeklärtem Wirkmechanismus (wie Flucytosin) mögliche, an der antiinfektiven Wirkung neuer Substanzen beteiligte, Stoffwechselwege ausgeschlossen oder bestätigt werden.

Tabelle III-31: Die 10 wichtigsten Variablen (höchste Faktorenladungen), die für die beiden PCs zur Unterscheidung zwischen mit 1,25 µM GB-AP-143 und DEQ behandelten *C. albicans*, DMSO-Kontrollen und Kontrollen beitragen. Angegeben sind jeweils die MT-Paare bzw. wenn möglich der identifizierte Metabolit und die Faktorenladung für die eingesetzten PCs.

Zeitpunkt t_1	Zeitpunkt t_2	Zeitpunkt t_3
Metabolit	Metabolit	Metabolit
Fructose	M234T1193	M73T1687
M79T1685	M59T1195	M100T1277
Alanin	M154T1495	M59T1276
M180T1775	M147T1275	M128T1194
M216T1275	M115T950	M57T1276
M188T1276	M370T1380	Prolin
M86T877	M258T1275	M85T1276
M69T1345	M89T1345	Glutaminsäure
M131T1775	M188T1192	M139T1276
M78T1685	Prolin	M181T1276

1.2.5.5. Zusammenfassung der Ergebnisse

Insgesamt war es mit der Targetanalytik möglich, die Konzentrationen einer großen Anzahl an Metaboliten von *C. albicans* in Abhängigkeit von verschiedenen Behandlungen mit GB-AP-143 und DEQ exakt zu bestimmen. Es zeigte sich ein sehr komplexes Bild, dessen biologische Interpretation allein mit Daten aus der Metabolomanalyse nicht möglich ist. Sehr deutlich wurde jedoch, dass sowohl die Probennahme in Abhängigkeit von der Wachstumsphase als auch das eingesetzte Lösungsmittel bereits großen Einfluss auf die Zusammensetzung des Metaboloms ausüben. Unter diesem Aspekt ist es wichtig, stets Kontrollen, die die Zusammensetzung des Metaboloms unter „physiologischen" Bedingungen widerspiegeln, zu messen. Des Weiteren sind auch Kulturen, denen ausschließlich das verwendete Lösungsmittel zugegeben wurde, parallel zu kultivieren und deren Metabolitkonzentrationen zu erfassen, um auch Lösungsmittel-abhängige Änderungen zu erfassen.

Bioinformatische Modelle, die durch die Ergebnisse aus diesen Messungen vervollständigt werden können, werden zeigen, ob für die antimykotische Wirkung von GB-AP-143 ein einzelner Wirkmechanismus identifiziert werden kann oder ob ein sehr komplexes Wirkspektrum für diese Substanz vorliegt.

Die Messungen machen insgesamt deutlich, dass die antiinfektiv wirkenden Substanzen GB-AP-143 und DEQ komplexe Veränderungen im Metabolom-Spektrum, insbesondere im Nukleotidstoffwechsel hervorrufen. Zur schlüssigen Erklärung des Wirkmechanismus sind weitere Untersuchungen auf Genom- und Proteom-Ebene nötig. Allerdings liefern die vorliegenden Ergebnisse bereits klare Hinweise, darauf, dass der Mechanismus in Zusammenhang mit dem Nukleotidstoffwechsel steht.

1.2.6 C. albicans-Mutanten

1.2.6.1 Biologischer Hintergrund

Wie bereits beschrieben (Einleitung Kapitel 1.2), ist das zunehmende Auftreten resistenter Mikroorganismen, wie u. a. auch von *C. albicans*-Stämmen, ein ernstzunehmendes Problem in der Klinik. Für eine Resistenzentwicklung kommen grundsätzlich verschiedene Mechanismen in Frage. Beispiele hierfür sind u. a.:

- gesteigerte Expression von ERG11 (=14-α-Lanosterol-Demethylase)
- Mutation von ERG11
- gesteigerte Expression von Genen, die für den Membrantransport codieren

Die Analyse von Patientenisolaten, die zunächst sensibel waren und dann eine Resistenz entwickelten, ist eine geeignete Methode, Resistenzmechanismen genauer zu untersuchen. So konnten im Teilprojekt 2 des SFB 630 (Morschhäuser) drei gegen Fluconazol resistente Stämme (MRR, TAC, UPC) aus klinischen Isolaten beschrieben und die dafür verantwortlichen Resistenzmechanismen näher charakterisiert werden. Interessanterweise war die in dieser Arbeit getestete Verbindung GB-AP-143 nicht nur gegen den *C. albicans*-Wildtyp aktiv, sondern auch gegen diese Fluconazol-resistenten Stämme, die im Folgenden kurz charakterisiert werden.

Bei allen drei *C. albicans*-Isolaten konnten veränderte Transkriptionsfaktoren nachgewiesen werden. Es handelt sich jeweils um sog. „Gain-of-function"-Mutationen, d. h. Mutationen, die mit einer Funktionszunahme des entsprechenden Transkriptionsfaktors in Verbindung gebracht werden.

Für die **MRR-Mutante** (multidrug resistance regulator) konnte eine gesteigerte Expression der MDR1-Effluxpumpe nachgewiesen werden. Der Transkriptionsfaktor Mrr1p kontrolliert die Expression der MDR1-Effluxpumpe aus der Superfamilie der „Major facilitator", die häufig Ursache für Fluconazol-Resistenz ist. Durch Genexpressionsanalysen konnte der Zinkfinger-Transkriptionsfaktor identifiziert werden, der als MRR1 bezeichnet wurde. Bei Inaktivierung von MRR1 konnte keine MDR1-Expression und folglich auch keine Multiresistenz mehr nachgewiesen werden [174, 175].

Auch bei der **TAC-Mutante** (transcriptional activator of CDR; CDR: candida drug resistance) erwies sich ein Transkriptionsfaktor für die Vermittlung der Resistenz als verantwortlich. TAC1p, ein Zinkfinger-Transkriptionsfaktor, kontrolliert die Gene CDR1 und CDR2, die für ABC-Transporter codieren. Eine gesteigerte Expression dieses Transkriptionsfaktors führt somit zu vermehrtem Vorkommen von ABC-Transportern, die wiederum über den aktiven Transport des Arzneistoffs aus der Zelle Resistenzen vermitteln können [176-178].

Die Expression von Genen, die an der Sterolbiosynthese beteiligt sind, und die Aufnahme von Sterolen aus der Umwelt werden bei *C. albicans* durch zwei Zinkfinger-Transkriptionsfaktoren reguliert: Upc2 und Ecm22p. Aus einem Patientenisolat konnte ein Stamm isoliert werden, bei dem UPC2 mutiert war (**UPC-Mutante** - <u>up</u>take <u>c</u>ontrol). Diese Mutation führt zu einer gesteigerten ERG11-Expression, die eine erhöhte Produktion der Lanosterol-Demethylase zur Folge hat. Da die Azolantimykotika ihre Wirkung über die Hemmung der Lanosterol-Demethylase entfalten, führt eine gesteigerte Expression von ERG11 somit zu Resistenz gegen Azolantimykotika (siehe Abbildung I-6). Für *S. cerevisiae* konnte gezeigt werden, dass die Mutation von Upc2p (G888D) zur Aufnahme exogener Sterole bei aeroben Bedingungen führt, bei denen die Sterolaufnahme normalerweise gehemmt ist [179, 180]

Die Metabolomanalyse sollte nun eingesetzt werden, um zu untersuchen, ob

1) der Nukleotid- und Aminosäurestoffwechsel der drei *C. albicans*-Mutanten im Vergleich zum Wildtyp (WT) Veränderungen aufweist.

2) die Änderungen der Metabolitkonzentrationen, die GB-AP-143 beim WT von *C. albicans* hervorruft, mit den Veränderungen vergleichbar sind, die bei den Mutanten durch GB-AP-143-Gabe verursacht werden. Exemplarisch wurde hierfür die Mutante MRR mit 1,25 µM GB-AP-143 behandelt und mit einer WT-Inkubation der gleichen Konzentration verglichen. Für beide Stämme wurden Kontrollen und DMSO-Kontrollen angesetzt.

Die Zellernte für alle Untersuchungen erfolgte in der log-Wachstumsphase (nach 6 Stunden).

1.2.6.2 C. albicans-Mutanten im Vergleich

Abbildung III-50 zeigt die Konzentrationen der **Nukleotide** der C. albicans-Mutanten im Vergleich zum Wildtyp. Die Einzelwerte der Messungen finden sich im Anhang in tabellarischer Form (Tabelle V-19).

Am auffälligsten waren:

- Zunahmen von XMP und cAMP ausschließlich bei der UPC-Mutante

- starke Erhöhung von cGMP auch bei den anderen beiden Mutanten TAC und MRR gegenüber dem Wildtyp (TAC: 199 %, UPC: 260 %, MRR: 293 %)

- Verdopplung von AMP bei der MRR-Mutante (192 %); Verminderung von AMP auf etwa die Hälfte für die beiden anderen Mutanten im Vergleich zum Wildtyp

- Absinken der Konzentrationen von CMP, GMP und TMP auf durchschnittlich etwa 25 % und von NAD^+ und AMP um etwa 50 % bei der TAC-Mutante

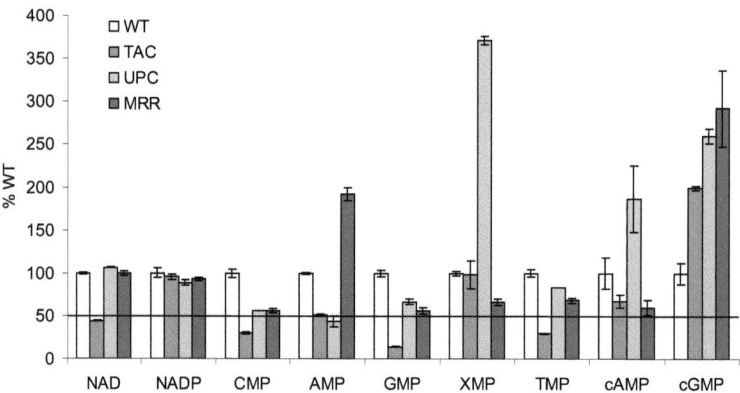

Abbildung III-50: Nukleotidkonzentrationen der drei Mutanten TAC, UPC und MRR jeweils prozentual bezogen auf die gemessenen Nukleotidkonzentrationen des Wildtyps (WT) (± Standardabweichung aus Dreifachbestimmungen).

Der vollständige Datensatz der **Targetanalytik** ist im Anhang tabellarisch aufgeführt (Tabelle V-20), eine Auswahl der Targetanalyten zeigt Abbildung III-51.

- Für die meisten Aminosäuren war ein Absinken der Konzentration bei allen drei Mutanten im Vergleich zum Wildtyp zu erkennen. Hierfür ist exemplarisch Tyrosin dargestellt. Für einige Aminosäuren waren Erniedrigungen auf bis zu 3 % im Vergleich zur Kontrolle zu sehen.

- Einzig für Glycin und Adenin zeigte sich ein Konzentrationsanstieg (ebenfalls bei allen drei Mutanten).

- Wie bei der HPLC-Analytik ließen sich auch bei der Targetanalytik Konzentrationsänderungen erkennen, die bei den jeweiligen Mutanten stark unterschiedlich ausgeprägt waren. Exemplarisch sei hier Prolin genannt, das zwar bei allen Mutanten in geringerer Konzentration auftrat, jedoch unterschiedlich stark vermindert war (TAC: 76 %, MRR: 28 %, UPC: 11 %).

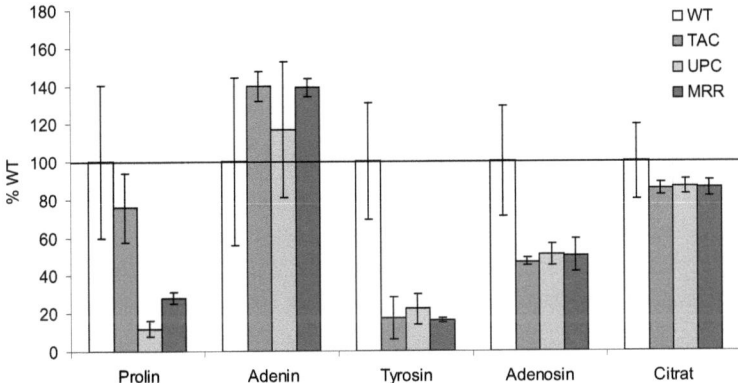

Abbildung III-51: Konzentrationen einiger Targetanalyten der drei Mutanten TAC, UPC und MRR jeweils prozentual bezogen auf die gemessenen Nukleotidkonzentrationen des Wildtyps (WT) (± Standardabweichung aus Achtfachbestimmungen).

Die Daten aus der Nukleotid- und Targetanalytik zeigten, dass die *C. albicans*-Mutanten bereits ohne eine Behandlung unterschiedliche Metabolitkonzentrationen aufwiesen, was darauf schließen lässt, dass durch die Mutation der jeweiligen Transkriptionsfaktoren der Stoffwechsel als Ganzes beeinflusst wird. Ein Zusammenhang der Metabolomdaten mit den jeweils mutierten Transkriptionsfaktoren ist aufgrund der komplexen Änderungen nicht herzustellen.

1.2.6.3 Effekt von GB-AP-143 auf MRR-Mutante im Vergleich zum Wildtyp

Die Konzentrationen der **Nukleotide** der mit GB-AP-143 behandelten MRR-Mutante im Vergleich zum Wildtyp sind in Abbildung III-52 graphisch und im Anhang in Tabelle V-21 mit den zugehörigen Werten dargestellt.

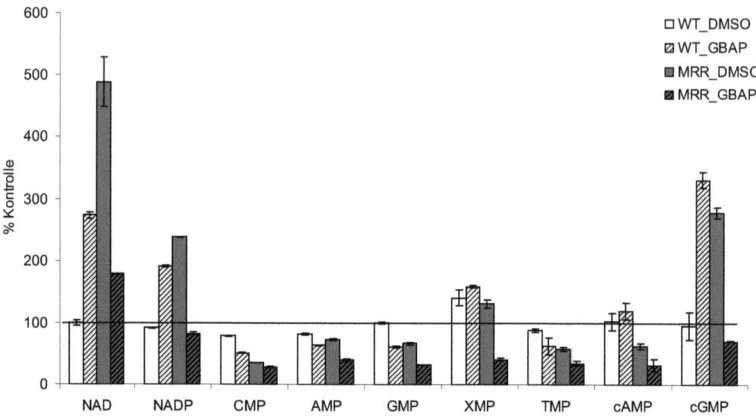

Abbildung III-52: Nukleotidkonzentrationen von WT und MRR-Mutante unter Gabe von DMSO bzw. GB-AP-143; jeweils bezogen auf eine unbehandelte Kontrolle von WT bzw. MRR (± Standardabweichung aus Achtfachbestimmungen).

- Für die DMSO-Kontrollen zeigte sich, dass das Lösungsmittel auf die Konzentrationen der Nicotinamidderivate der MRR-Mutante einen weitaus stärkeren Einfluss hatte als beim Wildtyp. Während die DMSO-Kontrolle des Wildtyps für NAD^+ und $NADP^+$ weitgehend auf der Höhe der Kontrolle blieb (NAD^+: 99 % und $NADP^+$: 92 %), stiegen die Konzentrationen bei der Mutante sehr stark an (NAD^+: 489 % und $NADP^+$: 237 %). Der gleiche Effekt zeigte sich für cGMP, dessen Konzentration beim WT unter DMSO-Behandlung mit 93 % leicht unter der der Kontrolle lag. Bei der MRR-Mutante dagegen stieg die Konzentration auf 282 % an.

- Unter Zugabe von GB-AP-143 zeigten sich interessanterweise unterschiedlich ausgeprägte Effekte. Hervorstechende gegenläufige Konzentrationsänderungen waren bei NAD^+, $NADP^+$ und cGMP zu verzeichnen. Während unter GB-AP-143-Behandlung beim WT die Nukleotidkonzentrationen im Vergleich zur entsprechenden DMSO-Kontrolle stark anstiegen (NAD^+: 276 %, $NADP^+$: 207 %, cGMP: 357 %), fielen bei der MRR-Mutante die Konzentrationen unter GB-AP-Gabe stark ab (NAD^+: 36 %, $NADP^+$: 35 %, cGMP: 25 %). Dies weist

Ergebnisse und Diskussion

darauf hin, dass bereits DMSO allein, aber auch GB-AP-143 unterschiedlich ausgeprägte Effekte im Metabolismus von WT und MRR-Mutante ausüben.

- Für CMP, AMP, GMP und TMP zeigten sich weitgehend gleichartige Konzentrationsänderungen. Die Inkubation mit GB-AP-143 führte jeweils zu niedrigeren Konzentrationen für diese Nukleotide als bei der entsprechenden DMSO-Kontrolle.

In Tabelle V-22 im Anhang sind die Ergebnisse der **Targetanalytik** der mit GB-AP-143 behandelten MRR-Mutanten dargestellt. Abbildung III-53 zeigt die Konzentrationsänderungen einiger Targetanalyten unter DMSO- bzw. GB-AP-143-Behandlung.

- Bei den DMSO-Kontrollen waren fast durchgängig Konzentrationszunahmen zu verzeichnen, die beispielsweise für Valin mit 199 % und Phenylalanin mit 192 % im Vergleich zur Kontrolle sehr stark ausgeprägt waren.

- Für die Inkubation mit GB-AP-143 sind im Ganzen betrachtet die Konzentrationen der Metabolite angestiegen (z. B. Asparagin und Phenylalanin), jedoch war dieser Effekt meist schwächer ausgeprägt als unter DMSO-Gabe.

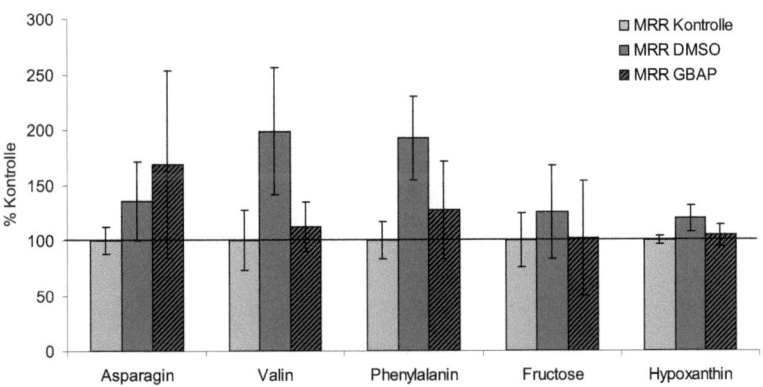

Abbildung III-53: Konzentrationen ausgewählter Targetanalyten der MRR-Mutante unter Gabe von DMSO und GB-AP-143, im Vergleich zur Kontrolle (± Standardabweichung aus Achtfachbestimmungen).

Insgesamt waren die Effekte von GB-AP-143 auf die Nukleotidkonzentrationen für den *C. albicans*-Wildtyp und die MRR-Mutante unterschiedlich stark ausgeprägt. Dies lässt

Insgesamt waren die Effekte von GB-AP-143 auf die Nukleotidkonzentrationen für den *C. albicans*-Wildtyp und die MRR-Mutante unterschiedlich stark ausgeprägt. Dies lässt sich gut mit den Ergebnissen der vergleichenden Messung der verschiedenen Mutanten bezogen auf den Wildtyp vereinbaren. Darüber hinaus konnte festgestellt werden, dass die drei untersuchten Mutanten bereits ohne Substanzbehandlung ein unterschiedliches Metabolom-Spektrum aufweisen. Ergänzende funktionale Analysen der Mutanten werden zeigen, welche Rolle die Nukleotide dort einnehmen und werden es ermöglichen, die Metabolomdaten sinnvoll zu interpretieren.

2. Einfluss von GB-AP-304 auf den Nukleotidstoffwechsel von *L. major*

2.1 Biologischer Hintergrund

In Testungen gegen verschiedene Mikroorganismen zeigten die Naturstoffe Ancistrocladinium A und Ancistrocladinium B hohe Aktivität gegen Leishmanien. Gegen die intrazellulär vorkommenden Amastigoten waren diese Naphthylisochinolinalkaloid-Derivate bereits im niedrig mikromolaren Konzentrationsbereich wirksam, wogegen die Toxizität gegen menschliche Zellen erst bei höheren Konzentrationen zu beobachten war. Die antileishmaniale Aktivität konnte durch Modifikation des Naphthylrestes noch gesteigert werden. Die höchste antileishmaniale Wirkung wurde nach Gabe der Derivate GB-AP-05 und GB-AP-304 erzielt, deren Strukturen gemeinsam mit den Strukturen der Naturstoffe in Abbildung III-54 dargestellt sind. GB-AP-304 inhibierte das Wachstum dendritischer Zellen und das Überleben von NIH-3T3-Fibroblasten und peritonealen Makrophagen erst bei Konzentrationen, die um das Dreifache höher lagen, als der IC_{50}-Wert gegen *L. major*.

Die leishmanizide Wirkung wird nicht über eine Stimulation der Zytokin- oder NO-Produktion der infizierten Makrophagen vermittelt, was den Schluss nahe legt, dass die Effekte der Verbindungen direkt auf den Parasiten ausgeübt werden. Außerdem konnte die Infektionsrate von Makrophagen durch Inkubation mit nur 0,158 µM GB-AP-304 um 50 % gegenüber der unbehandelten Kontrolle gesenkt werden. Diese Konzentration liegt um mehr als das 10-fache unterhalb der IC_{50}. Darüber hinaus, akkumulieren die *N,C*-gekoppelten Naphthylisochinolinalkaloide in *L. major* in Kompartimenten mit niedrigem pH-Wert. Für GB-AP-304 konnte außerdem eine Synergie mit Amphotericin B nachgewiesen werden, die im Hinblick auf Senkung der Toxizität der Einzelsubstanzen als auch auf Therapiedauer und Entwicklung potentieller Resistenzen positiv zu werten ist [181-183].

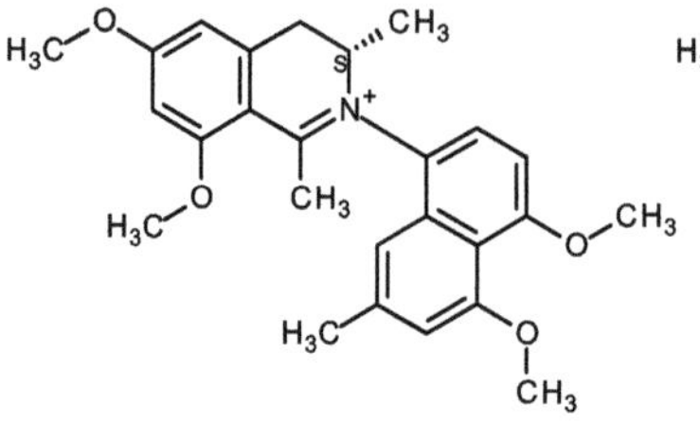

Ancistrocladinium A

IC$_{50}$ (L. major) = 4,90 µM
IC$_{50}$ (J774.1) = 31,76 µM

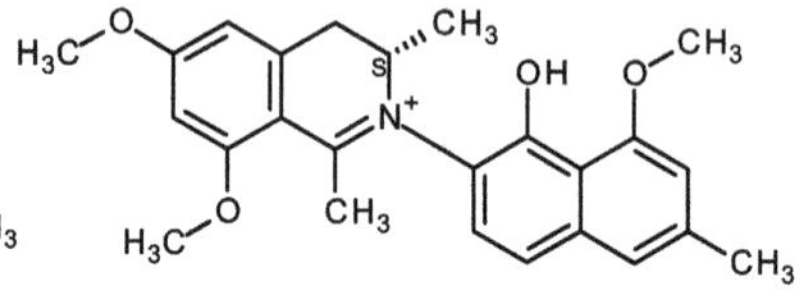

Ancistrocladinium B

IC$_{50}$ (L. major) = 1,24 µM
IC$_{50}$ (J774.1) = 11,21 µM

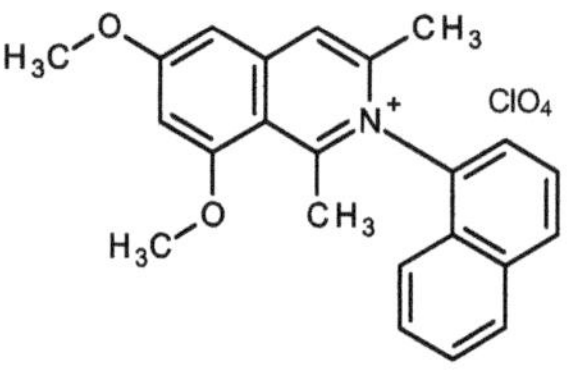

GB-AP-05

IC$_{50}$ (L. major) = 2,91 µM
IC$_{50}$ (J774.1) = 10,15 µM

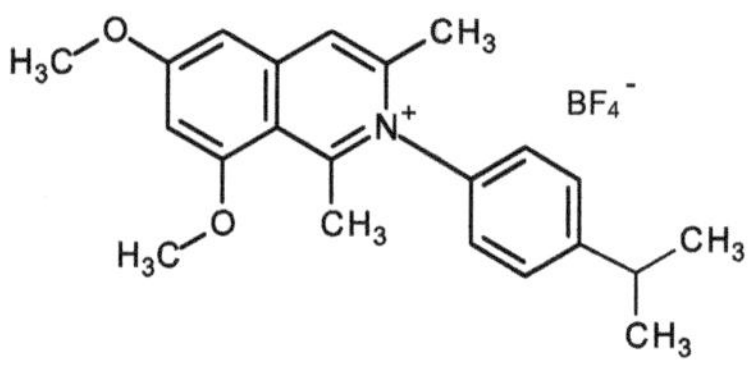

GB-AP-304

IC$_{50}$ (L. major) = 2,00 µM
IC$_{50}$ (J774.1) = 13,10 µM

Abbildung III-54: Strukturen der antileishmanial wirkenden Substanzen GB-AP-05 und GB-AP-304 und die entsprechenden Ausgangsverbindungen Ancistrocladinium A und Ancistrocladinium B.

In umfangreichen Arbeiten von Dr. Uta Schurigt (TP B3, SFB 630) wurde gezeigt, dass GB-AP-05 und GB-AP-304 sehr schnelle Effekte auf *L. major*-Promastigoten ausüben. Unter Behandlung mit den beiden Naphthylisochinolinalkaloid-Derivaten konnten folgende Effekte beobachtet bzw. gemessen werden [184]:

- morphologische Änderung: Onkose, d. h. Anschwellen der Promastigoten
- verminderte Flagellenbeweglichkeit bereits nach wenigen Minuten
- Aktivitätsminderung des murinen Komplex-I (J.774.1 Makrophagen)
- 50 %ige Reduktion des mitochondrialen Membranpotentials von *L. major*-Promastigoten innerhalb von 5 Minuten nach Zugabe von 100 µM GB-AP-304 (bei 1 bzw. 10 µM Absinken auf 20 bzw. 30 % des Kontrollpotentials)
- Verminderung der ATP-Konzentration um mehr als 40 % innerhalb von 5 Minuten nach Zugabe von 100 µM GB-AP-304 im Vergleich zur DMSO-Kontrolle

Insgesamt sprechen diese Ergebnisse für eine Wirkung von GB-AP-304 auf den Energiestoffwechsel der Zelle (Abfall der Flagellenbeweglichkeit) und im Besonderen auf die Aktivität des Komplex-I der Atmungskette.

Um diese Hypothese zu überprüfen, sollten nun primär die intrazellulären Konzentrationen der Nicotinamid-Derivate bestimmt werden. Da eine ionenpaarchromatographische Methode für die Bestimmung von Purin- und Pyrimidinnukleotiden bereits für *S. aureus* und *C. albicans* entwickelt worden war, wurden mit dieser HPLC-Methode auch die Nukleotide im *L. major*-Extrakt quantifiziert.

2.2 Extraktion und HPLC-Analytik

Die Gewinnung von Metaboliten aus *L. major*-Promastigoten ist sehr aufwendig und komplex. Es wird eine hohe Zellzahl benötigt, um eine ausreichende Menge an Promastigoten zu erhalten, in der Regel 1×10^8 Zellen. Bisher sind noch nicht viele Arbeiten zu Metabolomanalysen von *L. major* veröffentlicht worden: in diesen wurde 60 % (V/V) MeOH für die Extraktion verwendet [78, 79, 170]. Aufgrund der Instabilitäten der zu untersuchenden Metabolite wurde ein Zellaufschluss innerhalb kurzer Zeit (15 Sekunden) dem in diesen Arbeiten verwendeten Zellaufschluss im Thermomixer über die Dauer von 1 Stunde vorgezogen. Da es sich bei Nukleotiden um sehr polare Metabolite handelt, die wahrscheinlich mit hohem Wasseranteil in höheren Ausbeuten extrahiert werden können, wurde die Extraktion mit 60 % (V/V) MeOH als Erfolg versprechend eingeschätzt und auch in der vorliegenden Arbeit verwendet. Die kultivierten Promastigoten wurden nach der Ernte mittels Zentrifugation abgetrennt und anschließend in 1 ml 60 % (V/V) Methanol aufgenommen. Unter Verwendung einer Kugelmühle wurden die Zellen aufgeschlossen und die Nukleotide in das Methanol-Wasser-Gemisch extrahiert. Es wurden jeweils zwei Extrakte, die in unabhängig voneinander durchgeführten Inkubationen der Promastigoten mit 20 mM GB-AP-304 gewonnen wurden, mittels der bereits für die Targetanalytik von *S. aureus* und *C. albicans* entwickelten ionenpaarchromatographischen Methode vermessen. Die Entwicklung und Validierung der entsprechenden HPLC-Methode wurde in Kapitel 1.1.2 (Ergebnisse und Diskussion) beschrieben.

2.3 Ergebnisse der Messungen

Tabelle III-32 listet die gemessenen Konzentrationen der Nicotinamidderivate und der Purin- bzw. Pyrimidinnukleotide in Extrakten von *L. major*-Promastigoten. Wie aus Abbildung III-55 deutlich wird, war bei den **Nicotinamidderivaten** die starke Zunahme der NADH-Konzentration nach GB-AP-304-Gabe auffallend. Wie in Kapitel 1.2.3 (Ergebnisse und Diskussion) beschrieben, wird Eukaryoten über die oxidative Phosphorylierung Energie in Form von ATP zur Verfügung gestellt. Die mitochondriale Atmung ist für alle Entwicklungsstadien von Leishmanien wichtig. Mittels Genomanalysen konnte gezeigt werden, dass Leishmanien Komplex-I (NADH-Dehydrogenase), Komplex-II (Succinatdehydrogenase), Komplex-III (Coenzym-Q-Cytochrom-c-Reduktase) und Komplex-IV (Cytochrom-c-Oxidase) besitzen. Auch die Anwesenheit der Glyceraldehyd-3-phosphat-Dehydrogenase, die bei ihrer Reaktion NAD^+ zu NADH umsetzt, wurde nachgewiesen (vergleiche Abbildung III-15) [31]. Somit könnte der Konzentrationsanstieg von NADH auf eine verminderte Oxidation von NADH durch die NADH-Dehydrogenase (Komplex-I der oxidativen Phosphorylierung) zurückzuführen sein.

Weniger stark ausgeprägt war der Anstieg der Konzentrationen der oxidierten Formen NAD^+ und $NADP^+$, was darauf hindeutet, dass einer Reduktion der NADH-Dehydrogenase-Aktivität im Promastigoten über komplexe metabolische Wege gegenreguliert wird.

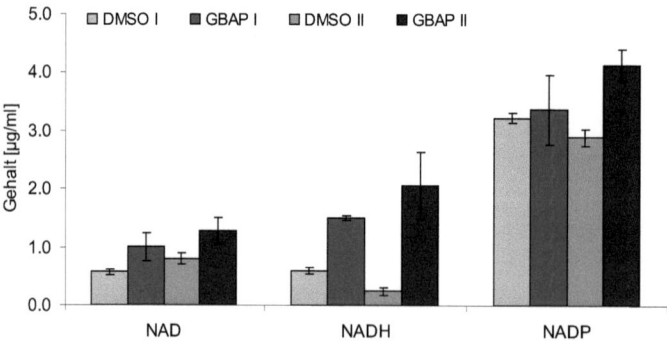

Abbildung III-55: Graphische Darstellung der gemessenen Nicotinamidderivatkonzentration von mit 20 mM GB-AP-304 behandelten *L. major*-Promastigoten im Vergleich zu DMSO-Kontrollinkubationen; jeweils ermittelt in zwei unabhängigen Messreihen I und II (± Standardabweichung aus Dreifachbestimmungen).

Tabelle III-32: Konzentrationen der gemessenen Nukleotide in der DMSO-Kontrolle und nach Behandlung mit 20 mM GB-AP-143. Es wurden jeweils zwei voneinander unabhängige Versuche I und II durchgeführt. Angegeben sind jeweils die Mittelwerte aus Dreifachmessungen und die Standardabweichungen [µg/ml]. Fett gedruckt sind die Konzentrationsänderungen bezogen auf die DMSO-Kontrolle in %.

	DMSO-Kontrolle I	GB-AP-143 I		DMSO-Kontrolle II	GB-AP-143 II	
NAD^+	0,57 ± 0,05	1,01 ± 0,24	**177,19**	0,80 ± 0,10	1,28 ± 0,23	**160,00**
NADH	0,59 ± 0,05	1,51 ± 0,04	**255,93**	0,24 ± 0,07	2,06 ± 0,47	**858,33**
$NADP^+$	3,23 ± 0,09	3,37 ± 0,61	**104,33**	2,89 ± 0,15	4,15 ± 0,27	**143,60**
CMP	52,05 ± 0,92	32,87 ± 0,08	**63,15**	82,79 ± 2,69	69,60 ± 0,30	**84,07**
TMP	1,89 ± 0,07	2,06 ± 0,13	**108,99**	2,32 ± 0,79	4,19 ± 1,10	**180,60**
AMP	10,80 ± 0,25	8,90 ± 0,27	**82,41**	11,00 ± 0,02	8,92 ± 0,27	**81,09**
XMP	31,26 ± 1,97	43,45 ± 0,13	**139,00**	27,63 ± 4,09	42,40 ± 4,65	**153,46**
GMP	78,42 ± 0,10	86,08 ± 1,88	**109,77**	80,37 ± 3,00	91,01 ± 6,35	**113,24**

Für die Hypothese der Komplex-I-Inhibition durch GB-AP-304 sprechen auch Daten von Suzuki et al. Sie untersuchten den Effekt von N-Methylisochinolinium und N-Methyl-1,2,3,4-tetrahydroisochinolin (Tabelle III-33) auf die verschiedenen Komplexe der mitochondrialen Atmungskette. N-Methylisochinolinium stellt einen Strukturbaustein der hier untersuchten Naphthylisochinolinalkaloide dar. Die beiden Isochinoline sind potente Inhibitoren des Komplex-I. Die Aktivitäten der restlichen Komplexe der mitochondrialen Atmung, Komplex-II, -III und -IV wurden durch Zugabe der Substanzen nicht beeinflusst [185]. Die strukturelle Ähnlichkeit der in der vorliegenden Arbeit untersuchten Naphthylisochinolinalkaloide mit den selektiven Komplex-I-Inhibitoren unterstützen gemeinsam mit den von Dr. Schurigt erhaltenen Daten die Hypothese, dass sich der Wirkmechanismus von GB-AP-304 auf L. major-Promastigoten über die Hemmung der mitochondrialen Atmung, genauer evtl. über eine selektive Inhibition des Komplex-I, entfaltet.

Tabelle III-33: Strukturen und inhibitorische Aktivitäten der von Suzuki et al. untersuchten Isochinolinderivate auf Komplex-I der Atmungskette [185].

	N-Methyl-1,2,3,4-tetrahydroisochinolin	*N*-Methylisochinolinium
Struktur	(Strukturformel)	(Strukturformel)
Aktivität von Komplex-I	54 % bei 5 mM	63 % bei 0,5 mM
IC$_{50}$	6,5 mM	0,65 mM
Mechanismus der Inhibition	unkompetitiv	nichtkompetitiv

In Abbildung III-56 sind die Konzentrationen der gemessenen **Purin- und Pyrimidinnukleotide** graphisch dargestellt.

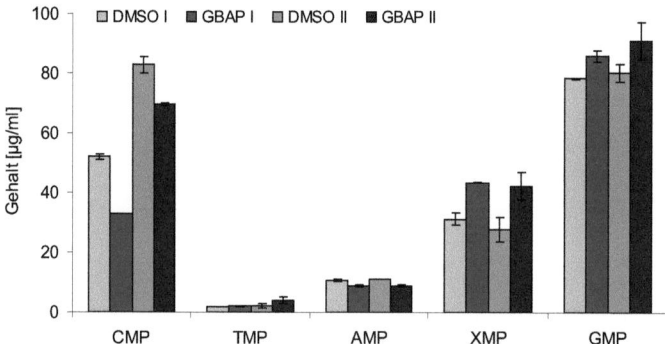

Abbildung III-56: Graphische Darstellung der gemessenen Purin- und Pyrimidinkonzentration von mit 20 mM GB-AP-304 behandelten *L. major*-Promastigoten im Vergleich zu DMSO-Kontrollinkubationen; jeweils ermittelt in zwei unabhängigen Messreihen I und II (± Standardabweichung aus Dreifachbestimmungen).

Bei den **Pyrimidinnukleotiden** zeigte GB-AP-304 einen gegenläufigen Effekt, der sich biochemisch erklären lässt. Während die Konzentrationen von CMP unter der Behandlung abfielen, stiegen die TMP-Konzentrationen an. Die beiden Nukleotide CMP und TMP stehen, wie in Abbildung III-57 dargestellt, mittelbar in Zusammenhang zueinander. So kann die Zelle TMP über fünf enzymatisch ablaufende Reaktionen aus CMP gewinnen. Bei Vorliegen höherer TMP-Konzentrationen wurde für diese Biosynthese vorher CMP verbraucht, so dass die CMP-Konzentration sinkt.

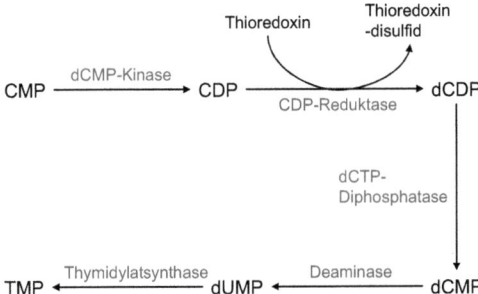

Abbildung III-57: Ausschnitt aus dem Pyrimidinstoffwechsel.

Purinstoffwechsel: Da Leishmanien die für die De-novo-Synthese von Purinnukleotiden nötigen Enzymsysteme fehlen, sind sie auxotroph für Purine. Als Ersatz wird der in Abbildung III-57 schematisch dargestellte „Salvage Pathway" zur Bildung von Purinmononukeotiden aus den freien Basen Adenin, Guanin und Hypoxanthin genutzt [30, 31].

Im Purinstoffwechsel zeigten sich erneut gegenläufige Effekte (siehe Tabelle III-32 und Abbildung III-56). Unter Behandlung mit GB-AP-304 sank die AMP-Konzentration, wohingegen die Konzentrationen von GMP und noch stärker von XMP anstiegen. Mit Bezug zum Salvage-Pathway bedeutet dies, dass die Konzentration von AMP als Ausgangssubstanz sinkt, da die Synthese von XMP und GMP, deren Konzentrationen steigen, begünstigt wird.

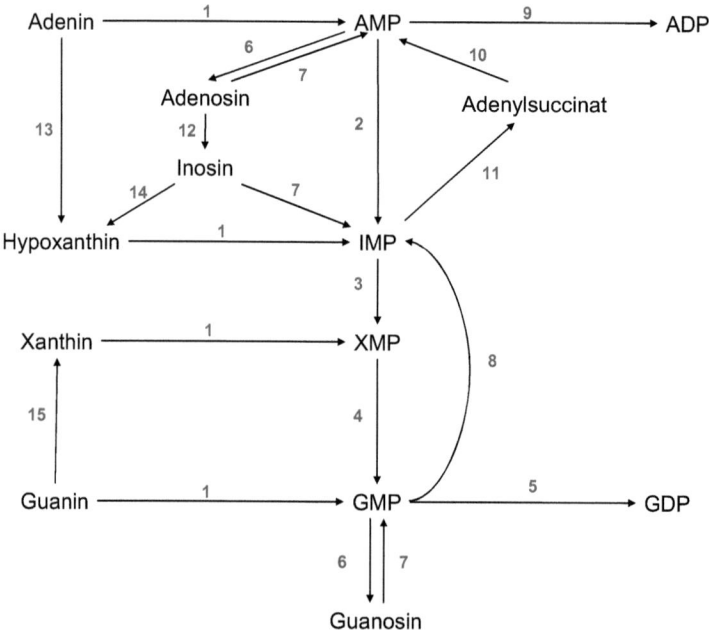

Abbildung III-58: Schema des „Purin Salvage Pathways" der *Leishmania* spp.; Enzyme:
1 Phosphoribosyltransferase, 2 AMP-Deaminase, 3 IMP-Dehydrogenase, 4 GMP-Synthetase,
5 GMP-Kinase, 6 Nukleotidase, 7 Nukleosidkinase, 8 GMP-Reduktase, 9 AMP-Kinase,
10 Adenylsuccinatlyase, 11 Adenylsuccinatsynthetase, 12 Adenosindeaminase, 13 Adeninamidohydrolase, 14 GMP-Kinase, 15 Guanindeaminase; modifiziert nach [30].

III.B Inhibitorische Aktivität der Naphthylisochinolinalkaloide auf Cytochrom-P-450-Enzyme

Zur Testung des Wechselwirkungspotentials zwischen Naphthylisochinolinen und Cytochromen wurden mit ausgewählten aktiven Naphthylisochinolinalkaloiden CYP-Inhibitionsmessungen durchgeführt.

Die Auswahl der untersuchten Verbindungen richtete sich nach antibakterieller, antifungaler bzw. antileishmanialer Aktivität. Tabelle III-34 gibt eine Übersicht über die Strukturen der getesteten Substanzen.

Tabelle III-34: Übersicht über die auf CYP-Inhibition getesteten Naphthylisochinolinalkaloide.

1. CYP-Assay

Unger und Frank veröffentlichten 2004 einen Assay zur Testung der inhibitorischen Aktivität von Pflanzenextrakten auf CYP-Enzyme mittels LC/LC/MS [186]. Der Vorteil dieser Methode liegt darin, dass die inhibitorische Aktivität auf die sechs für den Phase-I-Arzneistoffmetabolismus beim Menschen hauptsächlich verantwortlichen CYP-Enzyme (CYP1A2, 2C8, 2C9, 2C18, 2D6 und 3A4) gleichzeitig bestimmt werden kann [111]. Das Prinzip der Messung beruht auf der Umsetzung von Substraten, die für die getesteten CYP-Enzyme selektiv sind, in Anwesenheit unterschiedlicher Konzentrationen der zu testenden Substanz (des potentiellen Inhibitors). Besitzt die Substanz inhibitorische Aktivität, wird die Umsetzung des Substrats vom Enzym gehemmt und es entsteht weniger Produkt.

Bei der verwendeten Methode wird ein sogenannter CYP-Mix aus rekombinanten CYP-Enzymen (CYP1A2, 2C8, 2C9, 2C19, 2D6 und 3A4) eingesetzt. Diesem CYP-Mix werden eine Mischung der jeweiligen, spezifischen Substrate und die zu testende Substanz zugegeben. Die Inkubation selbst findet in Phosphatpuffer und unter Zugabe von NADPH statt. Eine Kontrollinkubation, der kein Inhibitor zugesetzt wird, fungiert als Standard für die Enzymaktivität: die Umsetzung des Substrates ohne Inhibitor entspricht einer Enzymaktivität von 100 %. Zusätzlich wird eine Positivkontrolle inkubiert, bei der eine Mischung spezifischer Inhibitoren zugesetzt wird. In den Tabellen III-35 und III-36 sind die verwendeten Substrate und entsprechenden Produkte der gemessenen CYP-Enzyme sowie die Strukturen der Standardinhibitoren gelistet.

Es wurden jeweils drei verschiedene Inhibitorkonzentrationen (1, 10 und 100 µM) in einer Dreifachbestimmung getestet. Durch Zugabe von kaltem Methanol, dem der interne Standard Reserpin zugesetzt worden war, wurde die enzymatische Reaktion gestoppt. Der Ansatz wurde nach einem Zentrifugationsschritt direkt mittels LC/LC/ESI/MS-Analytik im SIM-Modus (Selected-Ion-Monitoring-Modus) vermessen. Für die Berechnung der inhibitorischen Aktivität wurden die Peakflächen des Substratprodukts aus der Inhibitor-Inkubation mit den Peakflächen des Produkts aus der Kontrollinkubation ins Verhältnis gesetzt. Auf diese Weise wurde die inhibitorische Aktivität als „Restaktivität in % der Kontrolle" angegeben. Da den Lösungen beim Abstoppen jeweils noch interner Standard (Reserpin) zugesetzt worden war, wurden die Peakflächen erst um den internen Standard korrigiert, bevor sie ins Verhältnis gesetzt wurden. Dabei fand die unter Material und Methoden Kapitel 5.1 beschriebene Gleichung Anwendung.

Tabelle III-35: Eingesetzte Substrate und deren Produkte durch CYP-Umsetzung.

CYP-Enzym	Substrat → Produkt	CYP-Enzym	Substrat → Produkt
1A2	Tacrin → 1-Hydroxytacrin	2C19	Imipramin → Desipramin
2C8	Paclitaxel → 6α-Hydroxypaclitaxel	2D6	Dextromethorphan → Dextrorphan
2C9	Tolbutamid → 4´-Hydroxytolbutamid	3A4	Midazolam → 1´-Hydroxy-midazolam

Tabelle III-36: Standardinhibitoren der getesteten CYP-Enzyme.

CYP-Enzym	Standardinhibitor	CYP-Enzym	Standardinhibitor
1A2	Furafyllin	2C19	Tranylcypromin
2C8	Quercetin	2D6	Chinidin
2C9	Sulfaphenazol	3A4	Ketoconazol

In Abbildung III-59 sind die Ergebnisse der CYP-Inhibitionsmessungen für Chinidin, GB-AP-99, GB-AP-143, GB-AP-187, GB-AP-05 und GB-AP-110 gezeigt. Es zeigte sich deutlich, dass alle Substanzen eine Inhibition von CYP2D6 verursachten. Bei Chinidin, GB-AP-99 und GB-AP-110 war dies bei allen eingesetzten Konzentration zu beobachten. Bei GB-AP-05 und GB-AP-187 lag eine Dosis-abhängige Inhibition vor und GB-AP-143 verursachte diese nur teilweise bei der höchsten Konzentration. Die Selektivität für CYP2D6 war deutlich unterschiedlich ausgeprägt. Strukturell kann dies durch die Größe der Reste am Isochinolin-Stickstoff in Zusammenhang gebracht werden. Je kleiner der Rest, desto größer war die inhibitorische Aktivität für CYP2D6. Um die CYP2D6-selektive Inhibition besser einordnen zu können, wurde zusätzlich ein CYP-Mix-Assay für den CYP2D6-spezifischen Standardinhibitor Chinidin durchgeführt. GB-AP-110 war im Vergleich zu Chinidin der weitaus selektivere CYP2D6-Inhibitor, da Chinidin bei höheren Konzentrationen (100 µM) neben CYP2D6 auch CYP2C8, 2C19 und 3A4 inhibierte. CYP3A4 wurde außerdem auch von GB-AP-99, GB-AP-05 und GB-AP-143 inhibiert. Eine Hemmung von CYP2C19 trat bei GB-AP-99 und GB-AP-05 auf. Eine Hemmung von CYP2C9 trat nur bei GB-AP-05 auf.

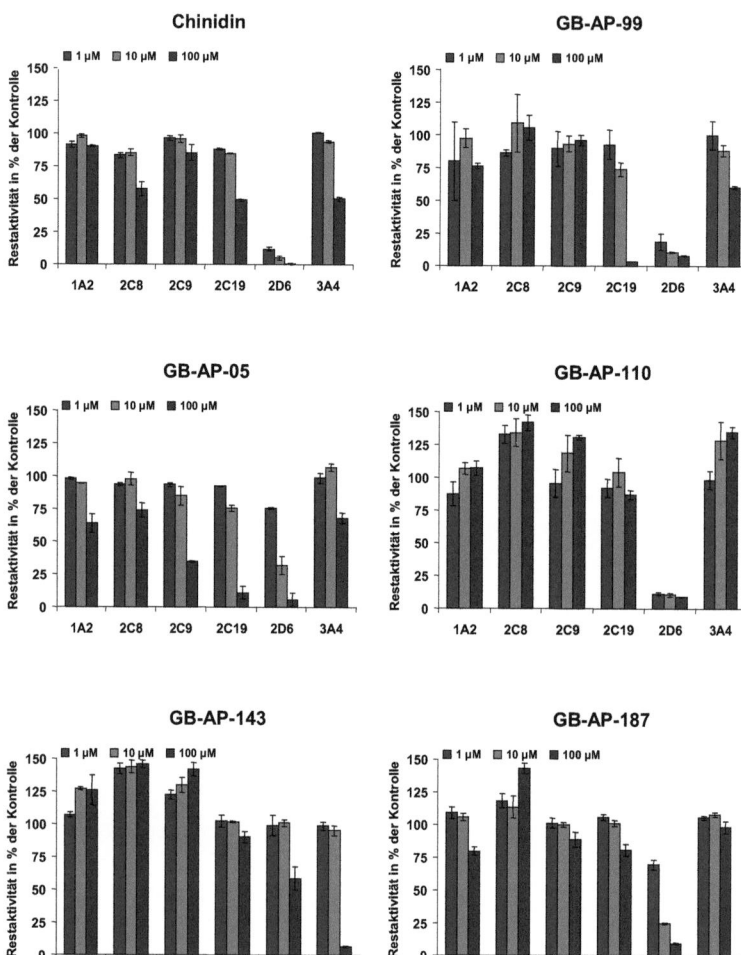

Abbildung III-59: Inhibitorische Aktivität der getesteten Naphthylisochinolinalkaloide für die wichtigsten arzneistoffmetabolisierenden CYP-Enzyme (± Standardabweichung aus Dreifachbestimmungen).

2. IC$_{50}$-Wert-Bestimmung der CYP2D6-Inhibition

Zur näheren Charakterisierung der CYP2D6-Inhibition von GB-AP-99, GB-AP-110, GB-AP-187 und GB-AP-05 wurden IC$_{50}$-Werte für diese Hemmung bestimmt und mit dem IC$_{50}$-Wert des Standardinhibitors Chinidin verglichen.

Eine Inhibitionskurve wird erhalten, indem man unterschiedliche Inhibitorkonzentrationen, die idealerweise so gewählt sind, dass sie den sigmoidalen Verlauf der Kurve möglichst gut abbilden, mit dem jeweiligen Enzym inkubiert. Einen Anhaltspunkt für geeignete Inhibitorkonzentrationen liefert bereits der CYP-Assay. Die Restaktivität wird wie beim CYP-Assay gegen eine Kontrollinkubation, deren Produkt die 100 %ige Enzymaktivität vorgibt, berechnet. Abbildung III-60 zeigt ein Beispiel für eine Inhibitionskurve.

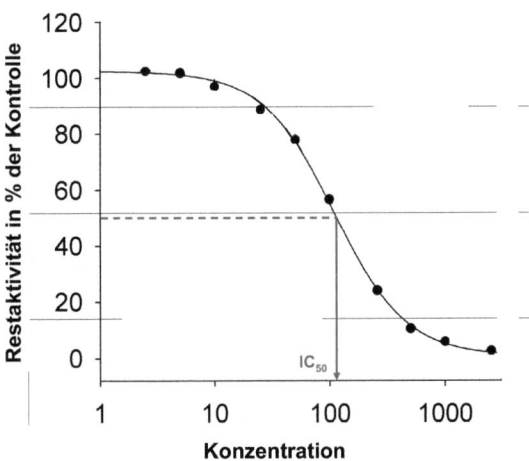

Abbildung III-60: Beispiel einer Inhibitionskurve mit ermitteltem IC$_{50}$-Wert.

Die auf diese Weise erhaltene Inhibitionskurve entspricht im Sonderfall einer Dosis-Wirkungskurve (Dosis = Inhibitorkonzentration, Wirkung = Restaktivität in % der Kontrolle) mit einer Steigung von -1. Der IC$_{50}$-Wert entspricht der Inhibitorkonzentration, bei der die Aktivität des Enzyms auf 50 % gesenkt wurde. Falls die Steigung von der Idealform abweicht, kann die Kurve durch zusätzliche Angabe des sogenannten Hill-Koeffizienten eindeutig charakterisiert werden. Dieser ist ein Maß für die Kooperativität. Liegt eine positive Kooperativität (steiler Kurvenverlauf) vor, bindet der Inhibitor leichter an das Enzym, wenn bereits ein Inhibitormolekül gebunden ist. Im umgekehrten Fall der negativen Kooperativität (flacher Kurvenverlauf) ist die zusätzliche Bindung eines Inhibitormoleküls erschwert, wenn an das Enzym schon ein Molekül des Inhibitors gebunden ist. Der Hill-Koeffizient geht auch in die Gleichung ein, die zur Ermittlung der IC_{50}-Werte verwendet wird.

Die Berechnung selbst erfolgt mit Hilfe der speziellen Enzymkinetiksoftware SigmaPlot® unter Verwendung dieser Hill-Funktion (auch Logistische Funktion mit vier Parametern genannt):

$$y = y_{min} + \frac{y_{max} - y_{min}}{1 + 10^{(\log(IC_{50}) - x) \cdot n_H}}$$

y_{max} = maximale Restaktivität (= 0 % Inhibition)
y_{min} = maximale Inhibition (= 0 % Restaktivität)
n_H = Hill-Koeffizient

Für die IC_{50}-Wertbestimmung wurden jeweils zehn Inhibitorkonzentrationen in einer Dreifachbestimmung vermessen (siehe Abbildung III-61). Chinidin, als der Standardinhibitor für CYP2D6, weist mit einem IC_{50}-Wert von 19,6 nM die höchste inhibitorische Aktivität auf. Der ermittelte IC_{50}-Wert korreliert mit den Literaturangaben für Chinidin von 20 nM bzw. 30 nM [182-184]. Die IC_{50}-Werte von GB-AP-110 und GB-AP-05 zeigen eine im Vergleich zu Chinidin geringere inhibitorische Aktivität mit Werten von 0,9 µM bzw. 0,1 µM, sind aber dennoch starke CYP2D6-Inhibitoren.

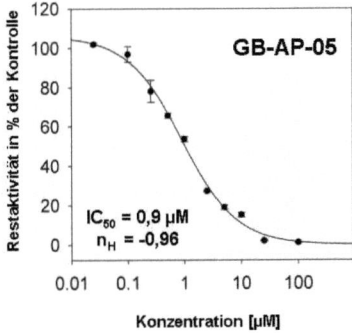
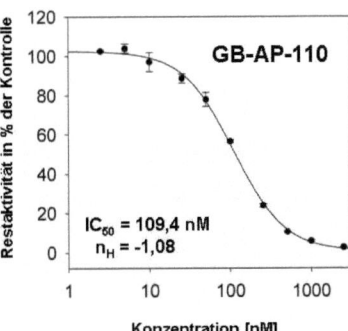
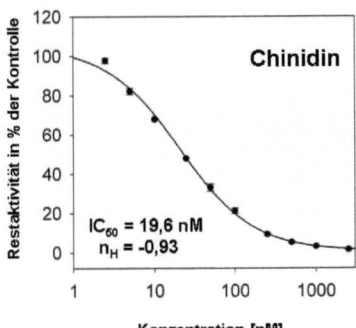

Abbildung III-61: Inhibitionskurven, ermittelte IC_{50}-Werte und Hillkoeffizienten n_H für die Hemmung von CYP2D6 durch GB-AP-05, GB-AP-110 und Chinidin. Die Ergebnisse repräsentieren Mittelwerte aus Dreifachbestimmungen.

3. Charakterisierung der CYP2D6-Inhibition durch GB-AP-110

Für die Übertragung der Ergebnisse auf *In-vivo*-Bedingungen ist es wichtig zu wissen, auf welche Art und Weise die Inhibition stattfindet. Mit enzymkinetischen Experimenten soll die Konzentrationsabhängigkeit der Reaktionsgeschwindigkeit beschrieben werden.

Für die Unterscheidung zwischen reversibler und mechanismusbasierter Inhibition wurde eine 30-minütige Vorinkubation des Inhibitors mit dem Enzym bei Anwesenheit von NADPH durchgeführt. Als Vergleichsinkubation diente eine Inkubation, bei der Inhibitor und Substrat zeitgleich zum Enzym gegeben wurden. Die Vorinkubation von GB-AP-110 mit CYP2D6 ergab einen reversiblen Inhibitionsmechanismus, da die Enzymaktivität nach Vorinkubation mit NADPH im Vergleich zur Koinkubation zunahm (siehe Abbildung III-62).

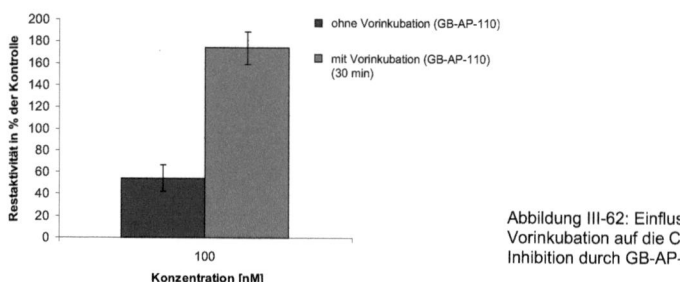

Abbildung III-62: Einfluss der Vorinkubation auf die CYP2D6-Inhibition durch GB-AP-110.

Für die enzymkinetische Charakterisierung der reversiblen CYP2D6-Hemmung durch GB-AP-110 wurden vier unterschiedliche Substratkonzentrationen (2,5, 5, 10 und 20 µM Dextrometorphan) mit verschiedenen Inhibitorkonzentrationen (0, 50, 100 und 250 µM GB-AP-110) inkubiert. Abbildung III-63 zeigt die Ergebnisse in der direkten Auftragung der Substratkonzentration gegen die Umsetzungsgeschwindigkeit. Die Darstellung im Lineweaver-Burk-Diagramm (siehe Abbildung III-64) macht deutlich, dass sich die Geraden der unterschiedlichen Inhibitorkonzentrationen an der Ordinate schneiden und hinsichtlich des K_m-Wertes deutlich voneinander abweichen. Somit konnte gezeigt werden, dass die selektive Inhibition von CYP2D6 durch GB-AP-110 einem reversiblen kompetitiven Mechanismus unterliegt.

Ergebnisse und Diskussion

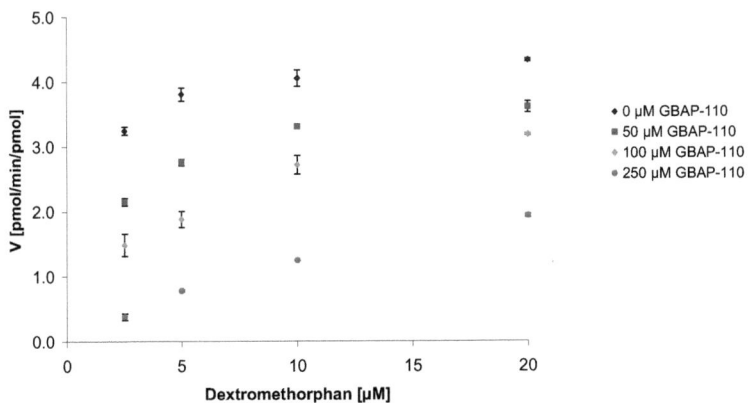

Abbildung III-62: Darstellung der Inhibition von CYP2D6 durch GB-AP-110 nach Michaelis-Menten. Die Ergebnisse entsprechen Mittelwerten aus Dreifachbestimmungen.

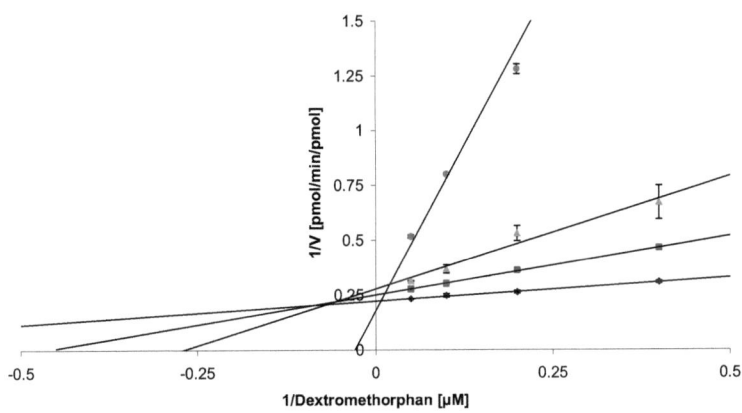

♦ 0 µM GBAP-110 ■ 50 µM GBAP-110 ▲ 100 µM GBAP-110 ● 250 µM GBAP-110

Abbildung III-63: Darstellung der Inhibition von CYP2D6 durch GB-AP-110 nach Lineweaver-Burk. Die Ergebnisse entsprechen Mittelwerten aus Dreifachbestimmungen.

IV. Zusammenfassung

Die zunehmende Entstehung von Resistenzen macht die Entwicklung neuer potenter Wirkstoffe zur Therapie von Infektionskrankheiten immer wichtiger. Dieser Aufgabe stellt sich auch der interdisziplinär aufgebaute SFB 630, in den sich die vorliegende Arbeit eingliedert. Innerhalb des SFBs wurden Isochinolinalkaloid-Derivate (IQs) synthetisiert, die aktiv gegen verschiedene Mikroorganismen sind.

Bioinformatische Modellierungen bilden die für den jeweiligen Mikroorganismus spezifischen Stoffwechselwege ab. In Netzwerkanalysen können Änderungen metabolischer Flüsse durch pharmakologisch aktive Substanzen vorhergesagt werden. Gemeinsam mit bioinformatischen Modellen liefern die Metabolommessungen Hinweise auf mögliche Wirkmechanismen. Im Rahmen der vorliegenden Arbeit wurden verschiedene analytische Methoden etabliert, um antiinfektive Wirkungen dieser verheißungsvollen Leitstrukturen auf das Metabolom verschiedener Mikroorganismen zu untersuchen. Die aus den Metabolommessungen erhaltenen Daten fließen in diese Modelle ein und tragen zu deren Optimierung bei.

Die Mikroorganismen wurden für die Metabolomanalysen mit aktiven IQs (für *S. aureus* und *C. albicans* GB-AP-143, für *L. major* GB-AP-304) inkubiert. Bei *C. albicans* erfolgte die Probennahme zu unterschiedlichen Zeitpunkten (lag-, log-, stationäre Phase), um auch die Zeitabhängigkeit der Effekte zu untersuchen. Zusätzlich dienten bei *C. albicans* als Kontrollen neben parallel angesetzten Zellkulturen ohne Inhibitor, auch Zellkulturen, denen das Lösungsmittel DMSO zugegeben wurde. Es wurden Extraktionsmethoden für die betreffenden Metabolite der hier untersuchten Mikroorganismen (*S. aureus*, *C. albicans*, *L. major*) etabliert. Dabei lag der Fokus auf polaren Metaboliten, da bioinformatische Modellierungen für die Effekte der IQs Änderungen vor allem im Purin- und Pyrimidinstoffwechsel der Mikroorganismen vorhersagten. Zur Analyse des Nukleotidstoffwechsels wurde eine ionenpaarchromatographische HPLC-Methode entwickelt und optimiert. Mit dieser Methode konnten Nicotinamidderivate und Nukleotide des Purin- und Pyrimidinstoffwechsels in Zellextrakten von *S. aureus*, *C. albicans* und *L. major* quantifiziert werden.

Für eine Analyse des Wirkmechanismus von GB-AP-143 wurde die Zusammensetzung des Metaboloms von *C. albicans* mittels einer GC/MS-Methode bestimmt. Nach einer Derivatisierung des Extrakts mit Methoxyamin-HCl und MSTFA (N-Methyl-N-trimethylsilyl-trifluoracetamid) konnten in einem Lauf zugleich Target- und Fingerprintanalytik durchgeführt werden. Die Auswertung der Targetanalytik fand unter Anwendung der NIST-Datenbank und Vermessung von Standards statt. Hierbei konnten vor allem

Aminosäuren quantitativ erfasst werden. Der Fingerprint wurde durch Einsatz multivariater statistischer Verfahren ausgewertet.

Im Rahmen dieser Arbeit ist eine ausführliche Interpretation der biologischen Ergebnisse nicht vorgesehen, da das Ziel der Arbeit die Methodenetablierung war. Die Daten für die mit GB-AP-143 behandelten S. aureus und die mit GB-AP-304 behandelten L. major-Promastigoten liefern jedoch Hinweise auf eine Wirkung der IQs auf den Komplex-I der mitochondrialen Atmungskette. Für die Behandlung der C. albicans-Kulturen mit GB-AP-143 konnten komplexe Änderungen im Nukleotid- und Aminosäurestoffwechsel gemessen werden. So beeinflusste bereits der Zeitpunkt der Probennahme (lag-, log- oder stationäre Wachstumsphase) die Zusammensetzung des Metaboloms und auch das Lösungsmittel, das für die IQs verwendet wurde, verursachte komplexe Änderungen im Metabolom von C. albicans.

Zusätzlich wurden Nukleotid- und Aminosäurekonzentrationen Fluconazol-resistenter C. albicans-Mutanten (TAC, UPC und MRR) untersucht. Im Nukleotidstoffwechsel waren sowohl Konzentrationssteigerungen als auch ein Absinken der Konzentrationen im Vergleich zum Wildtyp zu verzeichnen. Der Aminosäurestoffwechsel zeigte insgesamt einen verminderten Gehalt an Aminosäuren der Mutanten gegenüber dem Wildtyp. Da GB-AP-143 auch Aktivität gegen diese Mutanten zeigte, wurde exemplarisch die MRR-Mutante mit GB-AP-143 inkubiert, um zu untersuchen, ob die durch GB-AP-143 hervorgerufenen Änderungen im Nukleotid- und Aminosäurestoffwechsel ähnlich zu denen des Wildtyps sind. Es konnten im Nukleotidstoffwechsel gegenläufige Effekte für die Inkubation von GB-AP-143 des Wildtyps und der Mutante verzeichnet werden. Dies deutet darauf hin, dass der bereits ohne Behandlung unterschiedlich ausgeprägte Stoffwechsel der Mutante auch auf GB-AP-143 unterschiedlich reagiert.

Die Daten aus den HPLC/UV- und GC/MS-Messungen werden von der Bioinformatik zur Optimierung der verwendeten Modelle genutzt, um auf diese Weise die Wirkmechanismen der IQs besser modellieren zu können.

Da das Cytochrom-P-450-Enzymsystem am Metabolismus von etwa 95 % aller Arzneistoffe beteiligt ist, wurden die Effekte ausgewählter IQs auf die sechs wichtigsten arzneistoffmetabolisierenden Enzyme (CYP1A2, 2C8, 2C9, 2C19, 2D6 und 3A4) mit Hilfe eines bereits etablierten CYP-Assays analysiert und näher charakterisiert. Im CYP-Assay zeigte sich für drei IQs eine CYP2D6-Hemmung. Die ausgeprägte CYP2D6-selektive Hemmung von GB-AP-110 ergab einen IC_{50}-Wert von nur 109 nM. Die Charakterisierung der Hemmung ergab einen reversiblen, kompetitiven Inhibitionsmechanismus.

Summary

The increasing frequency of resistance towards antibiotics in the therapy of infectious diseases highlights the importance of the development of novel drugs against infectious diseases. This work is integrated in the Collaboration Research Center 630 (SFB 630), which has been formed to search for innovative solutions by joint interdisciplinary approaches. In the framework of this SFB, some new isoquinoline alkaloid derivatives (IQs) could be synthesized, which show distinct activities against various microorganisms.

The present work focussed on the development of different analytical methods in order to determine the antiinfective properties of these promising lead structures on the level of the metabolome of different microorganisms. Metabolome measurements together with bioinformatic models provide information about the possible mode of action. By using bioinformatic models one can predict changes in metabolic fluxes caused by pharmacologically active substances. The integration of data from metabolic measurements can optimize the predictive power of these models.

For these measurements the microorganisms were incubated with the active IQs (GB-AP-143 for *S. aureus* and *C. albicans*, GB-AP-304 for *L. major*). In the case of *C. albicans* sampling was carried out at different time points (lag-, log and stationary growth stage) in order to examine the time dependence. In addition cell cultures without inhibitor and with the addition of the solvent DMSO were used as controls for *C. albicans*. Initially, extraction methods for the respective metabolites of the microorganisms *S. aureus*, *C. albicans* and *L. major* were established. Since bioinformatic models predicted alterations especially in the purine and pyrimidine metabolism of these microorganisms as a consequence of treatment with IQs, priority was put on the extraction of polar compounds. To analyze the nucleotide metabolism an ion pair chromatography method was developed and optimized. By means of this method nicotinamide derivatives and nucleotides of the purine and pyrimidine metabolisms could be quantified in cell extracts of *S. aureus*, *C. albicans* and *L. major*.

For a more holistic analysis of GB-AP-143s effect on the composition of the *C. albicans* metabolome a GC/MS-method was developed. After a derivatisation step of the cell extract by using methoxyamine hydrochloride and MSTFA (2,2,2-trifluoro-*N*-methyl-*N*-trimethylsilylacetamide), target and fingerprint analysis were conducted simultaneously. Target analysis was conducted by means of the NIST database and measuring reference standards. Particularly, amino acids could be quantified. Fingerprint analysis was interpreted using multivariate statistics.

A detailed biological interpretation of metabolome data was not the focus of this study, because the main goal was the method development. However, data of S. aureus and L. major treated with the IQs gave hints towards an effect of the IQs on complex I of mitochondrial respiration. For the treatment of C. albicans with GB-AP-143 a complex alteration of the metabolites has been detected: already the time of sampling and the solvent, which was applied for GB-AP-143, have an impact on metabolome pattern of C. albicans.

Additionally, the nucleotide and amino acid concentrations of fluconazol-resistant C. albicans mutants (TAC; UPC and MRR) have been investigated. Nucleotides showed increased as well as decreased concentrations compared to the C. albicans wild type. The overall concentration of amino acids was decreased in the mutants. Since GB-AP-143 also showed activity against these resistant mutants, exemplarily the MRR-mutant was incubated with this compound in order to determine, whether the effect of GB-AP-143 on the nucleotide and amino acid metabolism in the wild type also occurs in the mutant. Nucleotide metabolism showed antidromic effects for the incubation of wild type and mutant for GB-AP-143. This indicates that the metabolism of the mutant, which differs from the wild type already without treatment, also reacts differently on GB-AP-143-incubation.

Data from HPLC/UV- and GC/MS-analysis are used by the bioinformatics to optimize the developed models in order to develop improved models for the mode of action of IQs.

Since cytochrome-P-450-enzymes are involved in the metabolism of about 95 % of all drugs, the effects of selected IQs on the six main drug processing enzymes (CYP1A2, 2C8, 2C9, 2C19, 2D6 and 3A4) were investigated. Therefore, a previously developed and well-established *in vitro* test system was used. Three of the tested IQs showed an inhibition of CYP2D6. The distinct CYP2D6-selective inhibition of GB-AP-110 showed an IC_{50} value as low as 109 nM. The accurate characterization revealed a reversible and competitive mode of inhibition.

VI. Anhang

Tabelle VI-1: Unterschiedliche Methanol-Wasser-Mischungen, die für die Extraktion der intrazellulären Metabolite verwendet wurden. Der Quenchingschritt wurde einheitlich mit 50 % MeOH (V/V) durchgeführt. Angegeben sind jeweils die Mittelwerte (n = 8) mit Standardabweichung [µg/ml]; (α-KG = α-Ketoglutarat).

Metabolit	Extraktion 50 % MeOH (V/V) $\bar{x} \pm$ sdv [µg/ml]	Extraktion 60 % MeOH (V/V) $\bar{x} \pm$ sdv [µg/ml]	Extraktion 80 % MeOH (V/V) $\bar{x} \pm$ sdv [µg/ml]
Phenylpyruvat	48,87 ± 4,99	52,33 ± 15,93	3068,25 ± 194,15
Alanin	306,89 ± 4,66	304,31 ± 7,66	286,86 ± 7,90
Asparagin	248,24 ± 24,59	1223,17 ± 55,84	1219,66 ± 68,23
Prolin	35,96 ± 3,22	26,56 ± 1,52	25,63 ± 1,56
Valin	4239,79 ± 69,51	4322,70 ± 92,03	4289,01 ± 101,44
Bernsteinsäure	230,77 ± 5,10	235,85 ± 7,34	224,11 ± 8,34
Histidin	1495,56 ± 54,62	1892,99 ± 61,05	4075,15 ± 50,06
Cytosin	1043,98 ± 16,82	1224,49 ± 25,73	1232,90 ± 49,54
Leucin	317,35 ± 8,17	324,82 ± 7,56	320,18 ± 1,23
Isoleucin	280,13 ± 2,54	273,06 ± 7,09	267,57 ± 6,72
Glycin	198,12 ± 1,55	196,76 ± 5,34	195,00 ± 2,75
Methionin	593,40 ± 34,82	570,81 ± 10,52	553,96 ± 40,61
Phenylalanin	636,94 ± 19,23	659,41 ± 12,67	670,86 ± 16,67
Tryptophan	2534,08 ± 85,85	2570,38 ± 130,00	2576,71 ± 25,17
Serin	248,88 ± 5,00	261,35 ± 10,65	239,03 ± 13,72
Fructose	223,94 ± 10,99	461,00 ± 71,58	988,20 ± 112,99
Tyrosin	301,24 ± 7,92	315,16 ± 21,97	333,82 ± 21,78
Threonin	407,86 ± 20,33	462,65 ± 29,52	381,81 ± 25,73
Adenosin	155,06 ± 41,92	195,05 ± 12,10	128,74 ± 2,02
Aspartat	728,67 ± 32,41	622,92 ± 51,97	95,60 ± 6,81
Uracil	211,73 ± 33,87	146,13 ± 32,54	113,15 ± 3,24
Uridin	10,42 ± 2,06	26,44 ± 3,09	16,20 ± 2,01

Fortsetzung Tabelle VI-1.

Metabolit	Extraktion 50 % MeOH (V/V) $\bar{x} \pm$ sdv [µg/ml]	Extraktion 60 % MeOH (V/V) $\bar{x} \pm$ sdv [µg/ml]	Extraktion 80 % MeOH (V/V) $\bar{x} \pm$ sdv [µg/ml]
Maleinsäure	10,82 ± 0,47	13,68 ± 1,71	66,55 ± 10,38
Fumarsäure	50,39 ± 13,73	375,73 ± 22,53	338,36 ± 8,67
Glutamin	877,73 ± 2,88	1043,47 ± 108,31	1002,20 ± 11,12
Thymin	12,29 ± 0,89	12,04 ± 1,38	10,48 ± 0,41
Adenin	133,05 ± 15,55	288,71 ± 18,82	161,30 ± 16,29
Hypoxanthin	192,17 ± 20,27	193,66 ± 29,19	182,35 ± 15,18
Citrat	430,28 ± 25,79	866,01 ± 27,51	860,03 ± 26,04
Pyridoxin	243,17 ± 19,78	330,86 ± 12,70	330,20 ± 6,37
alpha-KG	161,50 ± 14,94	795,05 ± 156,79	1342,00 ± 71,98
Glucose	4190,22 ± 246,29	6443,24 ± 259,48	6488,95 ± 199,38
Guanosin	16,21 ± 1,48	153,50 ± 24,00	162,41 ± 23,71
Äpfelsäure	917,01 ± 64,05	3097,52 ± 515,80	3623,68 ± 197,34
Guanin	138,96 ± 14,16	130,10 ± 11,62	124,99 ± 5,03
Lysin	6335,06 ± 298,27	8811,31 ± 316,61	8763,61 ± 60,48
Mittelwert	783,52 ± 34,13	1081,20 ± 60,56	1243,32 ± 39,31

Tabelle VI-2: Konzentrationen der derivatisierten Metabolite in Abhängigkeit von der Derivatisierungstemperatur und der Zeit zur Untersuchung der Stabilität. Angegeben sind jeweils die Mittelwerte aus Achtfachbestimmungen (± Standardabweichung), die jeweils zu drei unterschiedlichen Zeitpunkten durchgeführt wurden.

Metabolit	Derivatisierung bei 30 °C, Messung nach 1, 12 und 24 h $\bar{x} \pm sdv$ [µg/ml]	CV [%]	Derivatisierung bei 40 °C, Messung nach 1, 12 und 24 h $\bar{x} \pm sdv$ [µg/ml]	CV [%]
Phenylpyruvat	105,42 ± 15,57	14,77	108,78 ± 10,81	9,94
Alanin	588,00 ± 51,00	8,67	736,53 ± 40,18	5,46
Asparagin	904,10 ± 539,73	59,70	1680,65 ± 70,99	4,22
Prolin	60,54 ± 30,46	50,31	91,45 ± 8,25	9,02
Valin	8554,08 ± 625,87	7,32	9249,37 ± 718,83	7,77
Bernsteinsäure	242,39 ± 69,68	28,75	316,34 ± 53,71	16,98
Histidin	4430,66 ± 1289,72	29,11	7682,75 ± 553,39	7,25
Cytosin	2595,84 ± 329,69	12,70	3336,98 ± 79,71	2,39
Leucin	651,17 ± 29,41	4,52	481,63 ± 30,73	6,38
Isoleucin	531,93 ± 44,68	8,40	569,14 ± 11,58	2,03
Norleucin	646,64 ± 16,51	2,55	682,13 ± 60,30	8,84
Glycin	292,89 ± 25,35	8,66	327,39 ± 14,85	4,54
Methionin	932,63 ± 108,04	11,58	1369,30 ± 123,09	8,99
Phenylalanin	1026,49 ± 139,63	13,60	1281,05 ± 3,45	0,27
Inosin	157,35 ± 79,35	50,43	266,71 ± 68,99	25,87
Tryptophan	5557,31 ± 1443,61	25,98	7549,81 ± 550,60	7,29
Serin	475,13 ± 61,02	12,84	587,96 ± 17,47	2,97
Fructose	647,21 ± 308,00	47,59	1270,59 ± 172,00	13,54
Tyrosin	654,42 ± 29,93	4,57	691,89 ± 71,29	10,30
Threonin	551,02 ± 226,16	41,04	939,87 ± 42,34	4,50
Adenosin	409,89 ± 177,34	43,27	726,07 ± 104,03	14,33
Aspartat	1430,32 ± 79,32	5,55	1570,51 ± 210,17	13,38
Uracil	168,78 ± 84,37	49,99	353,86 ± 73,80	20,86

Fortsetzung Tabelle VI-2.

Metabolit	Derivatisierung bei 30 °C, Messung nach 1, 12 und 24 h		Derivatisierung bei 40 °C, Messung nach 1, 12 und 24 h	
	x̄ ± sdv [µg/ml]]	CV [%]	x̄ ± sdv [µg/ml]	CV [%]
Maleinsäure	47,68 ± 10,86	22,78	89,84 ± 36,30	40,41
Fumarsäure	146,04 ± 89,02	60,96	362,86 ± 35,27	9,72
Glutamin	2052,75 ± 71,71	3,49	1791,58 ± 158,86	8,87
Thymin	25,27 ± 9,19	36,37	40,45 ± 0,96	2,37
Adenin	1467,07 ± 34,85	2,38	1462,09 ± 72,26	4,94
Hypoxanthin	236,68 ± 191,73	81,01	883,41 ± 178,05	20,15
Citrat	705,82 ± 101,88	14,43	1450,29 ± 237,42	16,37
Pyridoxin	623,52 ± 78,60	12,61	919,59 ± 193,20	21,01
alpha-KG	134,02 ± 40,39	30,14	246,81 ± 20,58	8,34
Glucose	126161,15 ± 1656,15	13,13	13477,53 ± 2600,14	19,29
Guanosin	320,59 ± 112,52	35,10	280,17 ± 157,62	56,26
Äpfelsäure	271,30 ± 37,30	13,75	446,86 ± 92,60	20,72
Guanin	260,74 ± 6,82	2,62	389,64 ± 104,44	26,80
Lysin	8065,80 ± 3240,21	40,17	11463,36 ± 2011,82	17,55
Mittelwert	1583,45 ± 310,42	24,48	2030,30 ± 157,62	12,34

Tabelle VI-3: Konzentrationen der aus *C. albicans* extrahierten und derivatisierten Metabolite zum Vergleich der Instrument- und Methodenpräzision der verwendeten GC-MS-Methode. Angegeben sind jeweils die Mittelwerte (n = 6) mit Standardabweichung [µg/ml].

Metabolit	Instrumentpräzision		Methodenpräzision	
	$\bar{x} \pm sdv$ [µg/ml]	CV [%]	$\bar{x} \pm sdv$ [µg/ml]	CV [%]
Phenylpyruvat	152,34 ± 5,23	3,43	154,00 ± 8,00	5,19
Alanin	636,95 ± 28,47	4,47	653,53 ± 49,79	7,62
Asparagin	947,49 ± 45,06	4,76	966,42 ± 92,16	9,54
Prolin	59,07 ± 4,31	7,30	62,87 ± 5,16	8,21
Valin	9681,30 ± 321,25	3,32	9139,90 ± 331,98	3,63
Bernsteinsäure	375,98 ± 11,79	3,14	375,26 ± 26,32	7,01
Histidin	5081,64 ± 94,97	1,87	5540,03 ± 275,87	4,98
Cytosin	2888,03 ± 201,41	6,97	2855,28 ± 288,93	10,12
Leucin	675,40 ± 21,14	3,13	672,32 ± 22,36	3,33
Isoleucin	564,33 ± 30,21	5,35	572,34 ± 35,92	6,28
Norleucin	613,53 ± 34,89	5,69	627,03 ± 44,46	7,09
Glycin	351,45 ± 4,01	1,14	355,36 ± 19,97	5,62
Methionin	989,29 ± 45,57	4,61	985,96 ± 44,20	4,48
Phenylalanin	1151,09 ± 19,03	1,65	1148,85 ± 50,01	4,35
Inosin	227,19 ± 18,95	8,34	234,31 ± 24,21	10,33
Tryptophan	6708,90 ± 469,61	7,00	6948,45 ± 563,79	8,11
Serin	530,95 ± 12,38	2,33	528,18 ± 20,13	3,81
Fructose	760,44 ± 31,64	4,16	798,45 ± 68,10	8,53
Tyrosin	709,37 ± 43,20	6,09	722,71 ± 53,60	7,42
Threonin	671,19 ± 24,20	3,61	662,33 ± 62,54	9,44
Adenosin	788,43 ± 11,77	1,49	796,61 ± 94,15	11,82
Aspartat	1513,58 ± 27,94	1,85	1515,21 ± 46,21	3,05
Uracil	263,19 ± 23,46	8,91	275,78 ± 28,56	10,36
Maleinsäure	101,14 ± 6,96	6,88	100,84 ± 8,98	8,91

Fortsetzung Tabelle VI-3.

Metabolit	Instrumentpräzision		Methodenpräzision	
	$\bar{x} \pm$ sdv [µg/ml]	CV [%]	$\bar{x} \pm$ sdv [µg/ml]	CV [%]
Fumarsäure	304,83 ± 20,43	6,70	262,22 ± 32,37	12,34
Glutamin	1951,79 ± 173,16	8,87	1883,21 ± 207,38	11,01
Thymin	32,01 ± 2,74	8,56	36,36 ± 4,19	11,52
Adenin	1604,31 ± 91,09	5,68	1662,96 ± 92,70	5,57
Hypoxanthin	572,72 ± 59,27	10,35	553,51 ± 72,32	13,07
Citrat	1325,09 ± 26,92	2,03	1395,52 ± 117,21	8,40
Pyridoxin	753,88 ± 50,20	6,66	829,68 ± 72,55	8,74
alpha-KG	219,69 ± 17,05	7,76	221,07 ± 23,73	10,73
Glucose	14188,69 ± 155,43	1,10	14787,89 ± 491,64	3,32
Guanosin	547,87 ± 29,15	5,32	509,07 ± 64,40	12,65
Äpfelsäure	427,96 ± 32,19	7,52	429,09 ± 44,30	10,32
Guanin	477,50 ± 39,42	8,26	477,89 ± 50,80	10,63
Lysin	13163,50 ± 253,45	1,93	13484,97 ± 295,80	2,19
Mittelwert	1946,27 ± 67,24	5,09	1979,07 ± 103,64	7,83

Tabelle VI-4: Konzentrationen der aus *C. albicans* extrahierten und derivatisierten Metabolite zur Erfassung der analytischen und biologischen Varianz. Für die analytische Varianz wurden 10 Extrakte, die der gleichen Zellkultur entstammten, vermessen. Die biologische Varianz wurde durch Messung 10 unabhängig voneinander kultivierter *C. albicans*-Zellkulturen bestimmt. Dargestellt sind jeweils die Mittelwerte mit Standardabweichungen [µg/ml].

Metabolit	Analytische Varianz		Biologische Varianz	
	$\bar{x} \pm$ sdv [µg/ml]]	CV [%]	$\bar{x} \pm$ sdv [µg/ml]	CV [%]
Phenylpyruvat	153,33 ± 8,02	5,23	154,99 ± 11,51	7,43
Alanin	850,87 ± 45,66	5,37	859,00 ± 44,35	5,16
Asparagin	995,87 ± 45,27	4,55	970,21 ± 69,54	7,17
Prolin	45,13 ± 3,37	7,47	53,12 ± 4,96	9,34
Valin	8874,91 ± 390.30	4,40	9072,45 ± 372,40	4,10
Bernsteinsäure	403,08 ± 19,77	4,90	402,45 ± 13,07	3,25
Histidin	3288,16 ± 116,41	3,54	3172,64 ± 467,11	14,72
Cytosin	3369,21 ± 157,64	4,68	3346,93 ± 143,45	4,29
Leucin	653,03 ± 39,58	6,06	657,41 ± 49,02	7,46
Isoleucin	567,00 ± 37,78	6,66	579,70 ± 43,41	7,49
Norleucin	603,86 ± 25,78	4,27	606,28 ± 41,93	6,92
Glycin	372,67 ± 6,49	1,74	371,55 ± 8,29	2,23
Methionin	862,69 ± 59,40	6,89	825,60 ± 63,17	7,65
Phenylalanin	1029,82 ± 49,22	4,78	1000,40 ± 55,15	5,51
Inosin	161,57 ± 12,05	7,46	167,35 ± 13,00	7,77
Tryptophan	4465,20 ± 443,51	9,93	4643,12 ± 407,62	8,78
Serin	426,05 ± 32,93	7,73	419,33 ± 45,26	10,79
Fructose	2549,36 ± 200,94	7,88	2595,74 ± 355,67	13,70
Tyrosin	544,01 ± 28,28	5,20	576,47 ± 27,59	4,79
Threonin	715,07 ± 76,14	10,65	713,44 ± 69,05	9,68
Adenosin	651,32 ± 53,23	8,17	646,77 ± 53,07	8,21
Aspartat	1478,19 ± 58,66	3,97	1476,47 ± 107,01	7,25
Uracil	56,49 ± 4,13	7,31	57,98 ± 6,48	11,18

Fortsetzung Tabelle VI-4.

Metabolit	Analytische Varianz		Biologische Varianz	
	$\bar{x} \pm sdv$ [µg/ml]]	CV [%]	$\bar{x} \pm sdv$ [µg/ml]	CV [%]
Maleinsäure	192,71 ± 23,32	12,10	189,20 ± 30,53	16,14
Fumarsäure	581,88 ± 24,51	4,21	597,51 ± 55,85	9,35
Glutamin	1582,29 ± 138,97	8,78	1517,47 ± 167,84	11,06
Thymin	25,34 ± 2,89	11,40	25,36 ± 2,41	9,50
Adenin	672,30 ± 58,36	8,68	671,30 ± 69,46	10,35
Hypoxanthin	34,12 ± 3,75	10,99	39,65 ± 3,72	9,38
Citrat	584,53 ± 47,82	8,18	569,23 ± 49,48	8,69
Pyridoxin	173,53 ± 15,76	9,08	165,96 ± 12,69	7,65
alpha-KG	526,07 ± 55,98	10,64	527,37 ± 54,27	10,29
Glucose	16912,24 ± 468,60	2,77	16022,20 ± 1060,98	6,62
Guanosin	153,29 ± 14,73	9,61	156,23 ± 14,70	9,41
Äpfelsäure	1137,34 ± 99,77	8,77	1147,25 ± 131,90	11,50
Guanin	51,66 ± 4,34	8,40	47,57 ± 4,65	9,78
Lysin	5194,11 ± 405,47	7,81	5242,92 ± 517,22	9,87
Mittelwert	1646,98 ± 88,92	7,03	1629,42 ± 125,62	8,50

Tabelle VI-5: Nukleotidgehalt von mit Flucytosin behandelter *C. albicans*-Zellkultur im Vergleich zu Kontrolle und DMSO-Kontrolle. Die Proben wurden zu drei unterschiedlichen Zeitpunkten t genommen (t_1: 3 h; t_2: 6 h; t_3: 24 h). Angegeben sind jeweils die Mittelwerte aus Dreifachbestimmungen ± Standardabweichung.

	Kontrolle	DMSO-Kontrolle		Flucytosin		
	$\bar{x}$ ± sdv [µg/ml]	$\bar{x}$ ± sdv [µg/ml]	% Kontrolle	$\bar{x}$ ± sdv [µg/ml]	% Kontrolle	% DMSO-Kontrolle
t_1 = 3 h						
CMP	933,13 ± 42,87	973,29 ± 9,52	104,30	107,14 ± 7,91	11,48	11,01
TMP	66,02 ± 5,56	61,65 ± 4,64	93,38	53,95 ± 2,29	81,72	87,51
AMP	20,64 ± 2,45	6,83 ± 0,58	33,09	50,94 ± 0,31	246,80	745,83
GMP	19,33 ± 3,18	14,43 ± 3,05	74,65	67,04 ± 5,15	346,82	464,59
XMP	86,21 ± 1,96	115,63 ± 7,36	134,13	45,17 ± 3,30	52,40	39,06
t_2 = 6 h						
CMP	69,11 ± 0,41	79,09 ± 3,02	114,44	10,41 ± 0,52	15,06	13,16
TMP	4,88 ± 0,33	5,35 ± 0,16	109,63	5,44 ± 0,16	111,48	101,68
AMP	1,67 ± 0,23	0,54 ± 0,02	32,34	3,97 ± 0,21	237,72	735,19
GMP	1,14 ± 0,10	2,07 ± 1,18	181,58	7,49 ± 1,77	657,02	361,84
XMP	9,36 ± 1,21	9,97 ± 1,12	106,52	5,27 ± 1,14	56,30	52,86
t_3 = 24 h						
CMP	26,97 ± 0,19	30,94 ± 1,21	114,72	3,11 ± 0,52	11,53	10,05
TMP	1,98 ± 0,21	2,17 ± 0,14	109,60	1,70 ± 0,16	85,86	78,34
AMP	0,62 ± 0,03	0,18 ± 0,02	29,03	1,14 ± 0,21	183,87	633,33
GMP	1,24 ± 0,15	1,48 ± 0,33	119,35	2,99 ± 0,47	241,13	202,03
XMP	4,31 ± 1,13	4,56 ± 1,10	105,80	2,32 ± 0,55	53,58	50,88

Tabelle VI-6: Targetanalytik Flucytosin-behandelter C. albicans-Kulturen zum Entnahmezeitpunkt t₁.

Metabolit	Kontrolle x̄ ± sdv [µg/ml]	DMSO-Kontrolle x̄ ± sdv [µg/ml]	DMSO-Kontrolle % Kontrolle	Flucytosin x̄ ± sdv [µg/ml]	Flucytosin % Kontrolle	Flucytosin % DMSO-Kontrolle
Phenylpyruvat	42,97 ± 3,08	50,76 ± 4,66	118,13	45,55 ± 2,19	106,00	89,74
Alanin	33,58 ± 0,91	32,37 ± 0,76	96,40	31,93 ± 1,19	95,09	98,64
Asparagin	299,24 ± 7,10	309,07 ± 3,73	103,28	297,35 ± 10,54	99,37	96,21
Prolin	11,97 ± 1,14	15,18 ± 0,28	126,82	14,77 ± 0,75	123,39	97,30
Valin	241,23 ± 8,10	247,74 ± 6,47	102,70	242,56 ± 7,53	100,55	97,91
Bernsteinsäure	38,44 ± 0,86	38,71 ± 1,07	100,70	37,51 ± 1,56	97,58	96,90
Histidin	403,23 ± 8,71	403,69 ± 5,35	100,11	392,90 ± 11,44	97,44	97,33
Cytosin	56,34 ± 1,49	56,78 ± 1,32	100,78	80,79 ± 20,90	143,40	142,29
Leucin	11,74 ± 2,22	12,00 ± 1,02	102,21	12,03 ± 0,59	102,47	100,25
Isoleucin	2,10 ± 0,33	2,03 ± 0,52	96,67	2,41 ± 0,36	114,76	118,72
Glycin	0,56 ± 0,12	0,50 ± 0,14	89,29	0,40 ± 0,10	71,43	80,00
Methionin	24,15 ± 1,47	24,31 ± 1,14	100,66	24,66 ± 1,45	102,11	101,44
Phenylalanin	109,07 ± 3,27	110,81 ± 1,29	101,60	109,46 ± 3,17	100,36	98,78
Inosin	1,10 ± 0,02	1,13 ± 0,01	102,73	1,09 ± 0,03	99,09	96,46
Tryptophan	624,87 ± 13,94	637,21 ± 9,02	101,97	615,34 ± 14,02	98,47	96,57
Serin	47,90 ± 1,21	48,02 ± 1,05	100,25	46,75 ± 1,39	97,60	97,36
Fructose	76,43 ± 2,42	78,67 ± 1,82	102,93	77,05 ± 2,83	100,81	97,94
Tyrosin	7,70 ± 0,76	7,08 ± 0,52	91,95	7,16 ± 0,44	92,99	101,13

Fortsetzung Tabelle VI-6.

Metabolit	Kontrolle x̄ ± sdv [µg/ml]	DMSO-Kontrolle x̄ ± sdv [µg/ml]	DMSO-Kontrolle % Kontrolle	Flucytosin x̄ ± sdv [µg/ml]	Flucytosin % Kontrolle	Flucytosin % DMSO-Kontrolle
Threonin	33,10 ± 1,50	33,65 ± 0,77	101,66	33,74 ± 1,29	101,93	100,27
Adenosin	106,10 ± 6,69	111,55 ± 2,35	105,14	109,98 ± 3,99	103,66	98,59
Aspartat	127,63 ± 3,89	125,69 ± 6,48	98,48	128,33 ± 4,42	100,55	102,10
Uracil	6,24 ± 0,23	6,08 ± 0,08	97,44	5,98 ± 0,24	95,83	98,36
Uridin	80,07 ± 1,68	81,61 ± 0,94	101,92	79,78 ± 2,44	99,64	97,76
Maleinsäure	3,01 ± 0,05	3,11 ± 0,17	103,32	3,65 ± 0,49	121,26	117,36
Fumarsäure	37,33 ± 1,08	37,28 ± 0,43	99,87	36,79 ± 0,79	98,55	98,69
Glutamin	115,05 ± 2,81	117,07 ± 3,82	101,76	114,06 ± 6,01	99,14	97,43
Thymin	92,86 ± 1,95	94,73 ± 1,03	102,01	92,40 ± 2,73	99,50	97,54
Adenin	3,14 ± 0,16	3,26 ± 0,04	103,82	3,18 ± 0,09	101,27	97,55
Hypoxanthin	147,51 ± 2,68	152,88 ± 3,21	103,64	145,29 ± 4,31	98,50	95,04
Citrat	83,75 ± 1,92	86,26 ± 1,22	103,00	84,37 ± 2,28	100,74	97,81
Pyridoxin	54,39 ± 2,25	56,16 ± 0,52	103,25	55,12 ± 1,57	101,34	98,15
alpha-KG	59,62 ± 1,66	61,73 ± 1,72	103,54	60,80 ± 1,70	101,98	98,49
Glucose	202,76 ± 17,85	206,68 ± 16,06	101,93	205,99 ± 12,55	101,59	99,67
Guanosin	210,80 ± 4,31	215,59 ± 2,41	102,27	210,70 ± 6,21	99,95	97,73
Äpfelsäure	94,42 ± 1,99	96,43 ± 0,99	102,13	94,05 ± 2,65	99,61	97,53
Guanin	91,82 ± 1,94	94,07 ± 1,00	102,45	91,59 ± 2,70	99,75	97,36
Lysin	172,19 ± 10,61	174,35 ± 6,67	101,25	176,20 ± 3,48	102,33	101,06

Tabelle VI-7: Targetanalytik Flucytosin-behandelter C. albicans-Kulturen zum Entnahmezeitpunkt t₂. (n. b.: nicht bestimmbar, Analytkonzentration < LOD)

Metabolit	Kontrolle	DMSO-Kontrolle		Flucytosin	
	x̄ ± sdv [µg/ml]	x̄ ± sdv [µg/ml]	% Kontrolle	x̄ ± sdv [µg/ml]	% DMSO-Kontrolle
Phenylpyruvat	n. b.	n. b.		33,50 ± 0,86	
Alanin	33,42 ± 1,63	35,95 ± 2,50	107,57	31,38 ± 3,36	93,90	87,29
Asparagin	282,90 ± 13,36	79,52 ± 6,01	28,11	288,63 ± 6,90	102,03	362,97
Prolin	12,34 ± 0,78	14,51 ± 0,91	117,59	13,15 ± 0,38	106,56	90,63
Valin	196,75 ± 11,14	288,75 ± 27,35	146,76	201,00 ± 5,98	102,16	69,61
Bernsteinsäure	35,64 ± 1,53	16,57 ± 1,01	46,49	35,75 ± 0,90	100,31	215,75
Histidin	389,19 ± 10,66	132,27 ± 10,97	33,99	398,58 ± 8,37	102,41	301,34
Cytosin	80,69 ± 3,49	120,17 ± 7,68	148,93	81,42 ± 3,96	100,90	67,75
Leucin	10,51 ± 0,62	20,90 ± 1,12	198,86	11,08 ± 0,50	105,42	53,01
Isoleucin	1,09 ± 0,30	16,44 ± 1,27	1508,26	0,27 ± 0,08	24,77	1,64
Glycin	1,39 ± 0,18	14,43 ± 0,71	1038,13	1,31 ± 0,11	94,24	9,08
Methionin	11,02 ± 0,98	18,87 ± 3,61	171,23	15,01 ± 1,61	136,21	79,54
Phenylalanin	87,61 ± 3,53	6,27 ± 0,21	7,16	86,15 ± 1,67	98,33	1374,00
Tryptophan	559,89 ± 23,39	118,24 ± 16,40	21,12	575,80 ± 15,15	102,84	486,98
Serin	43,60 ± 1,61	22,44 ± 1,93	51,47	44,79 ± 1,23	102,73	199,60
Fructose	57,13 ± 2,69	20,19 ± 1,88	35,34	59,87 ± 2,27	104,80	296,53
Tyrosin	1,87 ± 0,55	12,41 ± 1,83	663,64	4,65 ± 0,46	248,66	37,47
Threonin	17,70 ± 1,17	32,26 ± 3,54	182,26	23,38 ± 1,67	132,09	72,47

Fortsetzung Tabelle VI-7.

Metabolit	Kontrolle x̄ ± sdv [µg/ml]	DMSO-Kontrolle x̄ ± sdv [µg/ml]	DMSO-Kontrolle % Kontrolle	Flucytosin x̄ ± sdv [µg/ml]	Flucytosin % Kontrolle	Flucytosin % DMSO-Kontrolle
Adenosin	96,22 ± 3,99	5,72 ± 1,00	5,94	96,33 ± 2,34	100,11	1684,09
Aspartat	118,69 ± 2,75	48,61 ± 4,42	40,96	118,24 ± 4,24	99,62	243,24
Uracil	6,70 ± 0,26	3,89 ± 0,49	58,06	6,66 ± 0,11	99,40	171,21
Uridin	n. b.	n. b.		77,87 ± 0,8		
Maleinsäure	2,46 ± 0,13	0,78 ± 0,10	31,71	2,61 ± 0,12	106,10	334,62
Fumarsäure	37,96 ± 1,69	1,11 ± 0,25	2,92	36,45 ± 0,80	96,02	3283,78
Glutamin	120,98 ± 4,35	72,14 ± 6,07	59,63	120,93 ± 3,72	99,96	167,63
Thymin	89,39 ± 0,35	n. b.		93,62 ± 1,83	104,73	
Adenin	3,27 ± 0,14	2,79 ± 0,40	85,32	3,06 ± 0,19	93,58	109,68
Hypoxanthin	n. b.	n. b.		n. b.		
Citrat	67,30 ± 2,82	6,14 ± 1,02	9,12	69,90 ± 2,45	103,86	1138,44
Pyridoxin	48,93 ± 1,99	2,73 ± 0,33	5,58	49,81 ± 1,23	101,80	1824,54
alpha-KG	55,55 ± 1,83	21,68 ± 3,01	39,03	56,35 ± 1,86	101,44	259,92
Glucose	68,46 ± 5,45	188,34 ± 12,15	275,11	120,35 ± 2,12	175,80	63,90
Äpfelsäure	101,03 ± 4,27	46,22 ± 6,59	45,75	100,30 ± 3,04	99,28	217,01
Guanin	91,33 ± 4,23	n. b.		91,23 ± 1,76	99,89	
Lysin	30,54 ± 3,17	100,38 ± 7,95	328,68	55,28 ± 7,32	181,01	55,07

Tabelle VI-8: Targetanalytik Flucytosin-behandelter C. albicans-Kulturen zum Entnahmezeitpunkt t_3.

Metabolit	Kontrolle	DMSO-Kontrolle		Flucytosin		
	x̄ ± sdv [µg/ml]	x̄ ± sdv [µg/ml]	% Kontrolle	x̄ ± sdv [µg/ml]	% Kontrolle	% DMSO-Kontrolle
Phenylpyruvat	8,00 ± 1,86	5,08 ± 0,80	63,40	5,85 ± 1,66	73,13	115,16
Alanin	30,50 ± 3,32	35,41 ± 3,13	116,10	30,82 ± 3,57	101,05	87,04
Asparagin	125,84 ± 10,49	108,42 ± 6,27	86,16	121,83 ± 6,89	96,81	112,37
Prolin	20,21 ± 2,60	25,14 ± 1,54	124,39	20,95 ± 2,48	13,66	83,33
Valin	355,01 ± 21,93	377,25 ± 20,80	106,26	343,85 ± 33,47	96,86	91,15
Bernsteinsäure	13,37 ± 5,48	9,16 ± 0,48	68,51	9,14 ± 1,26	68,46	99,78
Histidin	14,13 ± 8,87	145,49 ± 3,32	99,56	146,05 ± 8,62	99,55	100,38
Cytosin	141,81 ± 14,26	150,60 ± 7,21	106,20	152,60 ± 14,72	107,61	101,33
Leucin	26,98 ± 3,32	26,96 ± 0,83	99,93	27,42 ± 2,40	101,63	101,71
Isoleucin	21,54 ± 2,23	20,99 ± 0,86	97,45	21,31 ± 1,71	98,93	101,52
Glycin	18,47 ± 1,63	18,96 ± 0,97	102,65	19,31 ± 1,44	104,55	101,85
Methionin	39,53 ± 3,00	40,81 ± 6,22	103,24	39,25 ± 3,24	99,29	96,18
Phenylalanin	5,96 ± 1,17	5,83 ± 0,38	97,82	5,81 ± 1,13	97,48	99,66
Inosin	n. b.	n. b.		7,15 ± 2,46		
Tryptophan	189,54 ± 18,94	162,35 ± 15,16	85,65	183,12 ± 7,92	96,61	112,79
Serin	25,40 ± 2,18	24,01 ± 0,96	94,53	25,19 ± 1,50	99,17	104,91
Fructose	130,97 ± 10,96	113,95 ± 11,49	87,00	125,89 ± 7,56	96,12	110,48
Tyrosin	19,72 ± 1,82	17,53 ± 1,61	88,89	19,33 ± 1,71	98,02	110,27

Fortsetzung Tabelle VI-8.

Metabolit	Kontrolle		DMSO-Kontrolle		Flucytosin	
	x̄ ± sdv [µg/ml]		x̄ ± sdv [µg/ml]	% Kontrolle	x̄ ± sdv [µg/ml]	% Kontrolle	% DMSO-Kontrolle
Threonin	59,52 ± 4,92		56,80 ± 2,71	95,43	12,76 ± 2,20	21,44	22,46
Adenosin	41,45 ± 5,78		40,79 ± 6,23	98,41	39,85 ± 6,90	96,14	97,70
Aspartat	60,36 ± 5,02		69,95 ± 4,11	115,89	60,03 ± 4,08	99,45	85,82
Uracil	2,91 ± 0,86		1,14 ± 0,53	39,18	1,97 ± 0,38	67,70	172,81
Uridin	n. b.		n. b.		n. b.		
Maleinsäure	22,82 ± 2,53		12,21 ± 3,69	53,51	20,69 ± 2,01	90,67	169,45
Fumarsäure	15,50 ± 2,69		6,35 ± 1,90	40,97	7,78 ± 3,53	50,19	122,52
Glutamin	97,64 ± 4,08		98,09 ± 7,10	100,46	94,50 ± 8,79	96,78	96,34
Thymin	1,95 ± 0,38		1,56 ± 0,16	80,00	1,95 ± 0,38	100,00	125,00
Adenin	9,49 ± 1,62		7,05 ± 1,74	74,29	8,15 ± 2,24	85,88	115,60
Hypoxanthin	n. b.		n. b.		1,52 ± 0,28		
Citrat	54,40 ± 4,56		48,65 ± 7,14	89,43	56,09 ± 5,55	103,11	115,29
Pyridoxin	7,50 ± 1,00		4,93 ± 0,95	65,73	7,21 ± 1,25	96,13	146,25
alpha-KG	47,19 ± 4,51		39,76 ± 4,99	84,26	41,16 ± 4,84	87,22	103,52
Glucose	828,34 ± 66,83		753,42 ± 56,77	90,96	788,64 ± 85,15	95,21	104,67
Guanosin	7,67 ± 0,84		5,93 ± 0,96	77,31	8,02 ± 1,05	104,56	135,24
Äpfelsäure	60,63 ± 13,96		48,87 ± 5,11	80,60	47,40 ± 7,31	78,18	96,99
Guanin	0,40 ± 0,04		0,38 ± 0,01	95,00	n. b.		
Lysin	384,56 ± 36,06		289,53 ± 32,50	75,29	369,22 ± 58,41	96,01	127,52

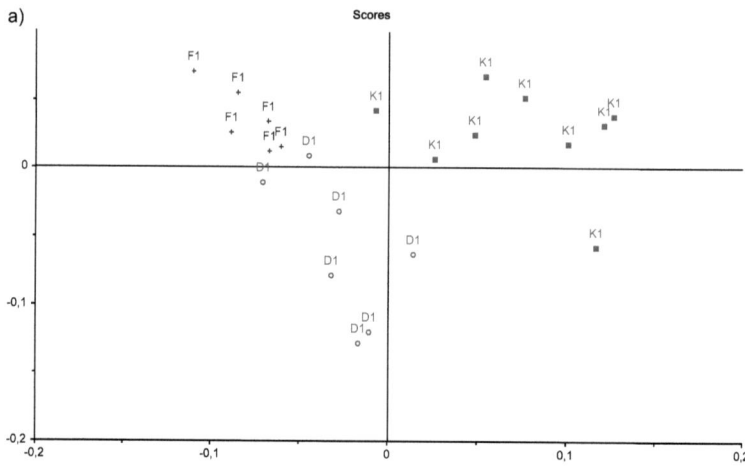

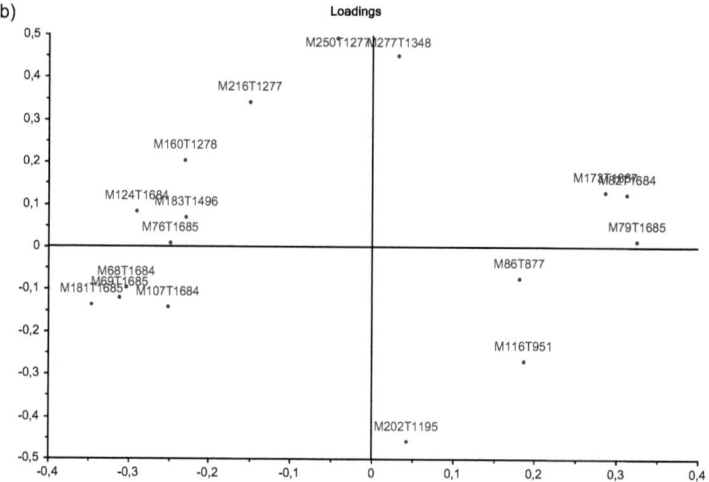

Abbildung VI-1: „Scores" (a) - und „Loadings-Plot" (b) von mit Flucytosin behandelten *C. albicans*-Kulturen (F), DMSO-Kontrollen (D) und Kontrollen (K) zum Entnahmezeitpunkt t_1.

a)

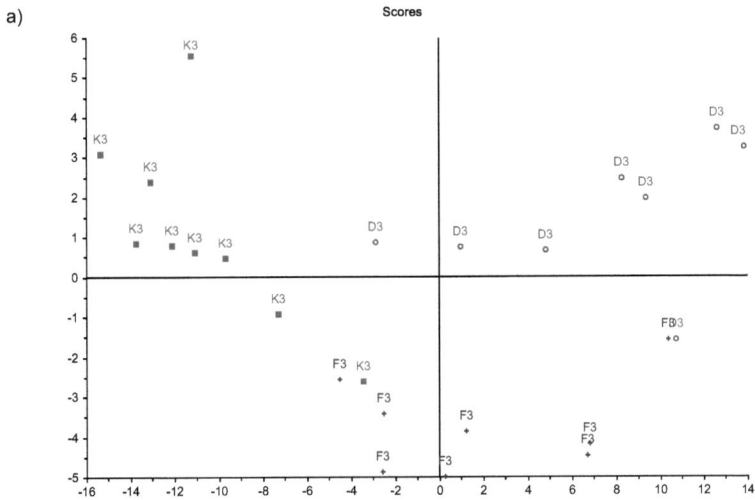

b)

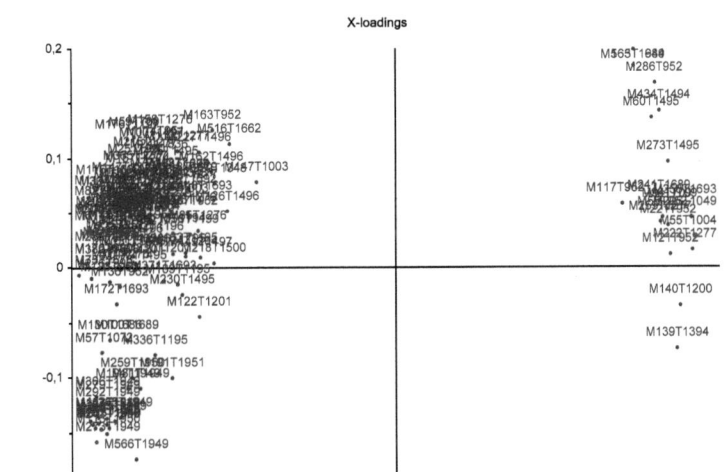

Abbildung VI-2: „Scores" (a)- und „Loadings-Plot" (b) von mit Flucytosin behandelten *C. albicans*-Kulturen (F), DMSO-Kontrollen (D) und Kontrollen (K) zum Entnahmezeitpunkt t_3.

Tabelle VI-9: Die 10 wichtigsten Variablen (höchste Faktorenladungen), die auf der ersten und zweiten PC zur Unterscheidung zwischen Flucytosin-behandelten C. albicans-Kulturen, DMSO-Kontrollen und Kontrollen beitragen. Angegeben sind jeweils die MT-Paare bzw. wenn möglich der identifizierte Metabolit und die Faktorenladung für PC1 und PC2.

Zeitpunkt t₁			Zeitpunkt t₂			Zeitpunkt t₃		
Metabolit	PC1	PC2	Metabolit	PC1	PC2	Metabolit	PC1	PC2
Methionin	-0,3454	-0,1373	Glycin	0,1315	0,0578	M75T1576	-0,0976	0,0065
M79T168	0,3253	0,0139	M69T1685	0,1312	0,0394	Fructose	-0,0966	-0,1208
M82T1684	0,3123	0,1231	M55T1685	0,1293	0,0536	Alanin	-0,0956	0,0042
M107T1684	-0,3111	-0,1204	Pipecolinsäure	0,1285	0,0326	M183T1949	-0,0941	-0,1402
M69T1685	-0,3020	-0,0965	M75T1576	0,1285	0,0555	M276T990	-0,0936	-0,0104
M124T1684	-0,2902	0,0831	M93T1685	0,1276	0,0441	Methionin	-0,0936	0,0335
M173T1687	0,2851	0,1292	M73T1688	0,1261	0,0547	M241T1949	-0,0934	-0,1435
M86T877	-0,2507	-0,1433	Bernsteinsäure	0,1261	0,0398	M292T1949	-0,0933	-0,1269
M160T1278	-0,2299	0,2027	M154T1500	0,1252	0,0562	M257T1949	-0,0927	-0,1461
M183T1496	-0,2281	0,0676	M95T1684	0,1235	0,0524	M273T1949	-0,0923	-0,1584

Tabelle VI-10: Nukleotidkonzentrationen von mit 0,16 µM GB-AP-143 bzw. 0,16 µM DEQ behandelten *C. albicans*-Zellkulturen im Vergleich zu Kontrollen und DMSO-Kontrollen. Die Proben wurden zu drei unterschiedlichen Zeitpunkten t genommen (t₁: 3 h; t₂: 6 h; t₃: 24 h). Angegeben sind jeweils die Mittelwerte aus Dreifachbestimmungen.

Metabolit	Kontrolle	DMSO-Kontrolle		0,16 µM GB-AP-143			0,16 µM DEQ		
	x̄ ± sdv [µg/ml]	x̄ ± sdv [µg/ml]	% Kontrolle	x̄ ± sdv [µg/ml]	% Kontrolle	% DMSO-Kontrolle	x̄ ± sdv [µg/ml]	% Kontrolle	% DMSO-Kontrolle
t₁									
NAD⁺	10,57 ± 0,70	9,32 ± 0,16	88,17	16,4 ± 0,08	155,16	175,97	10,50 ± 0,50	99,34	112,66
NADP⁺	n. b.	n. b.		5,38 ± 0,10			5,47 ± 0,10		
NADH	n. b.	n. b.		n. b.			n. b.		
NADPH	n. b.	n. b.		n. b.			n. b.		
CMP	66,67 ± 1,13	61,30 ± 5,36	91,95	64,65 ± 4,68	96,97	105,46	63,56 ± 2,67	95,34	103,69
AMP	29,39 ± 0,06	28,96 ± 5,70	98,54	31,94 ± 5,09	108,68	110,29	32,78 ± 1,04	111,53	113,19
XMP	0,63 ± 0,23	0,59 ± 0,31	93,65	0,14 ± 0,13	22,22	23,73	0,20 ± 0,06	31,75	33,90
TMP	30,92 ± 0,93	13,81 ± 0,13	44,66	29,28 ± 0,57	94,70	212,02	27,27 ± 2,32	88,20	197,47
cAMP	3,08 ± 1,82	5,94 ± 0,83	192,86	5,40 ± 0,45	175,32	90,91	5,40 ± 1,12	175,32	90,91
cGMP	6,30 ± 0,08	0,43 ± 0,02	6,83	0,78 ± 0,41	12,38	181,40	0,56 ± 0,15	8,89	130,23
t₂									
NAD⁺	34,89 ± 3,21	31,37 ± 0,69	89,91	39,95 ± 1,76	114,50	127,35	38,88 ± 0,86	111,44	123,94
NADP⁺	10,65 ± 0,88	9,59 ± 0,29	90,05	13,03 ± 0,40	122,35	135,87	11,19 ± 0,21	105,07	116,68
NADH	n. b.	n. b.		n. b.			n. b.		
NADPH	n. b.	n. b.		n. b.			n. b.		
CMP	44,64 ± 5,49	35,17 ± 0,41	78,79	52,81 ± 0,15	118,30	150,16	38,36 ± 0,44	85,93	109,07
AMP	23,65 ± 0,19	23,81 ± 0,20	100,68	31,46 ± 0,21	133,02	132,13	27,63 ± 0,31	116,83	116,04
XMP	1,37 ± 0,08	0,07 ± 0,02	5,11	0,67 ± 0,26	48,91	957,14	0,37 ± 0,09	27,01	528,57
TMP	20,03 ± 0,41	12,92 ± 0,30	64,50	31,88 ± 0,66	159,16	246,75	15,43 ± 0,26	77,03	119,43

Fortsetzung Tabelle VI-10.

Metabolit	Kontrolle x̄ ± sdv [µg/ml]	DMSO-Kontrolle x̄ ± sdv [µg/ml]	DMSO-Kontrolle % Kontrolle	0,16 µM GB-AP-143 x̄ ± sdv [µg/ml]	0,16 µM GB-AP-143 % Kontrolle	0,16 µM GB-AP-143 % DMSO-Kontrolle	0,16 µM DEQ x̄ ± sdv [µg/ml]	0,16 µM DEQ % Kontrolle	0,16 µM DEQ % DMSO-Kontrolle
cAMP	3,15 ± 0,38	1,32 ± 0,05	41,90	3,40 ± 0,20	107,94	257,58	1,81 ± 0,20	57,46	137,12
cGMP	n. b.	n. b.		n. b.			n. b.		
t_3									
NAD$^+$	2,51 ± 0,41	1,94 ± 0,29	77,29	2,56 ± 0,21	101,99	131,96	5,35 ± 0,23	213,15	275,55
NADP$^+$	3,83 ± 0,59	4,23 ± 0,28	110,44	2,52 ± 0,01	65,80	59,57	9,75 ± 1,14	254,57	230,50
NADH	n. b.	n. b.		n. b.			n. b.		
NADPH	n. b.	n. b.		n. b.			n. b.		
CMP	20,19 ± 3,85	11,63 ± 0,05	57,60	47,34 ± 0,51	234,47	407,05	25,49 ± 0,16	126,25	219,17
AMP	7,24 ± 0,16	18,80 ± 0,13	259,67	9,03 ± 0,16	124,72	48,03	28,03 ± 0,12	387,15	149,10
GMP	n. b.	2,10 ± 0,32		n. b.			n. b.		
XMP	1,69 ± 0,08	1,99 ± 1,34	117,75	9,74 ± 0,04	576,33	489,45	1,42 ± 0,09	84,02	71,36
TMP	1,15 ± 0,04	0,65 ± 0,02	56,52	3,13 ± 0,11	272,17	481,54	16,94 ± 0,06	1473,04	2606,15
cAMP	0,02 ± 0,01	0,03 ± 0,01	150,00	0,04 ± 0,01	200,00	133,33	n. b.		
cGMP	1,43 ± 0,17	8,15 ± 0,04	569,93	3,09 ± 0,03	216,08	37,91	14,99 ± 0,16	1048,25	183,93

Tabelle VI-11: Nukleotidkonzentrationen von mit 1,25 µM GB-AP-143 bzw. 1,25 µM DEQ behandelten C. albicans-Zellkulturen im Vergleich zu Kontrollen und DMSO-Kontrollen. Die Proben wurden zu drei unterschiedlichen Zeitpunkten t genommen (t$_1$: 3 h; t$_2$: 6 h; t$_3$: 24 h). Angegeben sind jeweils die Mittelwerte aus Dreifachbestimmungen.

Metabolit	Kontrolle	DMSO-Kontrolle		1,25 µM GB-AP-143			1,25 µM DEQ		
	x̄ ± sdv [µg/ml]	x̄ ± sdv [µg/ml]	% Kontrolle	x̄ ± sdv [µg/ml]	% Kontrolle	% DMSO-Kontrolle	x̄ ± sdv [µg/ml]	% Kontrolle	% DMSO-Kontrolle
t$_1$									
NAD$^+$	59,73 ± 12,78	62,83 ± 0,51	105,19	89,38 ± 3,37	149,64	142,26	86,78 ± 1,45	145,29	138,12
NADP$^+$	n. b.	n. b.		n. b.			n. b.		
NADH	n. b.	n. b.		n. b.			n. b.		
NADPH	238,98 ± 21,62	273,40 ± 7,09	114,40	338,02 ± 13,75	141,44	123,64	238,08 ± 14,18	99,62	87,08
CMP	137,16 ± 2,02	117,47 ± 0,79	85,64	153,73 ± 0,60	112,08	130,87	148,91 ± 2,47	108,57	126,76
AMP	70,99 ± 0,56	50,78 ± 0,58	71,53	79,12 ± 0,80	111,45	155,81	78,30 ± 1,69	110,30	154,19
XMP	0,21 ± 0,10	0,87 ± 0,20	414,29	0,06 ± 0,03	28,57	6,90	0,45 ± 0,03	214,29	51,72
TMP	61,97 ± 2,26	47,68 ± 1,26	76,94	71,65 ± 1,64	115,62	150,27	66,55 ± 1,56	107,39	139,58
cAMP	11,81 ± 1,37	9,99 ± 0,19	84,59	13,88 ± 1,60	117,53	138,94	14,43 ± 0,76	122,18	144,44
cGMP	1,46 ± 0,41	0,81 ± 0,33	55,48	2,07 ± 0,20	141,78	255,56	1,47 ± 0,18	100,68	181,48
t$_2$									
NAD$^+$	12,18 ± 0,86	14,47 ± 0,43	118,80	48,02 ± 1,23	394,25	331,86	14,46 ± 0,73	118,72	99,93
NADP$^+$	n. b.	n. b.		n. b.			n. b.		
NADH	10,40 ± 0,76	11,17 ± 0,74	107,40	2,80 ± 0,10	26,92	25,07	9,07 ± 2,45	87,21	81,20
NADPH	61,51 ± 7,61	86,35 ± 4,08	140,38	374,69 ± 9,61	609,15	433,92	71,07 ± 4,18	115,54	82,30
CMP	18,54 ± 2,28	22,28 ± 0,26	120,17	71,52 ± 0,20	385,76	321,01	23,99 ± 0,27	129,40	107,68
AMP	10,93 ± 1,88	15,09 ± 0,12	138,06	42,60 ± 0,29	389,75	282,31	17,28 ± 0,19	158,10	114,51
XMP	0,87 ± 0,20	0,05 ± 0,03	5,75	0,41 ± 0,05	47,13	820,00	0,32 ± 0,02	36,78	640,00

Fortsetzung Tabelle VI-11.

Metabolit	Kontrolle	DMSO-Kontrolle		1,25 µM GB-AP-143			1,25 µM DEQ		
	x̄ ± sdv [µg/ml]	x̄ ± sdv [µg/ml]	% Kontrolle	x̄ ± sdv [µg/ml]	% Kontrolle	% DMSO-Kontrolle	x̄ ± sdv [µg/ml]	% Kontrolle	% DMSO-Kontrolle
TMP	0,01 ± 0,00	0,28 ± 0,00	2800,00	0,68 ± 0,16	6800,00	242,86	0,29 ± 0,02	2900,00	103,57
cAMP	3,74 ± 0,06	4,06 ± 0,05	108,56	15,94 ± 0,43	426,20	392,61	4,37 ± 0,14	116,84	107,64
cGMP	n. b.	n. b.		n. b.			n. b.		
t_3									
NAD^+	13,62 ± 0,03	23,07 ± 0,13	169,38	10,65 ± 0,05	78,19	46,16	19,13 ± 0,07	140,46	82,92
$NADP^+$	2,12 ± 0,05	2,76 ± 0,24	130,19	2,29 ± 0,19	108,02	82,97	2,24 ± 0,01	105,66	81,16
NADH	1,67 ± 0,16	n. b.		1,72 ± 0,09	102,99		27,35 ± 0,24	1637,72	
NADPH	5,06 ± 0,56	3,90 ± 0,43	77,08	26,93 ± 0,10	532,21	690,51	6,36 ± 0,23	125,69	163,08
CMP	16,27 ± 3,11	8,56 ± 0,04	52,61	19,63 ± 0,22	120,65	29,32	7,95 ± 0,05	48,86	92,87
AMP	5,83 ± 0,13	13,83 ± 0,09	237,22	3,74 ± 0,07	64,15	27,04	8,74 ± 0,04	149,91	63,20
XMP	1,41 ± 0,04	1,99 ± 0,15	141,13	4,04 ± 0,12	286,52	203,02	0,43 ± 0,08	30,50	21,61
TMP	0,90 ± 0,05	0,44 ± 0,04	48,89	1,28 ± 0,09	142,22	290,91	5,38 ± 0,15	597,78	1222,73
cAMP	0,02 ± 0,01	0,02 ± 0,00	100,00	0,01 ± 0,00	50,00	50,00	0,07 ± 0,00	350,00	350,00
cGMP	n. b.	n. b.		n. b.			n. b.		

Tabelle VI-12: Targetanalytik von mit 0,16 µM GB-AP-143 bzw. 0,16 µM DEQ behandelten *C. albicans*-Zellkulturen im Vergleich zu Kontrollen und DMSO-Kontrollen zum Entnahmezeitpunkt t₂. Angegeben sind jeweils die Mittelwerte aus Achtfachbestimmungen.

Metabolit	Kontrolle x̄ ± sdv [µg/ml]	DMSO-Kontrolle x̄ ± sdv [µg/ml]	DMSO-Kontrolle % Kontrolle	GB-AP-143 x̄ ± sdv [µg/ml]	GB-AP-143 % Kontrolle	GB-AP-143 % DMSO-Kontrolle	DEQ x̄ ± sdv [µg/ml]	DEQ % Kontrolle	DEQ % DMSO-Kontrolle
Phenylpyruvat	n. b.	n. b.		n. b.			n. b.		
Alanin	51,99 ± 5,89	30,48 ± 6,24	58,63	56,94 ± 11,04	109,52	186,81	43,78 ± 8,52	84,21	143,64
Asparagin	106,97 ± 7,90	105,47 ± 9,59	98,60	117,49 ± 13,61	109,83	111,40	99,75 ± 8,72	93,25	94,58
Prolin	13,06 ± 2,09	10,26 ± 2,11	78,56	16,54 ± 3,73	126,65	161,21	11,59 ± 2,36	88,74	112,96
Valin	561,09 ± 60,94	407,51 ± 83,45	72,63	697,57 ± 90,18	124,32	171,18	469,84 ± 45,79	83,74	115,30
Bernsteinsäure	12,40 ± 1,47	10,83 ± 1,34	87,34	14,64 ± 1,91	118,06	135,18	11,69 ± 1,98	94,27	107,94
Histidin	72,61 ± 4,15	72,42 ± 3,31	99,74	74,57 ± 4,80	102,70	102,97	68,26 ± 2,21	94,01	94,26
Cytosin	194,43 ± 19,51	147,50 ± 26,55	75,86	267,06 ± 34,16	137,36	181,06	171,71 ± 44,08	88,31	116,41
Leucin	105,07 ± 11,88	73,72 ± 16,04	70,16	135,93 ± 20,03	129,37	184,39	77,10 ± 12,61	73,38	104,58
Isoleucin	29,23 ± 5,40	20,41 ± 6,02	69,83	38,63 ± 5,73	132,16	189,27	23,64 ± 3,99	80,88	115,83
Glycin	16,02 ± 3,09	11,85 ± 3,49	73,97	20,99 ± 3,95	131,02	177,13	12,65 ± 1,97	78,96	106,75
Methionin	16,76 ± 2,10	11,51 ± 3,67	68,68	21,46 ± 5,86	128,04	186,45	11,18 ± 3,35	66,71	97,13
Phenylalanin	29,74 ± 3,75	30,90 ± 1,09	103,90	31,92 ± 2,13	107,33	103,30	30,79 ± 1,86	103,53	99,64
Tryptophan	301,40 ± 30,60	212,85 ± 72,83	70,62	351,50 ± 44,70	116,62	165,14	180,67 ± 38,92	59,94	84,88
Serin	26,59 ± 2,99	20,59 ± 4,19	77,44	34,51 ± 9,44	129,79	167,61	22,16 ± 3,77	83,34	107,63
Fructose	14,16 ± 1,08	13,49 ± 1,59	95,27	15,86 ± 2,39	112,01	117,57	13,83 ± 3,38	97,67	102,52
Tyrosin	5,00 ± 1,54	3,99 ± 1,38	79,80	6,75 ± 2,28	135,00	169,17	3,25 ± 0,90	65,00	81,45
Threonin	25,63 ± 2,51	17,42 ± 4,43	67,97	31,30 ± 6,44	122,12	179,68	17,65 ± 2,10	68,86	101,32
Adenosin	24,79 ± 2,12	22,85 ± 2,40	92,17	25,95 ± 3,20	104,68	113,57	22,09 ± 2,32	89,11	96,67

Fortsetzung Tabelle VI-12.

Metabolit	Kontrolle x̄ ± sdv [µg/ml]	DMSO-Kontrolle x̄ ± sdv [µg/ml]	DMSO-Kontrolle % Kontrolle	GB-AP-143 x̄ ± sdv [µg/ml]	GB-AP-143 % Kontrolle	GB-AP-143 % DMSO-Kontrolle	DEQ x̄ ± sdv [µg/ml]	DEQ % Kontrolle	DEQ % DMSO-Kontrolle
Aspartat	72,80 ± 4,85	62,01 ± 14,42	85,18	92,46 ± 12,48	127,01	149,10	56,28 ± 11,91	77,31	90,76
Uracil	12,83 ± 0,63	n. b.		12,81 ± 0,70	99,84		11,56 ± 0,61	90,10	
Uridin	14,88 ± 0,72	n. b.		15,15 ± 1,40	101,81		14,05 ± 0,19	94,42	
Maleinsäure	3,63 ± 1,33	4,44 ± 0,63	122,31	4,76 ± 0,60	131,13	107,21	4,89 ± 0,94	134,71	110,14
Fumarsäure	7,99 ± 0,28	n. b.		8,09 ± 0,59	101,25		7,79 ± 0,52	97,50	
Glutamin	479,31 ± 61,23	296,15 ± 84,96	61,79	500,87 ± 74,30	104,50	169,13	311,97 ± 61,76	65,09	105,34
Thymin	17,33 ± 0,61	n. b.		n. b.			n. b.		
Adenin	5,30 ± 0,40	5,59 ± 0,27	105,47	4,99 ± 0,42	94,15	89,27	4,90 ± 0,61	92,45	87,66
Hypoxanthin	n. b.	n. b.		29,43 ± 1,21			n. b.		
Citrat	22,32 ± 4,19	20,89 ± 2,35	93,59	24,34 ± 6,96	109,05	116,52	19,22 ± 3,90	86,11	92,01
Pyridoxin	10,16 ± 0,45	9,93 ± 0,46	97,74	10,38 ± 0,73	102,17	104,53	9,40 ± 0,50	92,52	94,66
alpha-KG	n. b.	17,73 ± 2,22		18,33 ± 4,15		103,38	12,79 ± 2,17		72,14
Glucose	43,44 ± 11,69	29,41 ± 7,89	67,70	63,81 ± 12,05	146,89	216,97	24,79 ± 7,27	57,07	84,29
Guanosin	40,98 ± 1,92	40,35 ± 1,28	98,46	41,05 ± 2,09	100,17	101,73	n. b.		
Äpfelsäure	n. b.	n. b.		n. b.			17,12 ± 0,61		
Guanin	n. b.	17,81 ± 0,68		17,70 ± 0,78		99,38	17,25 ± 0,46		96,86
Lysin	82,97 ± 23,63	36,15 ± 17,47	43,57	106,73 ± 23,44	128,64	295,24	38,95 ± 14,90	46,94	107,75

Tabelle VI-13: Targetanalytik von mit 0,16 µM GB-AP-143 bzw. 0,16 µM DEQ behandelten C. albicans-Zellkulturen im Vergleich zu Kontrollen und DMSO-Kontrollen zum Entnahmezeitpunkt t₃. Angegeben sind jeweils die Mittelwerte aus Achtfachbestimmungen.

Metabolit	Kontrolle x̄ ± sdv [µg/ml]	DMSO-Kontrolle x̄ ± sdv [µg/ml]	% Kontrolle	GB-AP-143 x̄ ± sdv [µg/ml]	% Kontrolle	% DMSO-Kontrolle	DEQ x̄ ± sdv [µg/ml]	% Kontrolle	% DMSO-Kontrolle
Phenylpyruvat	n. b.	n. b.		n. b.			n. b.		
Alanin	15,93 ± 3,76	13,74 ± 4,15	86,25	29,35 ± 4,08	184,24	213,61	55,56 ± 10,04	348,78	404,37
Asparagin	46,76 ± 8,61	36,94 ± 6,42	79,00	36,61 ± 3,64	78,29	99,11	70,80 ± 7,04	151,41	191,66
Prolin	4,29 ± 1,00	4,55 ± 1,01	106,06	8,35 ± 0,71	194,64	183,52	16,15 ± 2,33	376,46	354,95
Valin	194,36 ± 22,86	206,30 ± 19,56	106,14	338,99 ± 20,21	174,41	164,32	642,99 ± 109,33	330,82	311,68
Bernsteinsäure	3,48 ± 0,53	67,51 ± 6,63	1939,94	7,04 ± 1,32	202,30	10,43	13,47 ± 1,49	387,07	19,95
Histidin	22,84 ± 2,24	24,49 ± 1,45	107,22	32,89 ± 5,06	144,00	134,30	64,36 ± 8,67	281,79	262,80
Cytosin	71,09 ± 8,34	59,40 ± 12,43	83,56	95,96 ± 17,79	134,98	161,55	191,81 ± 34,61	269,81	322,91
Leucin	40,21 ± 4,27	39,41 ± 6,07	98,01	58,96 ± 7,94	146,63	149,61	114,01 ± 20,32	283,54	282,29
Isoleucin	9,32 ± 1,95	10,08 ± 2,02	108,15	17,22 ± 1,88	184,76	170,83	36,78 ± 6,73	394,64	364,88
Glycin	3,78 ± 0,70	4,28 ± 0,90	113,23	8,80 ± 2,11	232,80	205,61	17,02 ± 4,91	450,26	397,66
Methionin	10,96 ± 1,33	9,09 ± 2,02	82,94	5,48 ± 2,33	50,00	60,29	12,23 ± 3,38	111,59	134,54
Phenylalanin	8,49 ± 0,41	8,86 ± 0,55	104,36	13,27 ± 2,50	156,30	149,77	26,11 ± 4,73	307,54	294,70
Inosin	n. b.			n. b.			n. b.		
Tryptophan	93,62 ± 5,99	145,28 ± 30,37	155,18	90,89 ± 8,09	97,18	62,62	150,41 ± 30,32	160,66	103,53
Serin	2,04 ± 0,26	2,40 ± 0,08	117,65	9,65 ± 1,36	473,04	402,08	23,75 ± 5,73	1164,22	989,58
Fructose	5,75 ± 0,50	5,53 ± 1,00	96,17	10,44 ± 2,38	181,57	188,79	23,61 ± 4,11	410,61	426,94
Tyrosin	3,48 ± 0,56	1,81 ± 1,20	52,01	1,21 ± 0,61	34,77	66,85	2,24 ± 0,42	64,37	123,76
Threonin	4,91 ± 0,80	4,02 ± 1,20	81,87	9,39 ± 1,49	191,24	233,58	18,58 ± 2,93	378,41	462,19

Fortsetzung Tabelle VI-13.

Metabolit	Kontrolle x̄ ± sdv [µg/ml]	DMSO-Kontrolle x̄ ± sdv [µg/ml]	DMSO-Kontrolle % Kontrolle	GB-AP-143 x̄ ± sdv [µg/ml]	GB-AP-143 % Kontrolle	GB-AP-143 % DMSO-Kontrolle	DEQ x̄ ± sdv [µg/ml]	DEQ % Kontrolle	DEQ % DMSO-Kontrolle
Adenosin	16,24 ± 1,23	15,99 ± 2,59	98,46	11,98 ± 2,83	73,77	74,92	23,02 ± 5,28	141,75	143,96
Aspartat	311,51 ± 26,94	165,48 ± 32,68	53,12	20,67 ± 3,49	6,64	12,49	39,90 ± 9,29	12,81	24,11
Uracil	2,91 ± 0,52	3,40 ± 0,31	116,84	5,21 ± 0,98	179,04	153,24	10,01 ± 1,94	343,99	294,41
Uridin	3,76 ± 0,17	n. b.		7,34 ± 1,13	195,21		n. b.		
Maleinsäure	1,18 ± 0,32	1,07 ± 0,93	90,68	1,29 ± 0,29	109,32	120,56	2,56 ± 0,58	216,95	239,25
Fumarsäure	2,87 ± 0,27	2,93 ± 0,21	102,09	3,66 ± 0,67	127,53	124,91	6,45 ± 0,72	224,74	220,14
Glutamin	353,94 ± 33,98	185,99 ± 41,00	52,55	29,44 ± 10,51	8,32	15,83	69,53 ± 21,14	19,64	37,38
Thymin	n. b.	n. b.		n. b.			n. b.		
Adenin	0,87 ± 0,32	0,62 ± 0,35	71,26	2,34 ± 0,60	268,97	377,42	4,50 ± 1,19	517,24	725,81
Hypoxanthin	n. b.	n. b.		n. b.			n. b.		
Citrat	6,46 ± 0,97	6,64 ± 1,34	102,79	5,91 ± 0,47	91,49	89,01	16,19 ± 5,41	250,62	243,83
Pyridoxin	n. b.	3,40 ± 0,18		4,67 ± 1,08		137,35	9,13 ± 2,23		268,53
alpha-KG	n. b.	5,79 ± 1,04		5,26 ± 0,43		90,85	11,81 ± 2,21		203,97
Glucose	34,53 ± 5,87	22,92 ± 5,67	66,38	63,73 ± 9,41	184,56	278,05	108,49 ± 27,94	314,19	473,34
Guanosin	n. b.	n. b.		n. b.			n. b.		
Äpfelsäure	n. b.	n. b.		9,20 ± 2,00			n. b.		
Guanin	6,37 ± 0,72	6,68 ± 0,38	104,87	8,08 ± 1,60	126,84	120,96	n. b.		
Lysin	52,80 ± 5,18	37,05 ± 6,41	70,17	12,20 ± 3,45	23,11	32,93	20,65 ± 3,67	39,11	55,74

Tabelle VI-14: Targetanalytik von mit 1,25 µM GB-AP-143 bzw. 1,25 µM DEQ behandelten *C. albicans*-Zellkulturen im Vergleich zu Kontrollen und DMSO-Kontrollen zum Entnahmezeitpunkt t₁. Angegeben sind jeweils die Mittelwerte aus Achtfachbestimmungen.

Metabolit	Kontrolle x̄ ± sdv [µg/ml]	DMSO-Kontrolle x̄ ± sdv [µg/ml]	% Kontrolle	GB-AP-143 x̄ ± sdv [µg/ml]	% Kontrolle	% DMSO-Kontrolle	DEQ x̄ ± sdv [µg/ml]	% Kontrolle	% DMSO-Kontrolle
Phenylpyruvat	n. b.	n. b.		n. b.			n. b.		
Alanin	16,54 ± 0,94	30,80 ± 0,79	186,22	38,78 ± 1,58	234,46	125,91	39,84 ± 2,30	240,87	129,35
Asparagin	26,79 ± 4,57	63,46 ± 16,79	236,88	88,17 ± 10,04	329,12	138,94	87,60 ± 10,53	326,99	138,04
Prolin	9,03 ± 0,44	17,96 ± 2,11	198,89	21,70 ± 1,50	240,31	120,82	23,11 ± 1,93	255,92	128,67
Valin	185,04 ± 20,54	331,28 ± 23,85	179,03	372,15 ± 15,25	201,12	112,34	384,60 ± 16,80	207,85	116,10
Bernsteinsäure	19,91 ± 1,06	17,56 ± 2,18	88,20	22,38 ± 2,44	112,41	127,45	23,27 ± 1,51	116,88	132,52
Histidin	36,40 ± 7,64	100,67 ± 11,04	276,57	145,46 ± 11,07	399,62	144,49	169,18 ± 13,33	464,78	168,05
Cytosin	82,20 ± 5,67	165,74 ± 11,67	201,63	198,50 ± 14,91	241,48	119,77	199,34 ± 10,04	242,51	120,27
Leucin	15,12 ± 1,18	25,30 ± 2,02	167,33	30,12 ± 1,85	199,21	119,05	31,03 ± 0,84	205,22	122,65
Isoleucin	10,58 ± 4,54	21,83 ± 0,59	206,33	24,09 ± 2,58	227,69	110,35	26,63 ± 2,75	251,70	121,99
Glycin	8,35 ± 0,90	12,57 ± 4,33	150,54	17,09 ± 0,87	204,67	135,96	18,33 ± 1,32	219,52	145,82
Methionin	16,86 ± 3,34	43,13 ± 9,13	255,81	62,71 ± 11,26	371,95	145,40	59,15 ± 4,15	350,83	137,14
Phenylalanin	33,90 ± 1,98	1,77 ± 0,40	5,22	2,33 ± 1,25	6,87	131,64	3,00 ± 1,02	8,85	169,49
Inosin	4,01 ± 1,89	n. b.		n. b.			14,08 ± 2,80	351,12	
Tryptophan	126,20 ± 22,19	294,22 ± 27,87	233,14	372,11 ± 22,35	294,86	126,47	382,71 ± 31,06	303,26	130,08
Serin	13,91 ± 1,28	30,10 ± 2,17	216,39	33,81 ± 1,91	243,06	112,33	37,10 ± 2,46	266,71	123,36
Fructose	16,12 ± 6,33	29,60 ± 4,58	183,62	36,80 ± 8,73	228,29	124,32	46,19 ± 3,45	286,54	156,05
Tyrosin	8,52 ± 0,57	24,48 ± 2,84	287,32	31,28 ± 3,02	367,14	127,78	32,39 ± 3,66	380,16	132,31
Threonin	29,13 ± 1,46	58,69 ± 2,05	201,48	69,44 ± 2,69	238,38	118,32	72,05 ± 3,43	247,34	122,76

Fortsetzung Tabelle VI-14.

Metabolit	Kontrolle x̄ ± sdv [µg/ml]	DMSO-Kontrolle x̄ ± sdv [µg/ml]	DMSO-Kontrolle % Kontrolle	GB-AP-143 x̄ ± sdv [µg/ml]	GB-AP-143 % Kontrolle	GB-AP-143 % DMSO-Kontrolle	DEQ x̄ ± sdv [µg/ml]	DEQ % Kontrolle	DEQ % DMSO-Kontrolle
Adenosin	12,06 ± 4,14	29,34 ± 3,60	243,28	39,73 ± 4,79	329,44	135,41	39,74 ± 1,55	329,52	135,45
Aspartat	25,14 ± 1,39	47,67 ± 3,77	189,77	56,26 ± 3,85	223,93	118,00	66,84 ± 6,44	266,08	140,21
Uracil	2,64 ± 1,22	4,89 ± 1,23	185,23	7,83 ± 0,81	296,59	160,12	9,38 ± 1,11	355,30	191,82
Uridin	n. b.	n. b.		n. b.			n. b.		
Maleinsäure	1,17 ± 0,39	2,57 ± 0,40	219,66	3,04 ± 0,75	259,83	118,29	3,41 ± 0,44	291,45	132,68
Fumarsäure	1,18 ± 0,41	2,40 ± 0,57	203,39	3,05 ± 0,59	258,47	127,08	3,13 ± 0,48	265,25	130,42
Glutamin	34,36 ± 4,85	57,80 ± 8,94	168,22	58,40 ± 6,85	169,97	101,04	71,18 ± 9,75	207,16	123,15
Thymin	0,24 ± 0,02	0,44 ± 0,05	183,33	0,63 ± 0,08	262,50	143,18	0,59 ± 0,08	245,83	134,09
Adenin	1,09 ± 0,38	3,10 ± 0,86	284,40	4,16 ± 1,08	381,65	134,19	4,56 ± 1,44	418,35	147,10
Hypoxanthin	0,92 ± 0,27	2,78 ± 0,39	302,17	4,10 ± 0,98	445,65	147,48	3,53 ± 0,80	383,70	126,98
Citrat	7,84 ± 2,54	19,02 ± 1,83	242,60	20,25 ± 3,88	258,29	106,47	21,41 ± 6,08	274,09	112,57
Pyridoxin	2,76 ± 1,26	6,40 ± 1,33	231,88	8,85 ± 2,46	320,65	138,28	9,09 ± 2,62	329,35	142,03
alpha-KG	5,88 ± 0,88	16,21 ± 2,78	275,68	21,63 ± 3,53	367,86	133,44	21,49 ± 3,81	365,48	132,57
Glucose	122,97 ± 21,40	280,71 ± 35,50	228,28	392,89 ± 39,09	319,50	139,96	439,91 ± 51,67	357,74	156,71
Guanosin	1,97 ± 1,03	4,41 ± 1,06	223,86	6,87 ± 1,63	348,73	155,78	6,55 ± 1,47	332,49	148,53
Äpfelsäure	1,71 ± 0,57	3,79 ± 0,57	221,64	4,76 ± 0,88	278,36	125,59	4,27 ± 1,79	249,71	112,66
Guanin	0,38 ± 0,11	0,98 ± 0,10	257,89	1,49 ± 0,28	392,11	152,04	1,54 ± 0,58	405,26	157,14
Lysin	109,10 ± 41,26	260,64 ± 34,28	238,90	358,37 ± 23,45	328,48	137,50	367,67 ± 30,01	337,00	141,06

Tabelle VI-15: Targetanalytik von mit 1,25 µM GB-AP-143 bzw. 1,25 µM DEQ behandelten C. albicans-Zellkulturen im Vergleich zu Kontrollen und DMSO-Kontrollen zum Entnahmezeitpunkt t₂. Angegeben sind jeweils die Mittelwerte aus Achtfachbestimmungen.

Metabolit	Kontrolle x̄ ± sdv [µg/ml]	DMSO-Kontrolle x̄ ± sdv [µg/ml]	% Kontrolle	GB-AP-143 x̄ ± sdv [µg/ml]	% Kontrolle	% DMSO-Kontrolle	DEQ x̄ ± sdv [µg/ml]	% Kontrolle	% DMSO-Kontrolle
Phenylpyruvat	n. b.	3,57 ± 1,22		4,70 ± 1,16		131,65	8,61 ± 1,35		241,18
Alanin	11,23 ± 0,43	16,69 ± 1,14	148,62	49,65 ± 3,52	442,12	297,48	22,58 ± 1,05	201,07	135,29
Asparagin	30,77 ± 4,85	41,06 ± 6,31	133,44	103,88 ± 16,03	337,60	253,00	27,40 ± 3,14	89,05	66,73
Prolin	3,63 ± 0,56	4,03 ± 0,73	111,02	17,85 ± 1,24	494,49	445,41	4,26 ± 0,73	117,36	105,71
Valin	130,50 ± 6,38	191,57 ± 13,35	146,80	537,27 ± 30,77	411,70	280,46	216,16 ± 18,88	165,64	112,84
Bernsteinsäure	5,82 ± 0,68	7,90 ± 0,66	135,74	21,71 ± 4,00	373,02	274,81	8,12 ± 0,73	139,52	102,78
Cytosin	48,88 ± 5,39	68,65 ± 6,86	140,45	201,04 ± 17,33	411,29	292,85	62,13 ± 4,30	127,11	90,50
Leucin	10,44 ± 0,79	15,05 ± 1,24	144,16	39,84 ± 3,30	381,61	264,72	14,27 ± 2,23	136,69	94,82
Isoleucin	8,55 ± 0,87	12,06 ± 1,46	141,05	33,62 ± 3,21	393,22	278,77	10,33 ± 0,56	120,82	85,66
Glycin	5,68 ± 0,71	8,01 ± 1,19	141,02	22,66 ± 2,84	398,94	282,90	8,15 ± 0,54	143,49	101,75
Methionin	11,26 ± 1,37	14,85 ± 1,69	131,88	52,74 ± 5,73	468,38	355,15	11,05 ± 2,60	98,13	74,41
Phenylalanin	0,66 ± 0,15	1,13 ± 0,34	171,21	3,41 ± 0,64	516,67	301,77	0,36 ± 0,03	54,55	31,86
Inosin	5,85 ± 2,04	4,17 ± 2,89	71,28	21,19 ± 6,97	362,22	508,15	3,63 ± 1,46	62,05	87,05
Tryptophan	64,04 ± 11,44	84,87 ± 6,00	132,53	230,66 ± 34,08	360,18	271,78	35,43 ± 5,43	55,32	41,75
Serin	10,85 ± 1,89	13,62 ± 2,65	125,53	28,58 ± 3,44	253,41	209,84	3,82 ± 1,21	35,21	28,05
Fructose	33,28 ± 5,85	45,37 ± 8,73	136,33	29,17 ± 5,64	87,65	64,29	22,70 ± 5,00	68,21	50,03
Tyrosin	10,87 ± 1,06	16,83 ± 2,90	154,83	37,31 ± 6,20	343,24	221,69	6,09 ± 1,44	56,03	36,19
Threonin	8,77 ± 1,81	10,90 ± 1,99	124,29	23,01 ± 3,95	262,37	211,10	3,60 ± 0,95	41,05	33,03
Adenosin	15,19 ± 6,01	15,31 ± 4,06	100,79	50,84 ± 12,52	334,69	332,07	8,07 ± 2,81	53,13	52,71

Fortsetzung Tabelle VI-15.

Metabolit	Kontrolle x̄ ± sdv [µg/ml]	DMSO-Kontrolle x̄ ± sdv [µg/ml]	DMSO-Kontrolle % Kontrolle	GB-AP-143 x̄ ± sdv [µg/ml]	GB-AP-143 % Kontrolle	GB-AP-143 % DMSO-Kontrolle	DEQ x̄ ± sdv [µg/ml]	DEQ % Kontrolle	DEQ % DMSO-Kontrolle
Aspartat	21,34 ± 1,72	31,43 ± 2,86	147,28	85,83 ± 8,09	402,20	273,08	30,97 ± 3,26	145,13	98,54
Uracil	0,91 ± 0,45	0,97 ± 0,28	106,59	1,38 ± 0,49	151,65	142,27	0,84 ± 0,19	92,31	86,60
Uridin	n. b.	n. b.		n. b.			n. b.		
Maleinsäure	0,94 ± 0,25	1,29 ± 0,25	137,23	3,41 ± 0,50	362,77	264,34	1,09 ± 0,22	115,96	84,50
Fumarsäure	4,02 ± 1,62	3,97 ± 0,69	98,76	13,94 ± 3,93	346,77	351,13	5,67 ± 1,19	141,04	142,82
Glutamin	25,80 ± 5,65	39,44 ± 2,37	152,87	103,36 ± 17,42	400,62	262,07	56,23 ± 6,68	217,95	142,57
Thymin	0,16 ± 0,01	0,38 ± 0,06	237,50	0,81 ± 0,12	506,25	213,16	n. b.		
Adenin	8,58 ± 1,63	8,46 ± 1,91	98,60	44,03 ± 6,15	513,17	520,45	1,65 ± 0,49	19,23	19,50
Hypoxanthin	1,08 ± 0,24	1,52 ± 0,29	140,74	2,28 ± 0,35	211,11	150,00	n. b.		
Citrat	52,34 ± 3,57	76,97 ± 3,41	147,06	195,82 ± 23,70	374,13	254,41	32,89 ± 6,34	62,84	42,73
Pyridoxin	3,48 ± 0,64	4,37 ± 0,86	125,57	9,03 ± 1,23	259,48	206,64	0,78 ± 0,26	22,41	17,85
alpha-KG	7,93 ± 3,12	12,55 ± 2,32	158,26	30,21 ± 6,12	380,96	240,72	5,22 ± 1,03	65,83	41,59
Glucose	154,96 ± 24,77	194,71 ± 36,08	125,65	549,16 ± 43,74	354,39	282,04	115,46 ± 22,10	74,51	59,30
Guanosin	0,42 ± 0,03	0,63 ± 0,07	150,00	2,49 ± 0,17	592,86	395,24	2,83 ± 0,23	673,81	449,21
Äpfelsäure	7,46 ± 1,33	10,75 ± 2,16	144,40	28,14 ± 8,21	377,21	261,77	16,09 ± 2,42	215,68	149,67
Guanin	0,78 ± 0,15	1,02 ± 0,14	130,77	n. b.			n. b.		
Lysin	46,54 ± 8,03	61,59 ± 11,39	132,34	135,69 ± 34,81	291,53	220,30	13,36 ± 3,15	28,71	21,69

Tabelle VI-16: Targetanalytik von mit 1,25 µM GB-AP-143 bzw. 1,25 µM DEQ behandelten C. albicans-Zellkulturen im Vergleich zu Kontrollen und DMSO-Kontrollen zum Entnahmezeitpunkt t₃. Angegeben sind jeweils die Mittelwerte aus Achtfachbestimmungen.

Metabolit	Kontrolle	DMSO-Kontrolle		GB-AP-143			DEQ		
	x̄ ± sdv [µg/ml]	x̄ ± sdv [µg/ml]	% Kontrolle	x̄ ± sdv [µg/ml]	% Kontrolle	% DMSO-Kontrolle	x̄ ± sdv [µg/ml]	% Kontrolle	% DMSO-Kontrolle
Phenylpyruvat	1,24 ± 0,19	906,10 ± 108,86	73073	246,78 ± 37,39	19902	27,24	200,86 ± 24,78	16198	22,17
Alanin	3,40 ± 0,07	471,49 ± 53,21	13867	459,16 ± 47,31	13505	97,38	423,16 ± 113,42	12446	89,75
Asparagin	4,06 ± 0,46	337,51 ± 41,98	8313	274,52 ± 48,58	6762	81,34	332,61 ± 44,70	8192	98,55
Prolin	0,63 ± 0,11	140,08 ± 21,19	22235	157,16 ± 17,56	24946	112,19	151,31 ± 31,72	24017	108,02
Valin	32,17 ± 2,67	5796,45 ± 299,56	18018	5486,82 ± 335,53	17056	94,66	5970,27 ± 798,78	18559	103,00
Bernsteinsäure	1,75 ± 1,55	97,90 ± 14,02	5594	93,77 ± 8,86	5358	95,78	92,24 ± 14,66	5271	94,22
Histidin	11,89 ± 3,63	67,67 ± 5,71	569	52,85 ± 6,61	444	78,10	62,25 ± 4,64	524	91,99
Cytosin	9,16 ± 0,61	2508,92 ± 233,40	27390	2246,16 ± 245,67	24521	89,53	2294,53 ± 223,71	25049	91,45
Leucin	2,10 ± 0,29	528,58 ± 31,04	25170	523,02 ± 25,18	24906	98,95	680,09 ± 78,96	32385	128,66
Isoleucin	1,53 ± 0,08	366,81 ± 37,29	23975	364,20 ± 12,51	23804	99,29	387,54 ± 46,51	25329	105,65
Glycin	1,21 ± 0,08	232,75 ± 27,53	19236	232,32 ± 10,46	19200	99,82	226,77 ± 30,91	18741	97,43
Methionin	1,39 ± 0,72	136,59 ± 21,21	9827	107,40 ± 10,31	7727	78,63	65,04 ± 16,29	4679	47,62
Phenylalanin	0,16 ± 0,11	137,05 ± 31,82	85656	150,99 ± 20,10	94369	110,17	226,18 ± 50,85	141363	165,03
Inosin	n. b.	n. b.		n. b.			n. b.		
Tryptophan	4,47 ± 2,39	1107,47 ± 294,36	24776	528,17 ± 137,38	11816	47,69	852,56 ± 36,63	19073	76,98
Serin	0,62 ± 0,25	141,17 ± 27,02	22769	137,19 ± 16,44	22127	97,18	154,15 ± 29,95	24863	109,19
Fructose	0,17 ± 0,09	56,96 ± 4,54	33506	213,40 ± 35,18	125529	374,65	53,10 ± 6,00	31235	93,22
Tyrosin	0,19 ± 0,10	42,51 ± 5,75	22374	39,40 ± 7,92	20737	92,68	26,69 ± 3,88	14047	62,79
Threonin	0,90 ± 0,32	220,23 ± 40,44	24470	212,82 ± 23,37	23647	96,64	158,98 ± 30,00	17664	72,19

Fortsetzung Tabelle VI-16.

Metabolit	Kontrolle x̄ ± sdv [µg/ml]	DMSO-Kontrolle x̄ ± sdv [µg/ml]	DMSO-Kontrolle % Kontrolle	GB-AP-143 x̄ ± sdv [µg/ml]	GB-AP-143 % Kontrolle	GB-AP-143 % DMSO-Kontrolle	DEQ x̄ ± sdv [µg/ml]	DEQ % Kontrolle	DEQ % DMSO-Kontrolle
Adenosin	0,36 ± 0,12	79,97 ± 18,35	22214	72,24 ± 16,37	20067	90,33	58,13 ± 12,03	16147	72,69
Aspartat	1,97 ± 0,49	337,69 ± 77,22	17142	208,37 ± 12,58	10577	61,70	205,77 ± 20,31	10445	60,93
Uracil	0,04 ± 0,01	10,28 ± 2,80	25700	12,44 ± 3,27	31100	121,01	11,70 ± 2,42	29250	113,81
Uridin	n. b.	n. b.		n. b.			n. b.		
Maleinsäure	0,12 ± 0,04	28,66 ± 4,30	23883	25,00 ± 4,08	20833	87,23	27,74 ± 6,86	23117	96,79
Fumarsäure	0,09 ± 0,02	14,60 ± 2,78	16222	n. b.			15,07 ± 3,40	16744	103,22
Glutamin	6,51 ± 2,30	1080,19 ± 238,94	16593	69,38 ± 16,01	1066	6,42	913,58 ± 80,02	14033	84,58
Thymin	n. b.	n. b.		n. b.			n. b.		
Adenin	0,08 ± 0,03	20,81 ± 5,55	26013	12,58 ± 2,81	15725	60,45	14,42 ± 3,61	18025	69,29
Hypoxanthin	n. b.	n. b.		n. b.			n. b.		
Citrat	0,53 ± 0,25	94,67 ± 21,12	17862	11,08 ± 0,83		97,88	n. b.		
Pyridoxin	n. b.	11,32 ± 2,46		n. b.			n. b.		
alpha-KG	n. b.	40,81 ± 9,52		24,47 ± 4,62		59,96	12,59 ± 2,03		30,85
Glucose	0,66 ± 0,51	177,67 ± 40,99	26920	131,62 ± 35,31	19942	74,08	129,34 ± 19,81	19597	72,80
Guanosin	n. b.	n. b.		17,40 ± 0,06			n. b.		
Äpfelsäure	n. b.	n. b.		n. b.			n. b.		
Guanin	n. b.	n. b.		n. b.			n. b.		
Lysin	0,96 ± 0,56	254,46 ± 20,79	26506	136,50 ± 58,38	14219	53,64	106,50 ± 86,86	11094	41,85

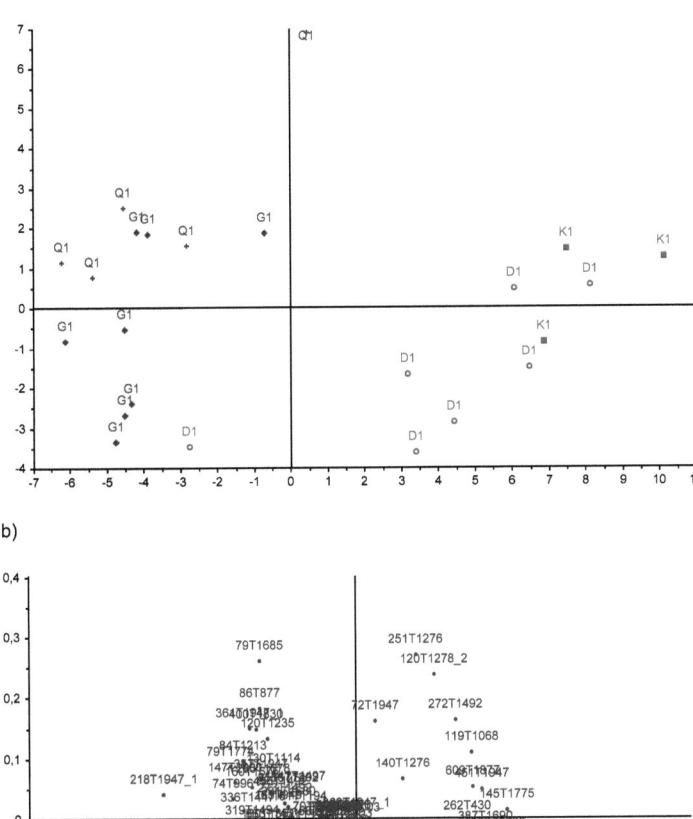

Abbildung VI-3: „Scores"- (a) und „Loadings-Plot" (b) von mit 1,25 µM GB-AP-143 (G) und DEQ (Q) behandelten *C. albicans*-Kulturen für den Entnahmezeitpunkt t_1. Im Vergleich dazu Kontrollen (K) und DMSO-Kontrollen (D).

a)

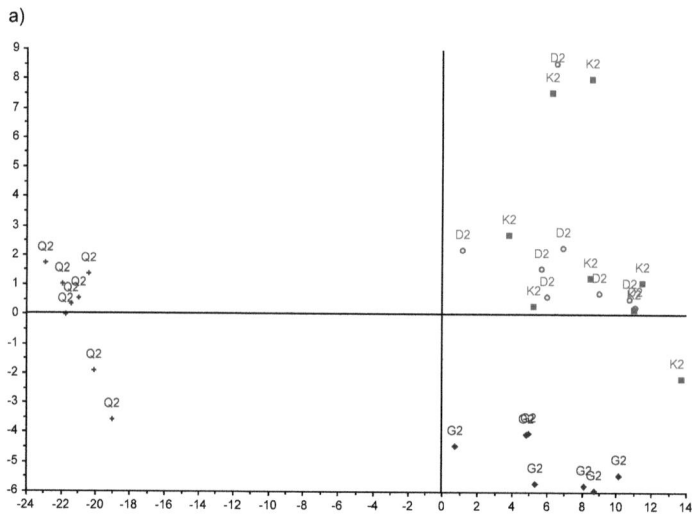

b)

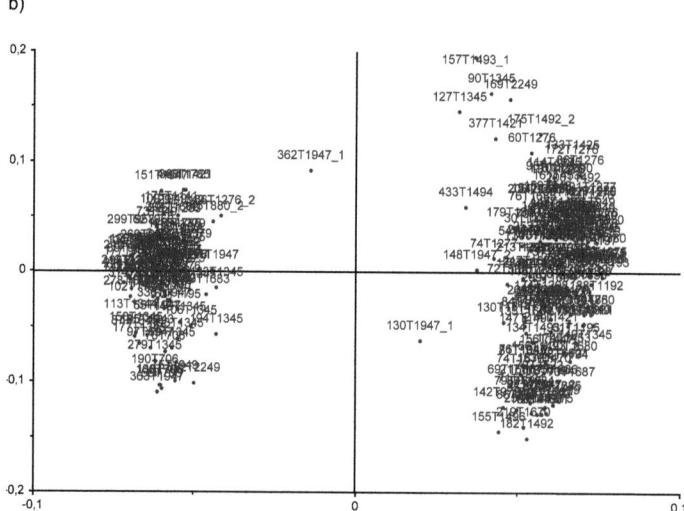

Abbildung VI-4: „Scores"- (a) und „Loadings-Plot" (b) von mit 1,25 µM GB-AP-143 (G) und DEQ (Q) behandelten *C. albicans*-Kulturen für den Entnahmezeitpunkt t_2. Im Vergleich dazu Kontrollen (K) und DMSO-Kontrollen (D).

a)

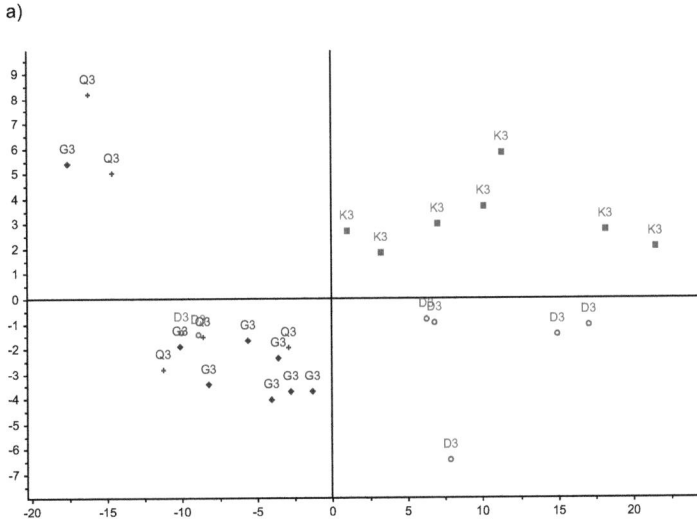

b)

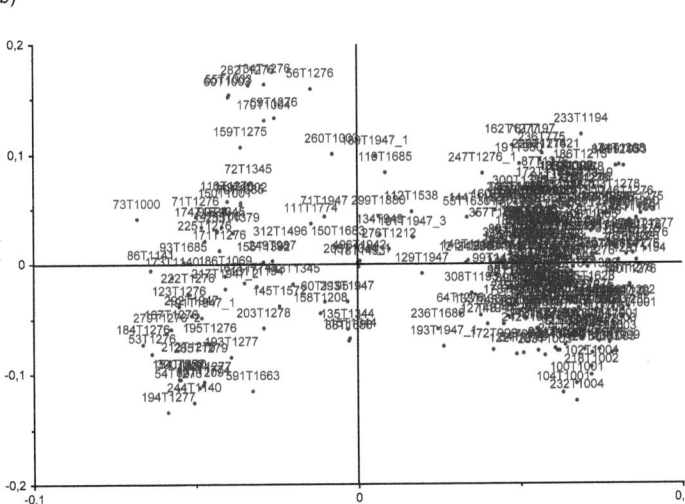

Abbildung VI-5: „Scores"- (a) und „Loadings-Plot" (b) von mit 1,25 µM GB-AP-143 (G) und DEQ (Q) behandelten *C. albicans*-Kulturen für den Entnahmezeitpunkt t_3. Im Vergleich dazu Kontrollen (K) und DMSO-Kontrollen (D).

Tabelle IV-17: Die 10 wichtigsten Variablen (höchste Faktorenladungen), die für die beiden PCs zur Unterscheidung zwischen mit 1,25 µM GB-AP-143 und DEQ behandelten C. albicans, DMSO-Kontrollen und Kontrollen beitragen. Angegeben sind jeweils die MT-Paare bzw. wenn möglich der identifizierte Metabolit und die Faktorenladung für die eingesetzten PCs.

Zeitpunkt t₁		Zeitpunkt t₂		Zeitpunkt t₃	
Metabolit	PC1; PC2	Metabolit	PC1; PC3	Metabolit	PC1; PC4
Fructose	-0,211; 0,041	M234T1193	0,076; -0,005	M73T1687	0,083; 0,008
M79T1685	0,178; -0,039	M59T1195	0,076; -0,001	M100T1277	0,089; 0,021
Alanin	0,175; -0,070	M154T1495	0,075; -0,001	M59T1276	0,089; 0,012
M180T1775	0,171; -0,155	M147T1275	0,075; 0,004	M128T1194	0,087; -0,001
M216T1275	0,169; -0,068	M115T950	0,075; 0,034	M57T1276	0,086; 0,020
M188T1276	0,165; 0,014	M370T1380	0,075; 0,017	Prolin	0,086; 0,037
M86T877	0,161; -0,110	M258T1275	0,074; -0,001	M85T1276	0,086; 0,003
M69T1345	0,155; -0,033	M89T1345	0,074; 0,027	Glutaminsäure	0,086; 0,040
M131T1775	0,149; -0,141	M188T1192	0,074; -0,026	M139T1276	0,085; 0,015
M78T1685	-0,148; -0,107	Prolin	0,073; 0,015	M181T1276	0,085; 0,009

Tabelle VI-18: Nukleotidkonzentrationen der *C. albicans*-Mutanten im Vergleich zum Wildtyp. Angegeben sind jeweils Mittelwerte aus Dreifachmessungen mit Standardabweichungen [µg/ml].

Metabolit	WT $\bar{x} \pm sdv$ [µg/ml]	TAC $\bar{x} \pm sdv$ [µg/ml]	% WT	UPC $\bar{x} \pm sdv$ [µg/ml]	% WT	MRR $\bar{x} \pm sdv$ [µg/ml]	% WT
NAD⁺	9,06 ± 0,10	4,00 ± 0,08	44,21	9,60 ± 0,06	105,93	8,99 ± 0,23	99,23
NADP⁺	0,79 ± 0,04	0,75 ± 0,03	95,71	0,70 ± 0,02	88,94	0,73 ± 0,01	93,09
CMP	50,17 ± 2,37	14,87 ± 0,53	29,65	28,11 ± 0,25	56,03	28,04 ± 1,30	55,89
TMP	0,71 ± 0,03	0,21 ± 0,01	29,67	0,59 ± 0,01	83,32	0,48 ± 0,02	68,05
AMP	68,23 ± 0,78	34,83 ± 0,49	51,05	29,49 ± 4,12	43,22	131,20 ± 5,09	192,29
XMP	8,92 ± 0,23	8,77 ± 1,49	98,29	33,14 ± 0,46	371,38	5,88 ± 0,37	65,90
GMP	12,14 ± 0,45	1,70 ± 0,06	13,97	9,09 ± 0,39	66,58	6,78 ± 0,42	55,84
cAMP	0,06 ± 0,01	0,04 ± 0,01	67,15	0,12 ± 0,02	186,79	0,04 ± 0,01	59,57
cGMP	0,36 ± 0,04	0,72 ± 0,01	199,29	0,95 ± 0,03	260,26	1,06 ± 0,16	292,53

Tabelle VI-19: Targetanalytik der C. albicans-Mutanten TAC (transcriptional activator of CDR; CDR: candida drug resistance), MRR (multidrug resistance regulator) und UPC (uptake control) im Vergleich zum Wildtyp (WT). Angegeben sind jeweils die Mittelwerte aus Achtfachbestimmungen.

Metabolit	WT x̄ ± sdv [µg/ml]	TAC x̄ ± sdv [µg/ml]	TAC % WT	MRR x̄ ± sdv [µg/ml]	MRR % WT	UPC x̄ ± sdv [µg/ml]	UPC % WT
Phenylpyruvat	n. b.	n. b.		1,71 ± 0,21		n. b.	
Alanin	79,86 ± 8,96	34,13 ± 3,96	42,74	22,14 ± 3,06	27,72	28,73 ± 2,24	35,98
Asparagin	35,14 ± 9,18	23,78 ± 4,63	67,67	21,16 ± 3,49	60,22	20,00 ± 4,15	56,92
Prolin	16,16 ± 6,51	12,27 ± 2,94	75,93	4,56 ± 0,52	28,22	1,93 ± 0,69	11,94
Valin	117,61 ± 39,24	40,57 ± 5,75	34,50	48,57 ± 5,70	41,30	110,88 ± 13,96	94,28
Bernsteinsäure	2,71 ± 0,63	2,66 ± 0,25	98,15	2,42 ± 0,27	89,30	2,66 ± 0,45	98,15
Histidin	27,74 ± 5,06	23,60 ± 4,99	85,08	21,64 ± 1,19	78,01	24,52 ± 2,97	88,39
Cytosin	43,08 ± 15,11	15,40 ± 3,69	35,75	17,57 ± 1,65	40,78	31,88 ± 4,64	74,00
Leucin	9,70 ± 3,43	3,95 ± 1,01	40,72	3,27 ± 0,40	33,71	3,98 ± 0,87	41,03
Isoleucin	6,23 ± 2,18	1,52 ± 0,34	24,40	1,69 ± 0,26	27,13	2,28 ± 0,75	36,60
Glycin	2,80 ± 0,99	6,15 ± 1,62	219,64	5,80 ± 0,91	207,14	5,75 ± 2,92	205,36
Methionin	1,89 ± 0,72	2,93 ± 0,90	155,03	1,17 ± 0,12	61,90	1,74 ± 0,96	92,06
Phenylalanin	8,49 ± 2,89	6,96 ± 0,99	81,98	6,78 ± 0,69	79,86	7,00 ± 1,15	82,45
Inosin	13,51 ± 8,70	5,11 ± 0,99	37,82	4,66 ± 0,40	34,49	0,47 ± 0,03	3,48
Tryptophan	37,00 ± 5,36	33,34 ± 2,06	90,11	32,15 ± 1,04	86,89	33,85 ± 1,90	91,49
Serin	41,14 ± 11,44	28,18 ± 4,36	68,50	17,49 ± 2,13	42,51	28,86 ± 5,41	70,15
Fructose	11,64 ± 4,24	n. b.		5,95 ± 0,76	51,12	5,78 ± 1,80	49,66
Tyrosin	1,72 ± 0,53	0,30 ± 0,19	17,44	0,28 ± 0,02	16,28	0,38 ± 0,14	22,09

Fortsetzung Tabelle VI-19.

Metabolit	WT x̄ ± sdv [µg/ml]	TAC x̄ ± sdv [µg/ml]	TAC % WT	MRR x̄ ± sdv [µg/ml]	MRR % WT	UPC x̄ ± sdv [µg/ml]	UPC % WT
Threonin	8,75 ± 2,08	5,92 ± 1,61	67,66	7,01 ± 1,50	80,11	4,26 ± 0,69	48,69
Adenosin	12,62 ± 3,65	5,93 ± 0,25	46,99	6,38 ± 1,11	50,55	6,43 ± 0,73	50,95
Aspartat	83,87 ± 13,21	62,56 ± 15,53	74,59	47,17 ± 19,99	56,24	60,54 ± 5,85	72,18
Uracil	3,53 ± 0,28	4,01 ± 0,08	113,60	3,85 ± 0,06	109,07	3,87 ± 0,19	109,63
Uridin	n. b.	n. b.		n. b.		4,72 ± 0,01	
Maleinsäure	0,32 ± 0,08	0,21 ± 0,04	65,63	0,19 ± 0,02	59,38	0,28 ± 0,05	87,50
Fumarsäure	3,53 ± 1,10	2,52 ± 0,25	71,39	2,69 ± 0,44	76,20	3,09 ± 0,61	87,54
Glutamin	245,78 ± 32,62	170,39 ± 47,38	69,33	75,19 ± 10,78	30,59	114,92 ± 27,31	46,76
Thymin	5,30 ± 0,02	n. b.		n. b.		5,54 ± 0,02	104,53
Adenin	1,31 ± 0,58	1,83 ± 0,10	139,69	1,82 ± 0,06	138,93	1,53 ± 0,47	116,79
Hypoxanthin	8,47 ± 0,17	8,83 ± 0,31	104,25	8,34 ± 0,02	98,47	8,83 ± 0,18	104,25
Citrat	4,73 ± 0,94	4,04 ± 0,16	85,41	4,06 ± 0,19	85,84	4,10 ± 0,13	86,68
Pyridoxin	n. b.	n. b.		n. b.		2,92 ± 0,00	
alpha-KG	80,40 ± 14,57	3,16 ± 0,11	3,93	3,14 ± 0,08	3,91	3,60 ± 0,26	4,48
Glucose	77,87 ± 10,13	7,98 ± 1,88	10,25	5,95 ± 1,29	7,64	6,85 ± 1,57	8,80
Guanosin	12,16 ± 0,28	n. b.		n. b.		12,50 ± 0,20	102,80
Äpfelsäure	7,26 ± 1,54	6,38 ± 0,63	87,88	6,19 ± 0,47	85,26	6,79 ± 1,35	93,53
Guanin	5,23 ± 0,03	n. b.		n. b.		5,52 ± 0,05	105,54
Lysin	30,42 ± 5,43	3,17 ± 1,35	10,42	2,98 ± 1,70	9,80	4,35 ± 1,27	14,30

Tabelle VI-20: Nukleotidkonzentrationen der MRR-Mutanten bei Gabe von 1,25 µM GB-AP-143 im Vergleich zum Wildtyp. Gemessen wurden jeweils auch entsprechende Kontrollen und DMSO-Kontrollen. Angegeben sind Mittelwerte aus Dreifachmessungen mit Standardabweichungen [µg/ml].

Meta-bolit	WT-Kontrolle x̄ ± sdv [µg/ml]	WT-DMSO-Kontrolle x̄ ± sdv [µg/ml]	% Kontrolle	WT + GB-AP-143 x̄ ± sdv [µg/ml]	% DMSO-Kontrolle	MRR-Kontrolle x̄ ± sdv [µg/ml]	MRR-DMSO-Kontrolle x̄ ± sdv [µg/ml]	% Kontrolle	MRR + GB-AP-143 x̄ ± sdv [µg/ml]	% DMSO-Kontrolle
NAD⁺	8,29 ± 0,59	8,23 ± 0,37	99,28	22,67 ± 0,41	275,46	3,93 ± 0,13	19,21 ± 1,59	488,80	7,01 ± 0,10	36,49
NADP⁺	0,59 ± 0,04	0,54 ± 0,01	91,53	1,12 ± 0,01	207,41	0,84 ± 0,02	1,99 ± 0,01	236,90	0,69 ± 0,02	34,67
CMP	59,76 ± 2,23	46,72 ± 0,83	78,18	30,57 ± 0,36	65,43	58,30 ± 0,48	20,68 ± 0,19	35,47	16,54 ± 0,87	79,98
TMP	1,57 ± 0,01	1,38 ± 0,04	87,90	0,98 ± 0,21	71,01	1,50 ± 0,02	0,88 ± 0,04	58,67	0,52 ± 0,05	59,09
AMP	54,27 ± 4,01	44,75 ± 0,71	82,46	34,49 ± 0,24	77,07	72,66 ± 0,86	53,02 ± 1,56	72,97	29,16 ± 1,60	55,00
XMP	10,63 ± 2,23	14,90 ± 1,35	140,17	16,80 ± 0,22	112,75	8,93 ± 0,54	11,67 ± 0,60	130,68	3,62 ± 0,20	31,02
GMP	18,77 ± 2,19	18,81 ± 0,24	100,21	11,40 ± 0,24	60,61	21,95 ± 2,09	14,61 ± 0,54	66,56	7,10 ± 0,10	48,60
cAMP	0,12 ± 0,01	0,12 ± 0,02	100,00	0,14 ± 0,02	116,67	0,09 ± 0,01	0,06 ± 0,01	66,67	0,03 ± 0,01	50,00
cGMP	0,15 ± 0,02	0,14 ± 0,03	93,33	0,50 ± 0,02	357,14	0,33 ± 0,06	0,93 ± 0,03	281,82	0,23 ± 0,02	24,73

Anhang 255

Tabelle VI-21: Targetanalytik von mit 1,25 µM GB-AP-143 behandelter C. albicans-MRR-Mutante im Vergleich zu Kontrollen und DMSO-Kontrollen. Angegeben sind jeweils die Mittelwerte aus Achtfachbestimmungen.

Metabolit	Kontrolle	DMSO-Kontrolle		1,25 µM GB-AP-143		
	x̄ ± sdv [µg/ml]	x̄ ± sdv [µg/ml]	% Kontrolle	x̄ ± sdv [µg/ml]	% Kontrolle	% DMSO-Kontrolle
Phenylpyruvat	n. b.	n. b.		n. b.		
Alanin	78,36 ± 20,03	129,02 ± 24,45	164,65	73,38 ± 16,53	93,64	56,87
Asparagin	20,79 ± 2,59	28,17 ± 7,39	135,50	35,06 ± 17,52	168,64	124,46
Prolin	4,27 ± 1,10	13,01 ± 6,19	304,68	5,31 ± 2,82	124,36	40,81
Valin	147,20 ± 40,55	292,33 ± 85,05	198,59	1565,27 ± 33,31	112,28	56,54
Bernsteinsäure	2,82 ± 0,41	8,40 ± 4,13	297,87	4,83 ± 2,36	171,28	57,50
Histidin	22,20 ± 1,06	40,15 ± 18,08	180,86	28,92 ± 8,73	130,27	72,03
Cytosin	38,32 ± 11,80	113,84 ± 25,65	297,08	70,35 ± 25,10	183,59	61,80
Leucin	8,09 ± 2,30	16,00 ± 8,61	197,78	10,27 ± 6,23	126,95	64,19
Isoleucin	5,26 ± 1,64	6,71 ± 2,28	127,57	6,63 ± 4,25	126,05	98,81
Glycin	12,53 ± 3,90	33,51 ± 7,90	266,38	21,86 ± 8,32	173,77	65,23
Methionin	1,99 ± 0,69	4,71 ± 3,22	236,68	2,96 ± 2,30	148,74	62,85
Phenylalanin	8,60 ± 1,41	16,52 ± 3,23	192,09	10,92 ± 3,79	126,98	66,10
Inosin	n. b.	4,40 ± 0,28		n. b.		
Tryptophan	33,35 ± 1,04	51,62 ± 13,35	154,78	34,92 ± 4,90	104,71	67,65
Serin	28,90 ± 9,19	53,76 ± 19,94	186,02	58,92 ± 20,56	203,88	109,60
Fructose	9,68 ± 2,31	12,13 ± 4,07	125,31	9,85 ± 5,02	101,76	81,20
Tyrosin	0,74 ± 0,40	1,58 ± 0,88	213,51	1,81 ± 1,25	244,59	114,56

Fortsetzung Tabelle VI-21.

Metabolit	Kontrolle	DMSO-Kontrolle		1,25 µM GB-AP-143	
	x̄ ± sdv [µg/ml]	x̄ ± sdv [µg/ml]	% Kontrolle	x̄ ± sdv [µg/ml]	% Kontrolle	% DMSO-Kontrolle
Threonin	7,31 ± 2,21	36,45 ± 14,10	498,63	21,44 ± 6,18	293,30	58,82
Adenosin	7,22 ± 1,93	10,66 ± 4,77	147,65	7,79 ± 2,54	107,89	73,08
Aspartat	81,39 ± 27,93	203,40 ± 74,73	249,91	142,74 ± 58,36	175,38	70,18
Uracil	3,65 ± 0,06	3,71 ± 0,21	101,64	3,53 ± 0,14	96,71	95,15
Uridin	n.b.	4,84 ± 0,02		4,55 ± 0,09		94,01
Maleinsäure	0,68 ± 0,49	0,83 ± 0,32	122,06	0,65 ± 0,29	95,59	78,31
Fumarsäure	2,91 ± 0,59	6,42 ± 1,83	220,62	4,09 ± 1,92	140,55	63,71
Glutamin	177,44 ± 63,44	478,05 ± 101,36	269,42	311,45 ± 172,85	175,52	65,15
Thymin	5,29 ± 0,01	5,71 ± 0,04	107,94	5,28 ± 0,01	99,81	92,47
Adenin	1,51 ± 0,33	1,33 ± 0,46	88,08	1,27 ± 0,50	84,11	95,49
Hypoxanthin	8,71 ± 0,36	10,38 ± 1,05	119,17	9,09 ± 0,83	104,36	87,57
Citrat	4,97 ± 0,69	10,31 ± 5,60	207,44	6,40 ± 2,78	128,77	62,08
Pyridoxin	n.b.	n.b.		2,74 ± 0,00		
alpha-KG	4,07 ± 0,24	3,40 ± 0,15	83,54	3,71 ± 1,01	91,15	109,12
Glucose	17,22 ± 7,53	22,90 ± 5,89	132,98	16,41 ± 6,01	95,30	71,66
Guanosin	n.b.	13,08 ± 0,37		11,88 ± 0,14		90,83
Äpfelsäure	8,61 ± 1,06	14,05 ± 6,53	163,18	9,16 ± 3,31	106,39	65,20
Guanin	5,27 ± 0,07	5,88 ± 0,25	111,57	n.b.		
Lysin	6,11 ± 2,97	23,14 ± 7,32	378,72	11,08 ± 6,15	181,34	47,88

Anhang 257

Tabelle VI-22: WT-Kontrolle für die Targetanalytik von mit 1,25 µM GB-AP-143 behandelter C. albicans-MRR-Mutante. Angegeben sind jeweils die Mittelwerte aus Achtfachbestimmungen.

Metabolit	Kontrolle	DMSO-Kontrolle		1,25 µM GB-AP-143		
	x̄ ± sdv [µg/ml]	x̄ ± sdv [µg/ml]	% Kontrolle	x̄ ± sdv [µg/ml]	% Kontrolle	% DMSO-Kontrolle
Phenylpyruvat	n. b.	2,05 ± 0,12		1,93 ± 0,26		94,15
Alanin	260,80 ± 29,28	183,35 ± 22,63	70,30	241,74 ± 33,38	92,69	131,85
Asparagin	20,12 ± 3,39	22,99 ± 4,14	114,26	23,32 ± 4,14	115,90	101,44
Prolin	7,59 ± 1,43	9,13 ± 2,61	120,29	7,75 ± 2,70	102,11	84,88
Valin	411,05 ± 38,76	343,68 ± 59,69	83,61	342,24 ± 29,19	83,26	99,58
Bernsteinsäure	3,22 ± 0,84	4,40 ± 0,84	136,65	3,90 ± 0,78	121,12	88,64
Histidin	25,62 ± 3,45	29,84 ± 7,07	116,47	25,77 ± 6,06	100,59	86,36
Cytosin	73,00 ± 10,88	39,78 ± 9,88	54,49	60,08 ± 16,92	82,30	151,03
Leucin	16,55 ± 3,96	14,04 ± 5,72	84,83	14,59 ± 4,68	88,16	103,92
Isoleucin	18,54 ± 4,57	18,84 ± 6,87	101,62	14,83 ± 4,86	79,99	78,72
Glycin	16,97 ± 2,87	13,42 ± 3,30	79,08	14,75 ± 5,07	86,92	109,91
Methionin	7,49 ± 1,52	6,49 ± 3,90	86,65	7,18 ± 2,87	95,86	110,63
Phenylalanin	14,91 ± 1,10	14,18 ± 5,01	95,10	13,20 ± 3,39	88,53	93,09
Inosin	n. b.	n. b.		31,02 ± 13,12		
Tryptophan	37,27 ± 4,54	39,54 ± 6,57	106,09	42,16 ± 7,87	113,12	106,63
Serin	20,56 ± 2,65	14,94 ± 4,92	72,67	14,84 ± 3,97	72,18	99,33
Fructose	8,30 ± 1,88	14,69 ± 3,35	176,99	4,15 ± 0,74	50,00	28,25
Tyrosin	2,72 ± 0,51	2,67 ± 1,06	98,16	2,11 ± 1,29	77,57	79,03

Fortsetzung Tabelle VI-22.

Metabolit	Kontrolle x̄ ± sdv [µg/ml]	DMSO-Kontrolle x̄ ± sdv [µg/ml]	% Kontrolle	1,25 µM GB-AP-143 x̄ ± sdv [µg/ml]	% Kontrolle	% DMSO-Kontrolle
Threonin	6,40 ± 0,88	7,16 ± 3,64	111,88	6,30 ± 1,75	98,44	87,99
Adenosin	10,79 ± 2,72	10,25 ± 4,18	95,00	9,72 ± 3,14	90,08	94,83
Aspartat	69,55 ± 8,21	55,84 ± 16,79	80,29	60,35 ± 11,82	86,77	108,08
Uracil	3,48 ± 0,11	3,57 ± 0,34	102,59	3,32 ± 0,17	95,40	93,00
Uridin	4,52 ± 0,02	4,86 ± 0,03	107,52	n.b.		
Maleinsäure	0,42 ± 0,10	0,61 ± 0,19	145,24	0,22 ± 0,04	52,38	36,07
Fumarsäure	4,36 ± 0,94	5,12 ± 1,68	117,43	3,77 ± 1,08	86,47	73,63
Glutamin	570,43 ± 9,84	545,33 ± 273,75	95,60	497,56 ± 147,87	87,23	91,24
Thymin	5,44 ± 0,06	5,72 ± 0,05	105,15	5,26 ± 0,04	96,69	91,96
Adenin	0,76 ± 0,36	1,03 ± 0,63	135,53	0,95 ± 0,59	125,00	92,23
Hypoxanthin	8,55 ± 0,15	9,22 ± 0,32	107,84	8,47 ± 0,16	99,06	91,87
Citrat	11,19 ± 0,83	10,31 ± 4,95	92,154	9,82 ± 3,07	87,76	95,25
Pyridoxin	2,78 ± 0,07	2,91 ± 0,15	104,68	2,81 ± 0,12	101,08	96,56
alpha-KG	3,36 ± 0,14	3,52 ± 0,38	104,76	3,21 ± 0,10	95,54	91,19
Glucose	65,42 ± 10,61	66,62 ± 19,87	101,83	43,83 ± 18,91	67,00	65,79
Guanosin	12,20 ± 0,26	13,50 ± 0,95	110,66	11,99 ± 0,21	98,28	88,81
Äpfelsäure	9,22 ± 1,44	10,84 ± 4,04	117,57	8,62 ± 1,46	93,49	79,52
Guanin	5,39 ± 0,10	5,92 ± 0,21	109,83	5,33 ± 0,08	98,89	90,03
Lysin	16,55 ± 2,60	21,08 ± 6,19	127,37	21,14 ± 8,63	127,73	100,28

Tabelle VI-23: Targetanalytik von mit 1,25 µM GB-AP-143 behandelter C. albicans-MRR-Mutante im Vergleich zum Wildtyp. Angegeben sind jeweils die Mittelwerte aus Achtfachbestimmungen.

Metabolit	Kontrolle			DMSO			GB-AP-143		
	WT	MRR	% WT-Kontrolle	WT	MRR	% WT-DMSO	WT	MRR	% WT-GB-AP-143
	x̄ [µg/ml]			x̄ [µg/ml]			x̄ [µg/ml]		
Alanin	260,80	78,36	30,05	183,35	129,02	70,37	241,74	73,38	30,35
Asparagin	20,12	20,79	103,33	22,99	28,17	122,53	23,32	35,06	150,34
Prolin	7,59	4,27	56,26	9,13	13,01	142,50	7,75	5,31	68,52
Valin	411,05	147,20	35,81	343,68	292,33	85,06	342,24	165,27	48,29
Bernsteinsäure	3,22	2,82	87,58	4,40	8,40	190,91	3,90	4,83	123,85
Histidin	25,62	22,20	86,65	29,84	40,15	134,55	25,77	28,92	112,22
Cytosin	73,00	38,32	52,49	39,78	113,84	286,17	60,08	70,35	117,09
Leucin	16,55	8,09	48,88	14,04	16,00	113,96	14,59	10,27	70,39
Isoleucin	18,54	5,26	28,37	18,84	6,71	35,62	14,83	6,63	44,71
Glycin	16,97	12,58	74,13	13,42	33,51	249,70	14,75	21,86	148,20
Methionin	7,49	1,99	26,57	6,49	4,71	72,57	7,18	2,96	41,23
Phenylalanin	14,91	8,60	57,68	14,18	16,52	116,50	13,20	10,92	82,73
Inosin	n. b.	n. b.		n. b.	4,40		31,02	n. b.	
Tryptophan	37,27	33,35	89,48	39,54	51,62	130,55	42,16	34,92	82,83
Serin	20,56	28,90	140,56	14,94	53,76	359,84	14,84	58,92	397,04
Fructose	8,30	9,68	116,63	14,69	12,13	82,57	4,15	9,85	237,35

Fortsetzung Tabelle VI-23.

Metabolit	Kontrolle			DMSO			GB-AP-143		
	WT	MRR	% WT-Kontrolle	WT	MRR	% WT-DMSO	WT	MRR	% WT-GB-AP-143
	x̄ [µg/ml]	x̄ [µg/ml]		x̄ [µg/ml]	x̄ [µg/ml]		x̄ [µg/ml]	x̄ [µg/ml]	
Tyrosin	2,72	0,74	27,21	2,67	1,58	59,18	2,11	1,81	85,78
Threonin	6,40	7,31	114,22	7,16	36,45	509,08	6,30	21,44	340,32
Adenosin	10,79	7,22	66,91	10,25	10,66	104,00	9,72	7,79	80,14
Aspartat	69,55	81,39	117,02	55,84	203,40	364,26	60,35	142,74	236,52
Uracil	3,48	3,65	104,89	3,57	3,71	103,92	3,32	3,53	106,33
Uridin	4,52	n. b.		4,86	4,84	99,59	n. b.	4,55	
Maleinsäure	0,42	0,68	161,90	0,61	0,83	136,07	0,22	0,65	295,45
Fumarsäure	4,36	2,91	66,74	5,12	6,42	125,39	3,77	4,09	108,49
Glutamin	570,43	177,44	31,11	545,33	478,05	87,66	497,56	311,45	62,60
Thymin	5,44	5,29	97,24	5,72	5,71	99,83	5,26	5,28	100,38
Adenin	0,76	1,51	198,68	1,03	1,33	129,13	0,95	1,27	133,68
Hypoxanthin	8,55	8,71	101,87	9,22	10,38	112,58	8,47	9,09	107,32
Citrat	11,19	4,97	44,41	10,31	10,31	100,00	9,82	6,40	65,17
Pyridoxin	2,78	n. b.		2,91	n. b.		2,81	2,74	97,51
alpha-KG	3,36	4,07	121,13	3,52	3,40	96,59	3,21	3,71	115,58
Glucose	65,42	17,22	26,32	66,62	22,90	34,37	43,83	16,41	37,44
Guanosin	12,20	n. b.		13,50	13,08	96,89	11,99	11,88	99,08

Fortsetzung Tabelle VI-23.

Metabolit	Kontrolle			DMSO			GB-AP-143		
	WT	MRR	% WT-Kontrolle	WT	MRR	% WT-DMSO	WT	MRR	% WT-GB-AP-143
	x̄ [µg/ml]	x̄ [µg/ml]		x̄ [µg/ml]	x̄ [µg/ml]		x̄ [µg/ml]	x̄ [µg/ml]	
Äpfelsäure	9,22	8,61	93,38	10,84	14,05	129,61	8,62	9,16	106,26
Guanin	5,39	5,27	97,77	5,92	5,88	99,32	5,33	n. b.	
Lysin	16,55	6,11	36,92	21,08	23,14	109,77	21,14	11,08	52,41

Literaturverzeichnis

1. Hughes, J.M., *Addressing emerging infectious disease threats - accomplishments and future plans.* Emerg Infect Dis, **1998**. 4: 360-1.

2. de Wit, E., Fouchier, R.A., *Emerging influenza.* J Clin Virol, **2008**. 41: 1-6.

3. World Health Organization, *The World Health Report - Statistical Annex*, **2004**. http://www.who.int/whr/2004/annex/en/

4. Schwabe, U., Paffrath, D., *Arzneiverordnungs-Report 2009.* **2009**, Springer Medizin Verlag: Heidelberg.

5. Hotez, P.J., Kamath, A., *Neglected Tropical Diseases in Sub-Saharan Africa: Review of Their Prevalence, Distribution, and Disease Burden.* PLoS Negl Trop Dis, **2009**. 3: 1-10.

6. Nwaka, S., Hudson, A., *Innovative lead discovery strategies for tropical diseases.* Nat Rev Drug Discov, **2006**. 5: 941-55.

7. Kayser, H.F., Bienz, K.A., Eckert, J., Zinkernagel, R.M., *Medizinische Mikrobiologie.* 12. Auflage, **2010**, Thieme Verlag: Stuttgart. S. 245-250, 374-384.

8. Hacker, J., Heesemann, J., *Molekulare Infektionsbiologie.* 1. Auflage, **2000**, Spektrum Akademischer Verlag: Heidelberg. S. 207-247.

9. Rice, L.B., *Unmet medical needs in antibacterial therapy.* Biochem Pharmacol, **2006**. 71: 991-5.

10. Speziale, P., Visai, L., Rindi, S., Pietrocola, G., Provenza, G., Provenzano, M., *Prevention and treatment of Staphylococcus biofilms.* Curr Med Chem, **2008**. 15: 3185-95.

11. Otto, M., *Staphylococcal biofilms.* Curr Top Microbiol Immunol, **2008**. 322: 207-28.

12. Chambers, H.F., Deleo, F.R., *Waves of resistance: Staphylococcus aureus in the antibiotic era.* Nat Rev Microbiol, **2009**. 7: 629-41.

13. Dancer, S.J., *The effect of antibiotics on methicillin-resistant Staphylococcus aureus.* J Antimicrob Chemother, **2008**. 61: 246-53.

14. Johnsson, D., Molling, P., Stralin, K., Soderquist, B., *Detection of Panton-Valentine leukocidin gene in Staphylococcus aureus by LightCycler PCR: clinical and epidemiological aspects.* Clin Microbiol Infect, **2004**. 10: 884-889.

15. Woodford, N., Livermore, D.M., *Infections caused by Gram-positive bacteria: a review of the global challenge.* J Infect, **2009**. 59 Suppl 1: S4-16.

16. Koomanachai, P., Crandon, J.L., Nicolau, D.P., *Newer developments in the treatment of Gram-positive infections.* Expert Opin Pharmacol, **2009**. 10: 2829-2843.

17. Mutschler, E., Geisslinger, G., Kroemer, H.K., Ruth, P., Schäfer-Korting, M., *Mutschler Arzneimittelwirkungen*, 9. Auflage, **2008**, Wissenschaftliche Verlagsgesellschaft mbH Stuttgart. S. 803-902.

18. Whiteway, M., Bachewich, C., *Morphogenesis in Candida albicans.* Annu Rev Microbiol, **2007**. 61: 529-53.

19. Berman, J., *Morphogenesis and cell cycle progression in Candida albicans.* Curr Opin Microbiol, **2006**. 9: 595-601.

20. Calderone, R.A., Fonzi, W.A., *Virulence factors of Candida albicans.* Trends Microbiol, **2001**. 9: 327-335.

21. Pfaller, M.A., Diekema, D.J., *Epidemiology of invasive candidiasis: a persistent public health problem.* Clin Microbiol Rev, **2007**. 20: 133-63.

22. Segal, E., *Candida, still number one - what do we know and where are we going from there?* Mycoses, **2005**. 48 Suppl 1: 3-11.

23. Lass-Flörl, C., *The changing face of epidemiology of invasive fungal disease in Europe.* Mycoses, **2009**. 52: 197-205.

24. Prasad, R., Kapoor, K., *Multidrug resistance in yeast Candida.* Int Rev Cytol, **2005**. 242: 215-48.

25. White, T.C., Marr, K.A., Bowden, R.A., *Clinical, cellular, and molecular factors that contribute to antifungal drug resistance.* Clin Microbiol Rev, **1998**. 11: 382-402.

26. Shao, P.L., Huang, L.M., Hsueh, P.R., *Recent advances and challenges in the treatment of invasive fungal infections.* Int J Antimicrob Agents, **2007**. 30: 487-495.

27. Morschhäuser, J., *Regulation of multidrug resistance in pathogenic fungi.* Fungal Genet Biol, **2010**. 47: 94-106.

28. Morschhäuser, J., *The genetic basis of fluconazole resistance development in Candida albicans.* Biochim Biophys Acta, **2002**. 1587: 240-8.

29. Calabrese, D., Bille, J., Sanglard, D., *A novel multidrug efflux transporter gene of the major facilitator superfamily from Candida albicans (FLU1) conferring resistance to fluconazole.* Microbiology, **2000**. 146: 2743-2754.

30. Glew, R.H., Saha, A.K., Das, S., Remaley, A.T., *Biochemistry of the Leishmania species.* Microbiol Rev, **1988**. 52: 412-32.

31. Myler, P.J., Fasel, N., *Leishmania - After the Genome.* **2008**, Caister Academic Press, Norfolk

32. World Health Organization, *Urbanization: an increasing risk factor for leishmaniasis*, Wkly Epidemiol Rec, **2002**. 77: 365-370.

33. El-on, J., *Current Status and Perspectives of the Immunotherapy of Leishmaniasis.* Isr Med Assoc J, **2009**. 11: 623-628.

34. Richard, J.V., Werbovetz, K.A., *New antileishmanial candidates and lead compounds.* Curr Opin Chem Biol, **2010**. 14: 1-9.

35. Desjeux, P., Alvar, J., *Leishmania/HIV co-infections: epidemiology in Europe.* Ann Trop Med Parasit, **2003**. 97: 3-15.

36. Roberts, W.L., McMurray, W.J., Rainey, P.M., *Characterization of the antimonial antileishmanial agent meglumine antimonate (Glucantime).* Antimicrob Agents Chemother, **1998**. 42: 1076-1082.

37. Vercesi, A.E., Docampo, R., *Ca^{2+} Transport by Digitonin-Permeabilized Leishmania-Donovani - Effects of Ca^{2+}, Pentamidine and Wr-6026 on Mitochondrial-Membrane Potential In situ.* Biochem J, **1992**. 284: 463-467.

38. Croft, S.L., Sundar, S., Fairlamb, A.H., *Drug resistance in leishmaniasis.* Clin Microbiol Rev, **2006**. 19: 111-126.

39. http://www.controlled-trials.com/mrct/trial/1268663/sitamaquine.

40. Croft, S.L., Barrett, M.P., Urbina, J.A., *Chemotherapy of trypanosomiases and leishmaniasis.* Trends Parasitol, **2005**. 21: 508-512.

41. Croft, S.L., Seifert, K., Yardley, V., *Current scenario of drug development for leishmaniasis.* Indian J Med Res, **2006**. 123: 399-410.

42. Soto, J., Arana, B.A., Toledo, J., Rizzo, N., Vega, J.C., Diaz, A., Luz, M., Gutierrez, P., Arboleda, M., Berman, J.D., Junge, K., Engel, J., Sindermann, H., *Miltefosine for New World cutaneous leishmaniasis.* Clin Infect Dis, **2004**. 38: 1266-1272.

43. Sundar, S., Chatterjee, M., *Visceral leishmaniasis - current therapeutic modalities.* Indian J Med Res, **2006**. 123: 345-352.

44. Kedzierski, L., Sakthianandeswaren, A., Curtis, J.M., Andrews, P.C., Junk, P.C., Kedzierska, K., *Leishmaniasis: current treatment and prospects for new drugs and vaccines.* Curr Med Chem, **2009**. 16: 599-614.

45. Jha, T.K., Sundar, S., Thakur, C.P., Sabin, A.J., Horton, J., Felton, J.M., *A phase II dose-ranging study of sitamaquine for the treatment of visceral leishmaniasis in India.* Am J Trop Med Hyg, **2005**. 73: 78-78.

46. Sundar, S., Rai, M., *Treatment of visceral leishmaniasis.* Expert Opin Pharmacol, **2005**. 6: 2821-2829.

47. Vergnes, B., Gourbal, B., Girard, I., Sundar, S., Drummelsmith, J., Ouellette, M., *A proteomics screen implicates HSP83 and a small kinetoplastid calpain-related protein in drug resistance in Leishmania donovani clinical field isolates by modulating drug-induced programmed cell death.* Mol Cell Proteomics, **2007**. 6: 88-101.

48. Fischbach, M.A., Walsh, C.T., *Antibiotics for emerging pathogens.* Science, **2009**. 325: 1089-93.

49. Hamad, B., *The antibiotics market.* Nat Rev Drug Discov, **2010**. 9: 675-675.

50. Newman, D.J., Cragg, G.M., *Natural products as sources of new drugs over the last 25 years.* J Nat Prod, **2007**. 70: 461-77.

51. van Wyk, B., Wink, C., Wink, M., *Handbuch der Arzneipflanzen,* **2004**, Wissenschaftliche Verlagsgesellschaft mbH Stuttgart. S. 7-15.

52. Harvey, A., *Strategies for discovering drugs from previously unexplored natural products.* Drug Discov Today, **2000**. 5: 294-300.

53. Heilmann, J., *Wirkstoffe auf Basis biologisch aktiver Naturstoffe.* Chem i Uns Zeit, **2007**. 41: 376-389.

54. Rat der Europäischen Union, *Innovative Anreize für wirksame Antibiotika.* **2009**, Brüssel.http://eur-lex,europa.eu/LexUriServ/LexUriServ.do?uri= OJ:C:2009:302:00100011:DE:PDF

55. Gubb, E., Matthiesen, R., *Introduction to omics.* Methods Mol Biol, **2010**. 593: 1-23.

56. Beadle, G.W., Tatum, E.L., *Genetic Control of Biochemical Reactions in Neurospora.* Proc Natl Acad Sci USA, **1941**. 27: 499-506.

57. Itoh, H., Washio, T., Tomita, M., *Computational comparative analyses of alternative splicing regulation using full-length cDNA of various eukaryotes.* RNA, **2004**. 10: 1005-18.

58. Ideker, T., Thorsson, V., Ranish, J.A., Christmas, R., Buhler, J., Eng, J.K., Bumgarner, R., Goodlett, D.R., Aebersold, R., Hood, L., *Integrated genomic and proteomic analyses of a systematically perturbed metabolic network.* Science, **2001**. 292: 929-34.

59. Gygi, S.P., Rochon, Y., Franza, B.R., Aebersold, R., *Correlation between protein and mRNA abundance in yeast.* Mol Cell Biol, **1999**. 19: 1720-30.

60. Sumner, L.W., Urbanczyk-Wochniak, E., Broeckling, C.D., *Metabolomics data analysis, visualization, and integration.* Methods Mol Biol, **2007**. 406: 409-36.

61. Nicholson, J.K., Lindon, J.C., *Systems biology: Metabonomics.* Nature, **2008**. 455: 1054-6.

62. Villas-Boas, S.G., Mas, S., Akesson, M., Smedsgaard, J., Nielsen, J., *Mass spectrometry in metabolome analysis.* Mass Spectrom Rev, **2005**. 24: 613-646.

63. Fancy, S., Rumpel, K., *GC-MS-based Metabolomics*, in *Methods in Pharmacology and Toxicology: Biomarker Methods in Drug Discovery and Development*, F. Wang, **2008**, Humana Press: Totowa. S. 317-340.

64. Roessner, U., *The Chemical Challenge of the Metabolome*, in *Metabolome Analysis: An Introduction*, Villas-Boas, S.G., Nielsen, J., Smedsgaard, J., Hansen M.A.E., Roessner-Tunali U., **2007**, Wiley: Hoboken. S. 15-38.

65. Schmidt, S., Sunyaev, S., Bork, P., Dandekar, T., *Metabolites: a helping hand for pathway evolution?* Trends Biochem Sci, **2003**. 28: 336-41.

66. Nielsen, J., *Metabolomics in Functional Genomics and Systems Biology*, in *Metabolome Analysis: An Introduction*, Villas-Boas, S.G., Nielsen, J., Smedsgaard, J., Hansen M.A.E., Roessner-Tunali U., **2007**, Wiley: Hoboken. S. 3-14.

67. Theobald, U., Mailinger, W., Reuss, M., Rizzi, M., *In vivo analysis of glucose-induced fast changes in yeast adenine nucleotide pool applying a rapid sampling technique.* Anal Biochem, **1993**. 214: 31-7.

68. Fiehn, O., *Combining genomics, metabolome analysis, and biochemical modelling to understand metabolic networks.* Comp Funct Genom, **2001**. 2: 155-168.

69. Nicholson, J.K., Connelly, J., Lindon, J.C., Holmes, E., *Metabonomics: a platform for studying drug toxicity and gene function.* Nat Rev Drug Discov, **2002**. 1: 153-61.

70. Dettmer, K., Aronov, P.A., Hammock, B.D., *Mass spectrometry-based metabolomics.* Mass Spectrom Rev, **2007**. 26: 51-78.

71. Kopka, J., Fernie, A., Weckwerth, W., Gibon, Y., Stitt, M., *Metabolite profiling in plant biology: platforms and destinations.* Genome Biol, **2004**. 5: 109.

72. Griffin, J.L., *The Cinderella story of metabolic profiling: does metabolomics get to go to the functional genomics ball?* Philos T R Soc B, **2006**. 361: 147-61.

73. Hollywood, K., Brison, D.R., Goodacre, R., *Metabolomics: current technologies and future trends*. Proteomics, **2006**. 6: 4716-23.

74. Fiehn, O., *Metabolite profiling in Arabidopsis*. Methods Mol Biol, **2006**. 323: 439-47.

75. Nicholson, J.K., Wilson, I.D., *Opinion: understanding 'global' systems biology: metabonomics and the continuum of metabolism*. Nat Rev Drug Discov, **2003**. 2: 668-76.

76. Naderer, T., Vince, J.E., McConville, M.J., *Surface determinants of Leishmania parasites and their role in infectivity in the mammalian host*. Curr Mol Med, **2004**. 4: 649-665.

77. Smith, D.F., Rangarajan, D., *Cell surface components of Leishmania: identification of a novel parasite lectin?* Glycobiology, **1995**. 5: 161-6.

78. De Souza, D.P., Saunders, E.C., McConville, M.J., Likic, V.A., *Progressive peak clustering in GC-MS Metabolomic experiments applied to Leishmania parasites*. Bioinformatics, **2006**. 22: 1391-6.

79. T'Kindt, R., Jankevics, A., Scheltema, R.A., Zheng, L., Watson, D.G., Dujardin, J.C., Breitling, R., Coombs, G.H., Decuypere, S., *Towards an unbiased metabolic profiling of protozoan parasites: optimisation of a Leishmania sampling protocol for HILIC-orbitrap analysis*. Anal Bioanal Chem, **2010**. 398: 2059-69.

80. Villas-Boas, S.G., *Sampling and Sampling Preparation*, in *Metabolome Analysis: An Introduction*, Villas-Boas, S.G., Nielsen, J., Smedsgaard, J., Hansen M.A.E., Roessner-Tunali U., **2007**, Wiley: Hoboken. S. 39-82.

81. Villas-Boas, S.G., Hojer-Pedersen, J., Akesson, M., Smedsgaard, J., Nielsen, J., *Global metabolite analysis of yeast: evaluation of sample preparation methods*. Yeast, **2005**. 22: 1155-69.

82. Schaub, J., Schiesling, C., Reuss, M., Dauner, M., *Integrated sampling procedure for metabolome analysis*. Biotechnol Progr, **2006**. 22: 1434-42.

83. Ewald, J.C., Heux, S., Zamboni, N., *High-Throughput Quantitative Metabolomics: Workflow for Cultivation, Quenching, and Analysis of Yeast in a Multiwell Format*. Anal Chem, **2009**. 91: 3623-9.

84. Koek, M.M., Muilwijk, B., van der Werf, M.J., Hankemeier, T., *Microbial metabolomics with gas chromatography/mass spectrometry*. Anal Chem, **2006**. 78: 1272-81.

85. Smedsgaard, J., *Analytical Tools*, in *Metabolome Analysis: An Introduction*, Villas-Boas, S.G., Nielsen, J., Smedsgaard, J., Hansen M.A.E., Roessner-Tunali U., **2007**, Wiley: Hoboken. S. 83-145.

86. Hansen, M.A.E., *Data Analysis*, in *Metabolome Analysis: An Introduction*, Villas-Boas, S.G., Nielsen, J., Smedsgaard, J., Hansen M.A.E., Roessner-Tunali U., **2007**, Wiley: Hoboken. S. 146-187.

87. Lenz, E.M., Wilson, I.D., *Analytical strategies in metabonomics*. J Proteome Res, **2007**. 6: 443-58.

88. Dunn, W.B., Bailey, N.J.Johnson, H.E., *Measuring the metabolome: current analytical technologies*. Analyst, **2005**. 130: 606-25.

89. Annesley, T.M., *Ion suppression in mass spectrometry.* Clin Chem, **2003**. 49: 1041-1044.

90. Gustavsson, S.A., Samskog, J., Markides, K.E., Langstrom, B., *Studies of signal suppression in liquid chromatography-electrospray ionization mass spectrometry using volatile ion-pairing reagents.* J Chromatogr A, **2001**. 937: 41-47.

91. Mallet, C.R., Lu, Z.L., Mazzeo, J.R., *A study of ion suppression effects in electrospray ionization from mobile phase additives and solid-phase extracts.* Rapid Commun Mass Spectrom, **2004**. 18: 49-58.

92. Kanani, H., Chrysanthopoulos, P.K., Klapa, M.I., *Standardizing GC-MS metabolomics.* J Chromatogr B, **2008**. 871: 191-201.

93. Fiehn, O., Kopka, J., Trethewey, R.N., Willmitzer, L., *Identification of uncommon plant metabolites based on calculation of elemental compositions using gas chromatography and quadrupole mass spectrometry.* Anal Chem, **2000**. 72: 3573-80.

94. Trygg, J., Lundstedt, T., *Chemometric Techniques for Metabonomics*, in The Handbook of Metabonomics and Metabolomics, Lindon J.C., Nicholson J.K., Holmes E., **2007**, Elsevier: Oxford. S. 172-299.

95. Nordstrom, A., *Data Mining for Metabolomics*, in Metabolomics, Metabonomics and Metabolite Profiling, Griffiths W., **2008**, RSC Publishing: Cambridge. S. 273-294.

96. Trygg, J., Holmes, E., Lundstedt, T., *Chemometrics in metabonomics.* J Proteome Res, **2007**. 6: 469-79.

97. Warrack, B.M., Hnatyshyn, S., Ott, K.H., Reily, M.D., Sanders, M., Zhang, H., Drexler, D.M., *Normalization strategies for metabonomic analysis of urine samples.* J Chromatogr B, **2009**. 877: 547-52.

98. Kessler, W., *Multivariate Datenanalyse in der Bio- und Prozessanalytik.* 1. Auflage **2006**, Wiley-VCH Verlag GmbH: Weinheim. S. 1-87.

99. Steuer, R., Morgenthal, K., Weckwerth, W., Selbig, J., *A gentle guide to the analysis of metabolomic data.* Methods Mol Biol, **2007**. 358: 105-26.

100. Katajamaa, M., Oresic, M., *Data processing for mass spectrometry-based metabolomics.* J Chromatogr A, **2007**. 1158: 318-28.

101. Massart, D.L., Vander Heyden, Y., *From Tables to Visuals: Principal Component Analysis, Part 1.* LC GC Europe, **2004**. 17: 586-591.

102. Guengerich, F.P., *Common and uncommon cytochrome P450 reactions related to metabolism and chemical toxicity.* Chem Res Toxicol, **2001**. 14: 611-50.

103. Ekins, S., Ring, B.J., Grace, J., McRobie-Belle, D.J., Wrighton, S.A., *Present and future in vitro approaches for drug metabolism.* J Pharmacol Toxicol Methods, **2000**. 44: 313-324.

104. Ingelman-Sundberg, M., *Implications of polymorphic cytochrome P450-dependent drug metabolism for drug development.* Drug Metab Dispos, **2001**. 29: 570-573.

105. Youdim, K.A., Saunders, K.C., *A review of LC-MS techniques and high-throughput approaches used to investigate drug metabolism by cytochrome P450s.* J Chromatogr B, **2010**. 878: 1326-36.

106. Guengerich, F.P., Hosea, N.A., Parikh, A., Bell-Parikh, L.C., Johnson, W.W., Gillam, E.M., Shimada, T., *Twenty years of biochemistry of human P450s: purification, expression, mechanism, and relevance to drugs.* Drug Metab Dispos, **1998**. 26: 1175-8.

107. Klingenberg, M., *Pigments of rat liver microsomes.* Arch Biochem Biophys, **1958**. 75: 376-86.

108. Omura, T., Sato, R., *The Carbon Monoxide-Binding Pigment of Liver Microsomes. I. Evidence for Its Hemoprotein Nature.* J Biol Chem, **1964**. 239: 2370-8.

109. Goeptar, A.R., Scheerens, H., Vermeulen, N.P., *Oxygen and xenobiotic reductase activities of cytochrome P450.* Crit Rev Toxicol, **1995**. 25: 25-65.

110. Zhou, S., Yung Chan, S., Cher Goh, B., Chan, E., Duan, W., Huang, M., McLeod, H.L., *Mechanism-based inhibition of cytochrome P450 3A4 by therapeutic drugs.* Clin Pharmacokinet, **2005**. 44: 279-304.

111. Guengerich, F.P., *Cytochromes P450, drugs, and diseases.* Mol Interv, **2003**. 3: 194-204.

112. Wolf, C.R., Smith, G., *Pharmacogenetics.* Brit Med Bull, **1999**. 55: 366-386.

113. Isin, E.M., Guengerich, F.P., *Complex reactions catalyzed by cytochrome P450 enzymes.* Biochim Biophys Acta, **2007**. 1770: 314-329.

114. Guengerich, F.P., *Reactions and Significance of Cytochrome-P-450 Enzymes.* J Biol Chem, **1991**. 266: 10019-10022.

115. Daly, A.K., Cholerton, S., Armstrong, M., Idle, J.R., *Genotyping for polymorphisms in xenobiotic metabolism as a predictor of disease susceptibility.* Environ Health Persp, **1994**. 102 Suppl 9: 55-61.

116. Marez, D., Legrand, M., Sabbagh, N., LoGuidice, J.M., Spire, C., Lafitte, J.J., Meyer, U.A., Broly, F., *Polymorphism of the cytochrome P450 CYP2D6 gene in a European population: Characterization of 48 mutations and 53 alleles, their frequencies and evolution.* Pharmacogenetics, **1997**. 7: 193-202.

117. Eichelbaum, M., Spannbrucker, N., Steincke, B., Dengler, H.J., *Defective N-oxidation of sparteine in man: a new pharmacogenetic defect.* Eur J Clin Pharmacol, **1979**. 16: 183-7.

118. Ingelman-Sundberg, M., persönliche Mitteilung, **2010**

119. Bisswanger, H., *Enzymkinetik.* 3. Auflage, **2000**, Wiley-VCH Verlag GmbH: Weinheim. S. 53-111.

120. Ogawa, R., Echizen, H., *Drug-drug interaction profiles of proton pump inhibitors.* Clin Pharmacokinet, **2010**. 49: 509-33.

121. Nekvindova, J., Masek, V., Veinlichova, A., Anzenbacherova, E., Anzenbacher, P., Zidek, Z., Holy, A., *Inhibition of human liver microsomal cytochrome P450 activities by adefovir and tenofovir.* Xenobiotica, **2006**. 36: 1165-77.

122. Ong, C.E., Coulter, S., Birkett, D.J., Bhasker, C.R., Miners, J.O., *The xenobiotic inhibitor profile of cytochrome P4502C8.* Br J Clin Pharmacol, **2000**. 50: 573-80.

123. Yamazaki, H., Urano, T., Hiroki, S., Shimada, T., *Effects of erythromycin and roxithromycin on oxidation of testosterone and nifedipine catalyzed by CYP3A4 in human liver microsomes.* J Toxicol Sci, **1996**. 21: 215-26.

124. Yamamoto, T., Suzuki, A., Kohno, Y., *Application of microtiter plate assay to evaluate inhibitory effects of various compounds on nine cytochrome P450 isoforms and to estimate their inhibition patterns.* Drug Metab Pharmacokin, **2002**. 17: 437-48.

125. Löffler, G., Petrides, P.E., *Biochemie und Pathobiochemie.* 7. Auflage **2003**, Springer Verlag: Berlin. S. 629-647.

126. Berg, J.M., Tymoczko, J.L., Stryer, L., *Biochemie.* 5. Auflage **2003**, Elsevier GmbH: München. S. 129-157.

127. Cohen, S., Jordheim, L.P., Megherbi, M., Dumontet, C., Guitton, J., *Liquid chromatographic methods for the determination of endogenous nucleotides and nucleotide analogs used in cancer therapy: a review.* J Chromatogr B, **2010**. 878: 1912-28.

128. Bringmann, G., Gulder, T., Hentschel, U., Meyer, F., Moll, H., Morschhäuser, J., Ponte-Sucre, A., Ziebuhr, W., Stich, A., Brun, R., Mueller, W., Mudogo, V., *Biofilm-hemmende Wirkung sowie anti-infektive Aktivität N,C-verknüpfter Arylisochinoline, deren pharmazeutische Zusammensetzung und deren Verwendung,* DE 10 2006 046 922B3, Patentschrift (15.11.2007), **2007**.

129. Gulder, T., *Neuartige Wirkstoffe gegen Infektionskrankheiten: N,C-gekuppelte Naphthylisochinolin-Alkaloide,* Dissertation an der Fakultät für Chemie und Pharmazie, Julius-Maximilians-Universität Würzburg, **2008**.

130. Gonzalez, B., Francois, J., Renaud, M., *A rapid and reliable method for metabolite extraction in yeast using boiling buffered ethanol.* Yeast, **1997**. 13: 1347-55.

131. Buchholz, A., Hurlebaus, J., Wandrey, C., Takors, R., *Metabolomics: quantification of intracellular metabolite dynamics.* Biomol Eng, **2002**. 19: 5-15.

132. Winder, C.L., Dunn, W.B., Schuler, S., Broadhurst, D., Jarvis, R., Stephens, G.M., Goodacre, R., *Global metabolic profiling of Escherichia coli cultures: an evaluation of methods for quenching and extraction of intracellular metabolites.* Anal Chem, **2008**. 80: 2939-48.

133. Villas-Boas, S.G., Bruheim, P., *Cold glycerol-saline: the promising quenching solution for accurate intracellular metabolite analysis of microbial cells.* Anal Biochem, **2007**. 370: 87-97.

134. Maharjan, R.P., Ferenci, T., *Global metabolite analysis: the influence of extraction methodology on metabolome profiles of Escherichia coli.* Anal Biochem, **2003**. 313: 145-54.

135. Chen, S.C., Brown, P.R., Rosie, D.M., *Extraction Procedures for Use Prior to Hplc Nucleotide Analysis Using Microparticle Chemically Bonded Packings.* J Chromatogr Sci, **1977**. 15: 218-221.

136. Uehara, T., Yokoi, A., Aoshima, K., Tanaka, S., Kadowaki, T., Tanaka, M., Oda, Y., *Quantitative phosphorus metabolomics using nanoflow liquid chromatography-tandem mass spectrometry and culture-derived comprehensive global internal standards.* Anal Chem, **2009**. 81: 3836-42.

137. Cordell, R.L., Hill, S.J., Ortori, C.A., Barrett, D.A., *Quantitative profiling of nucleotides and related phosphate-containing metabolites in cultured mammalian cells by liquid chromatography tandem electrospray mass spectrometry.* J Chromatogr B, **2008**. 871: 115-124.

138. Tomiya, N., Ailor, E., Lawrence, S.M., Betenbaugh, M.J., Lee, Y.C., *Determination of nucleotides and sugar nucleotides involved in protein glycosylation by high-performance anion-exchange chromatography: sugar nucleotide contents in cultured insect cells and mammalian cells.* Anal Biochem, **2001**. 293: 129-37.

139. Qian, T., Cai, Z., Yang, M.S., *Determination of adenosine nucleotides in cultured cells by ion-pairing liquid chromatography-electrospray ionization mass spectrometry.* Anal Biochem, **2004**. 325: 77-84.

140. Isoherranen, N., Soback, S., *Chromatographic methods for analysis of aminoglycoside antibiotics.* J AOAC Int, **1999**. 82: 1017-1045.

141. Luo, B., Groenke, K., Takors, R., Wandrey, C., Oldiges, M., *Simultaneous determination of multiple intracellular metabolites in glycolysis, pentose phosphate pathway and tricarboxylic acid cycle by liquid chromatography-mass spectrometry.* J Chromatogr A, **2007**. 1147: 153-64.

142. Coulier, L., Bas, R., Jespersen, S., Verheij, E., van der Werf, M.J., Hankemeier, T., *Simultaneous quantitative analysis of metabolites using ion-pair liquid chromatography-electrospray ionization mass spectrometry.* Anal Chem, **2006**. 78: 6573-82.

143. Blanco Lopez, S.L., Moal, J., San Juan Serrano, F., *Development of a method for the analysis of nucleotides from the mantle tissue of the mussel Mytilus galloprovincialis.* J Chromatogr A, **2000**. 891: 99-107.

144. Klawitter, J., Schmitz, V., Leibfritz, D., Christians, U., *Development and validation of an assay for the quantification of 11 nucleotides using LC/LC-electrospray ionization-MS.* Anal Biochem, **2007**. 365: 230-9.

145. Kromidas, S., *Validierung in der Analytik.* **1999**, Wiley-VCH GmbH: Weinheim.

146. International Conference on Harmonisation, *Guideline Q2(R1), Validation of Analytical Procedures: Text and Methodology,* **2005**. http://www.ich.org.

147. Lenaz, G., Genova, M.L., *Structure and organization of mitochondrial respiratory complexes: a new understanding of an old subject.* Antioxid Redox Sign, **2010**. 12: 961-1008.

148. Ohlmeier, S., Kastaniotis, A.J., Hiltunen, J.K., Bergmann, U., *The yeast mitochondrial proteome, a study of fermentative and respiratory growth.* J Biol Chem, **2004**. 279: 3956-3979.

149. Chen, Y., Guo, Z., Wang, X., Qiu, C., *Sample preparation.* J Chromatogr A, **2008**. 1184: 191-219.

150. Laine, R.A., Sweeley, C.C., *Analysis of trimethylsilyl O-methyloximes of carbohydrates by combined gas-liquid chromatography-mass spectrometry.* Anal Biochem, **1971**. 43: 533-8.

151. Harvey, D.J., Horning, M.G., *Characterization of Trimethylsilyl Derivatives of Sugar Phosphates and Related Compounds by Gas-Chromatography and Gas-Chromatography Mass-Spectrometry.* J Chromatogr, **1973**. 76: 51-62.

152. Strelkov, S., *Entwicklung und Anwendung einer Methode zur Metabolomanalyse von Corynebacterium glutamicum,* Dissertation an der Mathematisch-naturwissenschaftlichen Fakultät Köln, **2004**.

153. Molnar-Perl, I., Horvath, K., *Simultaneous quantitation of mono-, di- and trisaccharides as their TMS ether oxime derivatives by GC-MS. 1. In model solutions.* Chromatographia, **1997**. 45: 321-327.

154. Brokl, M., Soria, A.C., Martinez-Castro, I., Sanz, M.L., Ruiz-Matute, A.I., *Characterization of O-trimethylsilyl oximes of trisaccharides by gas chromatography-mass spectrometry.* J Chromatogr A, **2009**. 1216: 4689-92.

155. Little, J.L., *Artifacts in trimethylsilyl derivatization reactions and ways to avoid them.* J Chromatogr A, **1999**. 844: 1-22.

156. Schweer, H., *Gas Chromatography-Mass Spectrometry of Aldoses as O-Methoxime, O-2-Methyl-2-Propoxime and O-Normal-Butoxime Pertrifluoroacetyl Derivatives on Ov-225 with Methylpropane as Ionization Agent. 1. Pentoses.* J Chromatogr, **1982**. 236: 355-360.

157. Sangster, T., Major, H., Plumb, R., Wilson, A.J., Wilson, I.D., *A pragmatic and readily implemented quality control strategy for HPLC-MS and GC-MS-based metabonomic analysis.* Analyst, **2006**. 131: 1075-8.

158. Frenich, A.G., Vidal, J.L.M., Moreno, J.L.F., Romero-Gonzalez, R., *Compensation for matrix effects in gas chromatography-tandem mass spectrometry using a single point standard addition.* J Chromatogr A, **2009**. 1216: 4798-4808.

159. Pasikanti, K.K., Ho, P.C., Chan, E.C.Y., *Development and validation of a gas chromatography/mass spectrometry metabonomic platform for the global profiling of urinary metabolites.* Rapid Commun Mass Spectrom, **2008**. 22: 2984-2992.

160. Shurubor, Y.I., Paolucci, U., Krasnikov, B.F., Matson, W.R., Kristal, B.S., *Analytical precision, biological variation, and mathematical normalization in high data density metabolomics.* Metabolomics, **2005**. 1: 75-85.

161. van den Berg, R.A., Hoefsloot, H.C., Westerhuis, J.A., Smilde, A.K., van der Werf, M.J., *Centering, scaling, and transformations: improving the biological information content of metabolomics data.* BMC Genomics, **2006**. 7: 142.

162. Strelkov, S., von Elstermann, M., Schomburg, D., *Comprehensive analysis of metabolites in Corynebacterium glutamicum by gas chromatography/mass spectrometry.* Biol Chem, **2004**. 385: 853-61.

163. Fiehn, O., Kopka, J., Dormann, P., Altmann, T., Trethewey, R.N., Willmitzer, L., *Metabolite profiling for plant functional genomics.* Nat Biotechnol, **2000**. 18: 1157-61.

164. Borner, J., Buchinger, S., Schomburg, D., *A high-throughput method for microbial metabolome analysis using gas chromatography/mass spectrometry.* Anal Biochem, **2007**. 367: 143-51.

165. Leimer, K.R., Rice, R.H., Gehrke, C.W., *Complete Mass-Spectra of N-Trifluoroacetyl-N-Butyl Esters of Amino-Acids.* J Chromatogr, **1977**. 141: 121-144.

166. Katajamaa, M., Miettinen, J., Oresic, M., *MZmine: toolbox for processing and visualization of mass spectrometry based molecular profile data.* Bioinformatics, **2006**. 22: 634-6.

167. Moco, S., Bino, R.J., Vorst, O., Verhoeven, H.A., de Groot, J., van Beek, T.A., Vervoort, J., de Vos, C.H.R., *A liquid chromatography-mass spectrometry-based metabolome database for tomato.* Plant Physiol, **2006**. 141: 1205-1218.

168. Vorst, O., de Vos, C.H.R., Lommen, A., Staps, R.V., Visser, R.G.F., Bino, R.J., Hall, R.D., *A non-directed approach to the differential analysis of multiple LC-MS-derived metabolic profiles.* Metabolomics, **2005**. 1: 169-180.

169. Idborg, H., Zamani, L., Edlund, P.O., Schuppe-Koistinen, I., Jacobsson, S.P., *Metabolic fingerprinting of rat urine by LC/MS Part 2. Data pretreatment methods for handling of complex data.* J Chromatogr B, **2005**. 828: 14-20.

170. Smith, C.A., Want, E.J., O'Maille, G., Abagyan, R., Siuzdak, G., *XCMS: processing mass spectrometry data for metabolite profiling using nonlinear peak alignment, matching, and identification.* Anal Chem, **2006**. 78: 779-87.

171. Nordstrom, A., O'Maille, G., Qin, C., Siuzdak, G., *Nonlinear data alignment for UPLC-MS and HPLC-MS based metabolomics: quantitative analysis of endogenous and exogenous metabolites in human serum.* Anal Chem, **2006**. 78: 3289-95.

172. Lange, E., Tautenhahn, R., Neumann, S., Gropl, C., *Critical assessment of alignment procedures for LC-MS proteomics and metabolomics measurements.* BMC Bioinformatics, **2008**. 9: 375.

173. Robinson, M.D., De Souza, D.P., Keen, W.W., Saunders, E.C., McConville, M.J., Speed, T.P., Likic, V.A., *A dynamic programming approach for the alignment of signal peaks in multiple gas chromatography-mass spectrometry experiments.* BMC Bioinformatics, **2007**. 8: 419.

174. Morschhäuser, J., Barker, K.S., Liu, T.T., Bla, B.W.J., Homayouni, R., Rogers, P.D., *The transcription factor Mrr1p controls expression of the MDR1 efflux pump and mediates multidrug resistance in Candida albicans.* PLoS Pathog, **2007**. 3: 164.

175. Kretschmer, M., Leroch, M., Mosbach, A., Walker, A.S., Fillinger, S., Mernke, D., Schoonbeek, H.J., Pradier, J.M., Leroux, P., De Waard, M.A., Hahn, M., *Fungicide-driven evolution and molecular basis of multidrug resistance in field populations of the grey mould fungus Botrytis cinerea.* PLoS Pathog, **2009**. 5: 1-13.

176. Liu, T.T., Znaidi, S., Barker, K.S., Xu, L., Homayouni, R., Saidane, S., Morschhäuser, J., Nantel, A., Raymond, M., Rogers, P.D., *Genome-wide expression and location analyses of the Candida albicans Tac1p regulon.* Eukaryot Cell, **2007**. 6: 2122-38.

177. Coste, A.T., Karababa, M., Ischer, F., Bille, J., Sanglard, D., *TAC1, transcriptional activator of CDR genes, is a new transcription factor involved in the regulation of Candida albicans ABC transporters CDR1 and CDR2.* Eukaryot Cell, **2004**. 3: 1639-52.

178. Prasad, R., Murthy, S.K., Gupta, V., *Multiple drug resistance in Candida albicans.* Acta Biochim Pol, **1995**. 42: 497-504.

179. Dunkel, N., Liu, T.T., Barker, K.S., Homayouni, R., Morschhäuser, J., Rogers, P.D., *A gain-of-function mutation in the transcription factor Upc2p causes upregulation of ergosterol biosynthesis genes and increased fluconazole resistance in a clinical Candida albicans isolate.* Eukaryot Cell, **2008**. 7: 1180-90.

180. Wilcox, L.J., Balderes, D.A., Wharton, B., Tinkelenberg, A.H., Rao, G., Sturley, S.L., *Transcriptional profiling identifies two members of the ATP-binding cassette*

transporter superfamily required for sterol uptake in yeast. J Biol Chem, **2002**. 277: 32466-72.

181. Ponte-Sucre, A., Faber, J.H., Gulder, T., Kajahn, I., Pedersen, S.E.H., Schultheis, M., Bringmann, G., Moll, H., *Activities of naphthylisoquinoline alkaloids and synthetic analogs against Leishmania major.* Antimicrob Agents Chemother, **2007**. 51: 188-194.

182. Ponte-Sucre, A., Gulder, T., Gulder, T.A., Vollmers, G., Bringmann, G., Moll, H., *Alterations to the structure of Leishmania major induced by N-arylisoquinolines correlate with compound accumulation and disposition.* J Med Microbiol, **2010**. 59: 69-75.

183. Ponte-Sucre, A., Gulder, T., Wegehaupt, A., Albert, C., Rikanovic, C., Schaeflein, L., Frank, A., Schultheis, M., Unger, M., Holzgrabe, U., Bringmann, G., Moll, H., *Structure-Activity Relationship and Studies on the Molecular Mechanism of Leishmanicidal N,C-Coupled Arylisoquinolinium Salts.* J Med Chem, **2009**. 52: 626-636.

184. Albert, C.R., Schurigt, U., Glowa, C., Schultheis, M., Bringmann, G., Moll, H., *Mitochondrial Complex I and Topoisomerase II as Targets of Leishmanicidal N,C-Coupled Naphthylisoquinoline Alkaloids.* Poster 2nd International Symposium of the Collaborative Research Center 630 Würzburg, **2009**.

185. Suzuki, K., Mizuno, Y., Yamauchi, Y., Nagatsu, T., Mitsuo, Y., *Selective inhibition of complex I by N-methylisoquinolinium ion and N-methyl-1,2,3,4-tetrahydroisoquinoline in isolated mitochondria prepared from mouse brain.* J Neurol Sci, **1992**. 109: 219-23.

186. Unger, M., Frank, A., *Simultaneous determination of the inhibitory potency of herbal extracts on the activity of six major cytochrome P450 enzymes using liquid chromatography/mass spectrometry and automated online extraction.* Rapid Commun Mass Spectrom, **2004**. 18: 2273-81.

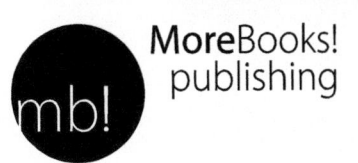

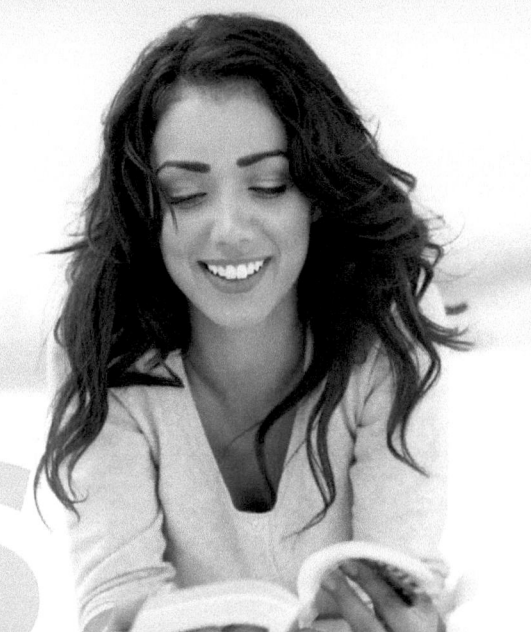

i want morebooks!

Buy your books fast and straightforward online - at one of world's fastest growing online book stores! Environmentally sound due to Print-on-Demand technologies.

Buy your books online at
www.get-morebooks.com

Kaufen Sie Ihre Bücher schnell und unkompliziert online – auf einer der am schnellsten wachsenden Buchhandelsplattformen weltweit! Dank Print-On-Demand umwelt- und ressourcenschonend produziert.

Bücher schneller online kaufen
www.morebooks.de

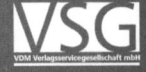

VDM Verlagsservicegesellschaft mbH
Heinrich-Böcking-Str. 6-8
D - 66121 Saarbrücken

Telefon: +49 681 3720 174
Telefax: +49 681 3720 1749

info@vdm-vsg.de
www.vdm-vsg.de

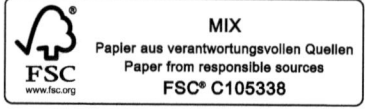

Printed by Books on Demand GmbH, Norderstedt / Germany